評価プロセス　リハプログラム

PT/OT
リハ演習
メソッド

常葉大学保健医療学部長
[総編集] 杉江秀夫

患者の訴えと症候から理解する！

診断と治療社

・・・・序　文・・・・

　理学療法士，作業療法士の養成過程には臨床実習があります．臨床実習は講義で学んだ知識を実際に生かし，患者のリハプログラムを学ぶという重要な意味があります．同時に，患者と向き合いながら患者とのコミュニケーションや接し方を学んだり，現場のほかの医療職とかかわることで自分が医療スタッフの一員であることなどを学びます．

　しかし，実習に入る前に「患者とうまく接することができるだろうか」「指導の先生とうまくやれるだろうか」「授業で学んだことをうまく活用できるだろうか」，また実習中に「発表，レポート提出がうまくできない」「実習を続ける自信がない」などの不安や悩みがあることを聞きます．これは単に臨床場面に慣れていないということだけではなく，講義で学んだ知識をいかに実践するか，患者の問題点をどのように解決していくのかがうまく自分のなかで整理されていないことにも一因があると思います．臨床に臨む際に学生が抱く不安の克服には，学年の早い時期から臨床場面を経験させる early exposure が一つですが，なにより臨床場面で利用できるわかりやすい書籍があればさらなる手助けになると思います．

　そこで常葉大学保健医療学部理学療法学科，作業療法学科教員スタッフの理学療法士，作業療法士，医師を分担編集として，学生たちが"どこでつまずくのか"，"どのようなガイダンスが有効なのか"などについて議論した結果，患者の"症候"あるいは"訴え"をもとに書籍の内容を組み立てていくのがよいのではないかと結論しました．今までの本をみると，多くは疾患の説明から始まるものが多いのですが，本書では症候・訴え→事例の紹介→プロセスを明示したフローチャート→プロセスの解説→医療解説→リハプログラム作成→ポイント（理学療法士，作業療法士として一言ポイントを述べる）という流れにしてあります．診断名はあえて最初に明かしていません．いくつかのプロセスを経たうえで「医療解説」を入れることでさらに深く患者の病態を理解できます．"症候"または"訴え"は外来で多く遭遇するであろう事例を抽出して 35 項目とし，それぞれ「身体障害：中枢神経」「身体障害：非中枢神経」「身体障害：脳性麻痺」「高次脳機能障害」「発達障害」「精神障害」という 6 つのカテゴリーにわけ記述しました．つまり診断から出発するのではなく，事例の示す問題点に注目してそこを出発点とするという視点から本書は成り立っています．

　本書はこれから実習に臨む理学療法学科，作業療法学科の学生のみならず，卒後間もない理学療法士，作業療法士も対象に利用できるような内容です．また各執筆者が自分の経験に基づいた記述もあります．これはおそらく臨床場面でのよいアドバイスにもなると思います．本書が少しでもスムーズな臨床実習の取り組みに寄与すれば幸いです．

　最後に私たちの願いを聞き届けていただき根気よくサポートしてくださった診断と治療社，堀江康弘，柿澤美帆，島田つかさの諸氏に感謝します．

平成 28 年 5 月

常葉大学保健医療学部長　杉江秀夫

Contents

序　文 ……………………………………………………… iii
執筆者一覧 ………………………………………………… viii
本書の使い方 ……………………………………………… ix

I　身体障害　　　　　　　　　　　　　　　　　　　1

A　中枢神経　　　　　　　　　　　　　　　　　　2

1　歩幅が狭い ………………………………… 松村剛志　2
　　医療解説　パーキンソン病の概要 ………… 杉江秀夫　7

2　膝を屈曲したまま歩いている ……… 松村剛志, 葛谷憲彦　8
　　医療解説　パーキンソン病の神経病理 …… 筒井祥博　13

3　上肢がふるえる ……………………………… 中村俊彦　14
　　医療解説　パーキンソン病の振戦 ………… 松林朋子　19

4　立脚相で膝を伸展したまま歩いている …… 髙木　聖　20
　　医療解説　脳血管障害の概要 ……………… 杉江秀夫　25

5　足を振り出すときにつまずく，歩くときに足を引きずる ……… 青山満喜　26
　　医療解説　随意運動の障害と錐体路 ……… 熊田竜郎　33

6　遊脚相で膝を伸展したまま歩いている …… 髙木　聖　34
　　医療解説　脳血管障害の病理 ……………… 筒井祥博　38

7　足を過度にあげて歩く．背伸びをして歩く … 小貫睦巳　39
　　医療解説　知覚障害と神経経路 …………… 熊田竜郎　44

8　座っているとき・立っているときに体が側方に傾いている … 中村俊彦　45
　　医療解説　脳血管障害に伴う高次脳機能障害 … 杉江秀夫　49

9　椅子から立ち上がれない …………………… 磯貝　香　51
　　医療解説　痙性麻痺の関節拘縮と二次的な運動障害 … 鈴木輝彦　55

10　歩き方が不安定でふらつく ……………… 渡邊雅行　56
　　医療解説　失調症 …………………………… 杉江秀夫　60
　　さらに理解を深めよう！
　　〈他の原因による失調症の一例〉脊髄小脳変性症 …… 鶴井　聡　61

11	立ち上がりや立位で膝がぐらつく		天野徹哉	62
	医療解説 ギラン-バレー症候群		福田冬季子	65
12	車椅子にしっかり座らないで寝そべったようになる，活動性も低下している		村岡健史	67
	医療解説 脳血管障害後の廃用症候群		河合正好	72

B 非中枢神経 ... 73

1	膝を屈曲したまま歩いている		天野徹哉	73
	医療解説 脊椎圧迫骨折，サルコペニア		鈴木伸治	78
2	立脚相で膝を伸展したまま歩いている		髙木 聖	79
	医療解説 ポリオ		長嶋雅子	84
3	歩くときに足を重たく感じる		青山満喜	86
	医療解説 ロコモティブシンドローム		鈴木伸治	93
4	遊脚相で，膝を伸展したまま歩いている	櫻井博紀，	後藤 聡	95
	医療解説 大腿骨顆上・顆部骨折（大腿骨遠位部骨折）		鈴木伸治	100
5	足を過度にあげて歩く．背伸びをして歩く	櫻井博紀，	荻須孝広	102
	医療解説 （総）腓骨神経麻痺		石垣英俊	107
6	歩くときに体幹が左右に動揺する		山本 武	108
	医療解説 変形性股関節症		鈴木伸治	113
7	歩くと膝がぐらつく		天野徹哉	114
	医療解説 変形性膝関節症		鈴木伸治	118
8	椅子から立ち上がれない		磯貝 香	119
	医療解説 大腿骨近位部骨折		鈴木伸治	124
9	腕があがらない		縣 信秀	125
	医療解説 肩関節周囲炎（五十肩）		鈴木伸治	129
10	頸〜手にかけての異常感覚，手に力が入らない		縣 信秀	130
	医療解説 頚椎症		鈴木伸治	134
11	腰から足にかけて痛み・しびれがある		櫻井博紀	135
	医療解説 腰部脊柱管狭窄症，PAD		鈴木伸治	141

C 脳性麻痺 ... 142

1 道具を使うときに手を固く握りこんでいる .... 遠藤浩之, 小貫睦巳 142
　医療解説 脳性麻痺（痙直型四肢麻痺） .... 宮本 健 148

2 意思を伝える手段がなく困っている .... 小貫睦巳, 遠藤浩之 150
　医療解説 脳性麻痺（アテトーゼ） .... 遠藤雄策 155

II 高次脳機能障害　157

1 右側を向いていることが多く，歩くときに右側に寄っていってしまう
.... 山田英徳 158
　医療解説 高次脳機能障害 .... 平野浩一 164

2 手足の位置に無関心である .... 鹿田将隆, 山田英徳 165
　医療解説 失認症 .... 熊田竜郎 170

3 物を扱うのに手間がかかる .... 山田英徳 171
　医療解説 失行 .... 熊田竜郎 175

4 会話が成り立たない .... 鹿田将隆, 山田英徳 176
　医療解説 失語症 .... 熊田竜郎 181

5 活気がない .... 村岡健史 182
　医療解説 認知症 .... 筒井祥博 185

III 発達障害　187

1 落ち着きがなくじっとしていない .... 野藤弘幸 188
　医療解説 注意欠如・多動性障害（ADHD） .... 杉江陽子 193
　　さらに理解を深めよう！
　　発達障害児と学校保健：学校保健の仕組み（特別支援学校，特別支援学級，通級による指導，通常の学級）と養護教諭の役割 .... 山崎秀夫 195

2 話しかけても関心がない .... 野藤弘幸 197
　医療解説 自閉症スペクトラム障害 .... 河合正好 202

3 運動，理解，言葉の発達が年齢に比べて遅れている .... 遠藤浩之 204
　医療解説 知的障害 .... 河合正好 210

IV 精神障害　　211

1 声が聴こえるといい，人と交わらず引きこもりがち ……………… 小野　弘 212
　　医療解説　統合失調症 ……………………………………………………… 河合正好 216

2 興味が消失し活動が低下している …………………………… 小野　弘 218
　　医療解説　うつ病 …………………………………………………………… 河合正好 223

索　引 …………………………………… 224

執筆者一覧

総編集

杉江秀夫	常葉大学保健医療学部教授，学部長

分担編集

河合正好	常葉大学保健医療学部教授，作業療法学科長
磯貝 香	常葉大学保健医療学部教授，理学療法学科長
小野 弘	常葉大学保健医療学部教授
髙木 聖	常葉大学保健医療学部教授
野藤弘幸	常葉大学保健医療学部准教授
松村剛志	常葉大学保健医療学部講師

執筆者

リハ解説

常葉大学保健医療学部理学療法学科

青山満喜	常葉大学保健医療学部准教授
縣 信秀	常葉大学保健医療学部講師
天野徹哉	常葉大学保健医療学部講師
磯貝 香	常葉大学保健医療学部教授
小貫睦巳	常葉大学保健医療学部准教授
櫻井博紀	常葉大学保健医療学部准教授
髙木 聖	常葉大学保健医療学部教授
松村剛志	常葉大学保健医療学部講師
山本 武	常葉大学保健医療学部助教

常葉大学保健医療学部作業療法学科

遠藤浩之	常葉大学保健医療学部講師
小野 弘	常葉大学保健医療学部教授
鹿田将隆	常葉大学保健医療学部助教
中村俊彦	常葉大学保健医療学部准教授
野藤弘幸	常葉大学保健医療学部准教授
村岡健史	常葉大学保健医療学部講師
山田英徳	常葉大学保健医療学部准教授
渡邊雅行	常葉大学保健医療学部准教授

常葉リハビリテーション病院リハビリテーション科

荻須孝広	常葉リハビリテーション病院リハビリテーション科理学療法士
葛谷憲彦	常葉リハビリテーション病院リハビリテーション科科長補佐／理学療法士
後藤 聡	常葉リハビリテーション病院リハビリテーション科理学療法主任／理学療法士

医療解説

常葉大学保健医療学部理学療法学科

鈴木伸治	常葉大学保健医療学部教授
筒井祥博	常葉大学保健医療学部教授

常葉大学保健医療学部作業療法学科

河合正好	常葉大学保健医療学部教授
熊田竜郎	常葉大学保健医療学部教授
杉江秀夫	常葉大学保健医療学部教授

常葉大学健康プロデュース学部こども健康学科

山崎秀夫	常葉大学健康プロデュース学部教授，学部長

浜松医科大学小児科

杉江陽子	浜松医科大学小児科臨床教授，葵町こどもクリニック院長
福田冬季子	浜松医科大学小児科准教授
松林朋子	浜松医科大学小児科助教

浜松医療センター小児科

石垣英俊	浜松医療センター小児科副医長
宮本 健	浜松医療センター小児科医長

浜松市発達医療総合福祉センター小児科

遠藤雄策	浜松市発達医療総合福祉センター副センター長
鈴木輝彦	浜松市発達医療総合福祉センター医師
平野浩一	浜松市発達医療総合福祉センターセンター長

自治医科大学小児科

長嶋雅子	自治医科大学小児科助教

聖隷沼津病院小児科

鶴井 聡	聖隷沼津病院副院長，小児科部長

※執筆者は施設ごとの50音順

本書の使い方

○本書の構成

・本書では,「事例の示す問題点に注目して,そこを出発点にリハスタッフが主体的に考える」というコンセプトのもと,あえて最初に診断名を記載せず,「症候・訴え→事例の紹介→プロセスを明示したフローチャート→プロセスの解説→医療解説→リハプログラム作成→ポイント(ここで CHECK!)」という構成にしています.

・医師からの処方箋を理解し,患者ひとり一人に沿ったアプローチを行うためには,本書の解説のような知識・思考が必要となります.

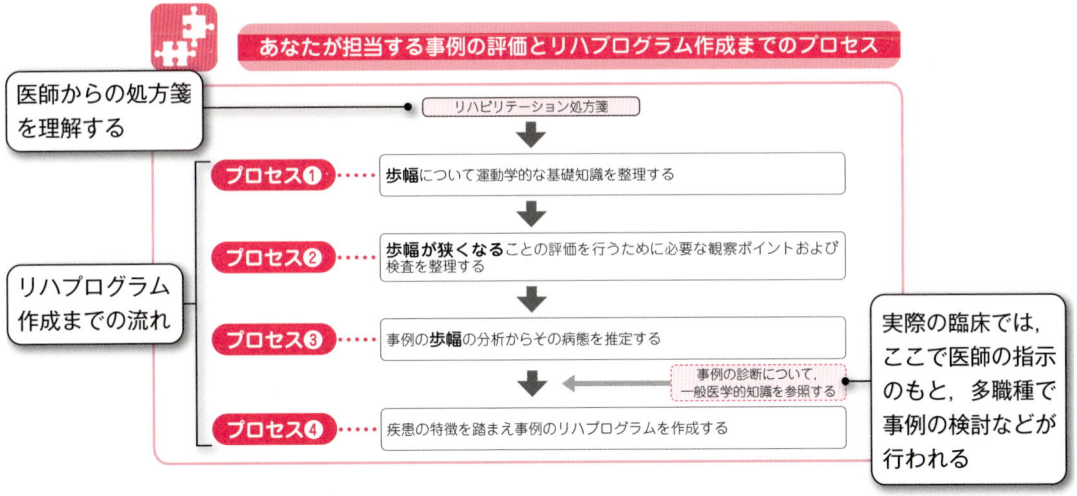

本書は,上記のコンセプトより,あえて最初に診断名を明かしていないのであって,症候をみて診断名を考える本ではありません

Ⅰ 身体障害

I　身体障害　　A　中枢神経

1 歩幅が狭い

事例 70歳　女性

　ここ2年ほど，歩いていると右ふくらはぎが突っ張って，足が大きく前に踏み出せなくなってきました．このため，散歩のときに友人のペースについていけなくなりました．5年ほど前に脊柱管狭窄症と診断され，そのために右足にしびれ感が出たことがありましたので，つっぱり感もその影響かと思っていました．ただ，昨年から右腕にもつっぱり感が出はじめ，夕方になると右半身が重だるくて，散歩ができない日もたびたびあります．日常生活は何とかおくれていたので様子をみていましたが，左足の歩幅まで狭くなり，歩きにくくなってしまいました．

思考のポイント ～あなたが解決する課題

・事例の示す運動を観察し，姿勢・動作分析を通じて評価する．
・評価結果から「歩幅が狭くなる」事例の問題点を抽出する．
・リハプログラム作成までのプロセスに必要な知識と病態を整理する．
・個人を取り巻く環境などを考慮しながら，家庭生活にて実践・継続可能な指導を行う．

あなたが担当する事例の評価とリハプログラム作成までのプロセス

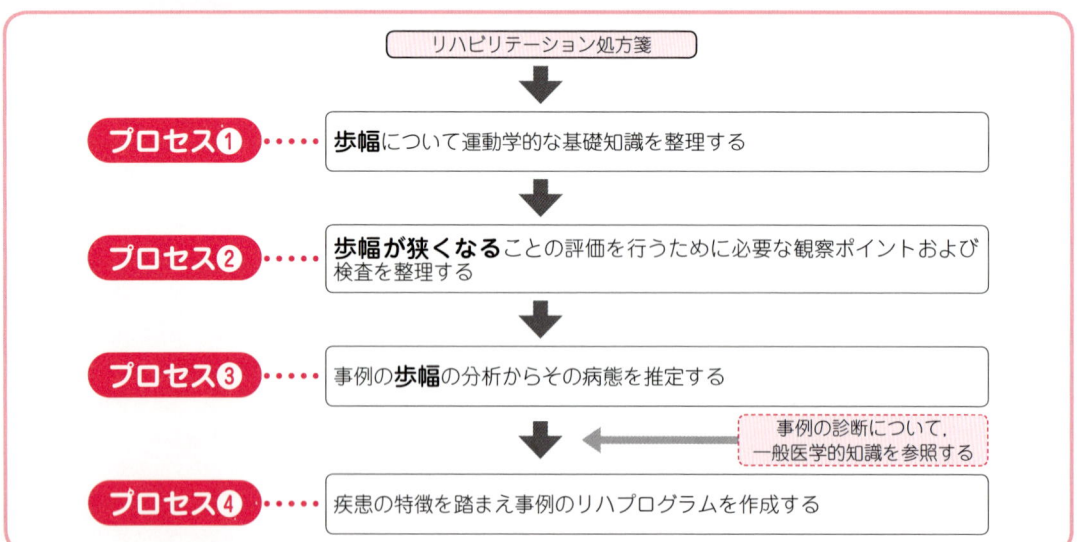

リハビリテーション処方箋

プロセス❶……歩幅について運動学的な基礎知識を整理する

プロセス❷……歩幅が狭くなることの評価を行うために必要な観察ポイントおよび検査を整理する

プロセス❸……事例の歩幅の分析からその病態を推定する

　　　　　　　　　　　　　　← 事例の診断について，一般医学的知識を参照する

プロセス❹……疾患の特徴を踏まえ事例のリハプログラムを作成する

プロセス ❶ 歩幅について運動学的な基礎知識を整理する

- 1歩（step）━━➡ 歩行中に一側の踵が接地し，次に反対の踵が接地するまでの動作．
- 歩幅（step length）
  - 1歩の距離．
  - **歩行速度の主要な決定因子**[1]となる．
  - **下肢筋力（大腿四頭筋，下腿三頭筋，前脛骨筋）の影響**を受ける．
  - **股関節伸展可動域が広がると大きくなる**．高齢者では前傾位という姿勢変化によって股関節伸展可動域が小さくなる[2]．
- 股関節伸展可動域以外で，歩幅減少の原因となりうる関節可動域（ROM）制限は，**膝関節伸展制限**である．膝関節伸展は踵接地および踵離地の直前にて出現しており，その制限は伸展方向への膝関節回転不足を生じる（**図1**）．

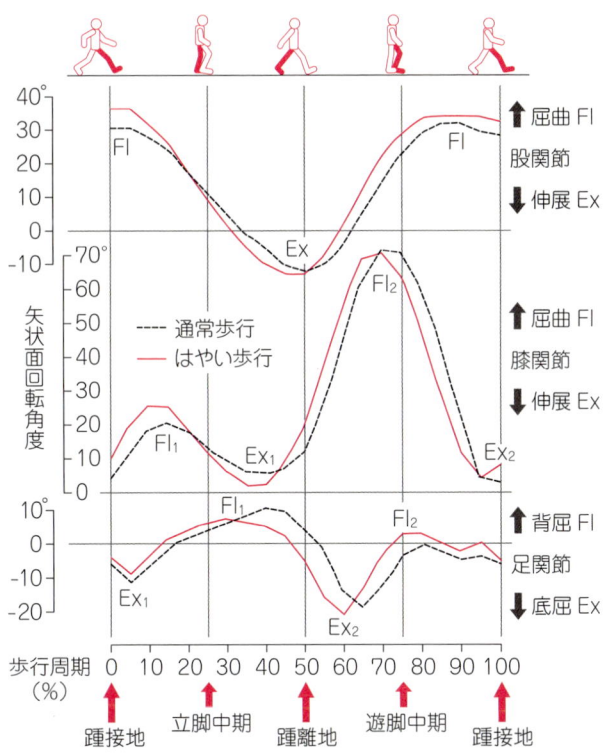

図1 歩行時の股・膝・足関節の矢状面上での回転運動
〔中村隆一，他：8章 歩行と走行．基礎運動学．第6版補訂，医歯薬出版，2012：387を一部改変〕

プロセス ② 歩幅が狭くなることの評価を行うために必要な観察ポイントおよび検査を整理する

(1) 歩幅減少の評価に必要な検査項目

- 10 m 歩行時間の測定 —— **歩行時間と歩数**を測定する.
  —— 歩行速度と歩幅を算出し, 標準値[1]と比較する.

- 関節可動域（ROM）テスト —— **股関節伸展**および**膝関節伸展**で行う.
  - ①歩行に必要な可動域と比較する（**図1**）.
  - ②他動運動に対する抵抗感から拮抗筋の被動性を確認する（筋緊張の確認）.
  - ③最終域で出現する抵抗感や痛みの部位から可動域制限の原因を推定する.

- 徒手筋力テスト（MMT）—— **大腿四頭筋, 下腿三頭筋, 前脛骨筋**で行う.
  —— MMT 実施の前提として各 ROM を測定しておくこと.

(2) 歩行観察を通じた歩幅減少の質的評価

- 全歩行周期 ➡ **歩行パターン, 歩幅や歩隔, 上肢の振り, アライメントの特徴**を観察する.
- 立脚相の問題点 ➡ **接地の特徴, 支持脚への重心移動, 骨盤の前方移動の観察**から評価する.
- 遊脚相の問題点 ➡ **動きの少ない部位の観察**から評価する.

> 💡 **着眼点**…歩幅減少は, ①遊脚相の運動性（可動性）に問題のある場合と, ②立脚相での支持性（筋力・バランス）に問題がある場合の両者を想定して考察を進めること

プロセス ③ 事例の歩幅の分析からその病態を推定する

(1) 検査結果

- 標準値に対して**歩行速度が低下**し, **歩幅も減少**している.
- ROM テスト ➡ **股関節伸展, 膝関節伸展ともに異常所見は認めない**（足関節底背屈も異常所見なし）.
- 関節の被動性 ➡ **股関節伸展, 膝関節伸展, 足関節底背屈いずれにおいても全可動域にわたる抵抗感が出現**しており, 特に**右側で著明**である.
- MMT ➡ すべての測定値が 5 レベルである.
- 問診より**歩行時の疼痛は認められない**.

(2) 歩行観察結果

- 歩行補助具 ➡ 使用なし.
- 遊脚肢 ➡ 左右ともに踵から接地し, 接地位置は立脚肢よりも前である. **方向転換時にはさらに歩幅減少が著明**となる.

- 歩幅　　　　　　　　➡ 左右ともに減少しているが**右側で著明**である．
- 歩隔の拡大　　　　　➡ 目立たない．
- 上肢の振り　　　　　➡ 左右ともに少ないが，**右側が著明に減少**している．
- 上部胸椎　　　　　　➡ **後弯増強**が認められる．
- 左右の股関節伸展，　➡ 特に**右側に著明**に認められる．
  膝関節伸展の不足
- 支持脚への重心移動　➡ 骨盤の側方移動が少なく，左右への重心移動の不足がある．
- 骨盤の前方移動　　　➡ 股関節の伸展不足より**立脚相後半の前方移動が左右ともに不十分**である．
- 踵接地直前　　　　　➡ 両側ともに膝関節軽度屈曲位をとる．

(3) 原因分析

 着眼点①…思考方法は消去法で

- 痛み，ROM制限，筋力低下が認められない ➡ 股関節や膝関節の伸展制限を生じる変形性股関節症や変形性膝関節症といった整形外科疾患を除外．
- 検査・測定および歩行観察結果より，**筋緊張亢進が固縮様であること**，また**分回し歩行**などの脳血管障害に伴う典型的異常歩行パターンが認められないため，一側下肢の股関節・膝関節の伸展制限を生じる脳卒中片麻痺を除外．

 着眼点②…消去できない可能性と現症の関連性を検討

- 股関節屈筋群や膝関節屈筋群 ➡ **固縮様の筋緊張亢進**，**方向転換時にすくみ現象**出現．
- 左右差（右側で著明な症状出現）はあるが**両側性に徴候が出現**し，**N型の症状進行**を呈している．

 この事例のリハビリテーション処方箋の診断は **パーキンソン病** である．医療解説を参照しながら ▶p.7, 13, 19，事例の症候の観察と検査の結果を統合しリハプログラムを作成する．

プロセス④　疾患の特徴を踏まえ事例のリハプログラムを作成する

パーキンソン（Parkinson）病に起因する歩幅の減少と判断できたのでリハプログラムを作成する．

基本方針1：一次性障害（パーキンソニズム）の進行防止と改善への挑戦
①ストレッチングによる筋緊張の抑制（股関節屈筋群，膝関節屈筋群）
　スタティックストレッチングからダイナミックストレッチングへ移行．

②複合的自動運動（ダイナミックストレッチング，バランストレーニング）
- 立位にてダイナミックストレッチングを行う際，支持脚の足底内における重心線の移動を意識化し，予測的姿勢制御の活性化を図る（股関節：屈曲⇔伸展，外転⇔内転，足関節背屈⇔底屈，体幹回旋等）．
- ダイナミックストレッチングは可能な限り最大の運動範囲を反復し，支持脚と体幹部の抗重力伸展活動を意識する．

③歩行練習

後進歩行を行った後に，1) 歩幅や腕の振りを大きくすること，2) 体幹を抗重力位に保つこと，3) 踵から接地し，つま先でけり出すことなど，あえて複数課題を意識して前進歩行を行う．

基本方針2：二次性障害（ROM制限，筋力低下）の予防と運動習慣の確立

①筋力トレーニングの実施
- スクワット（大腿四頭筋）．
- 立位でのつま先上げ⇔踵上げ（前脛骨筋，下腿三頭筋）．

②自主トレーニングとしてストレッチングを指導
　スタティックストレッチング（股関節屈筋群，膝関節屈筋群）．

③ノルディックウォーキングを散歩に取り入れる[3]
　歩きはじめはポールを後方へ押し出して歩幅の拡大を図り，疲れてきたらやや前方にポールをつきながら下方へ押すようにポールワークの工夫を促す．

④卓球，ブローライフル（吹き矢）等のスポーツ活動への参加を勧める

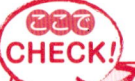

　近年，パーキンソン病の治療において，発症早期から行う運動療法の効果があきらかとなっている．パーキンソン病は治癒困難な慢性進行性疾患であるが，発症早期から運動習慣を確立することで，より長くADLとQOLを保つことが可能と考えられている．リハ専門職は，患者の個人因子，多様な症状や薬物療法の実施状況等の把握に努め，リハ的支援を行うとともに日常生活をセルフコントロールする能力を高める働きかけも求められている．

【引用文献】
1) 中村隆一，他：8章 歩行と走行．基礎運動学．第6版補訂，医歯薬出版，2012；379-399．
2) 西澤　哲，他：バイオメカニズム 2000；15：131-140．
3) 松村剛志，他：浜松大学保健医療学部紀要 2013；4：47-53．

（松村剛志）

医療解説：パーキンソン病の概要

（1）概要
　中脳黒質のドパミン産生神経細胞の変性脱落による進行性の変性疾患である．一方，パーキンソン症候群は脳血管障害，薬物性，脳炎後，多系統萎縮症，進行性核上性麻痺などを原因としてパーキンソン（Parkinson）病様症状（パーキンソニズム）を示す疾患のことをよんでいる．パーキンソン症候群ではドパミン作動薬，レボドパなどの効果は乏しい．

（2）疫学
　10～150人／10万人，アルツハイマー（Alzheimer）型認知症に次いで多い変性疾患である．

（3）臨床症状
　発症は多くは片側性であり，一側上肢→同側下肢→対側上肢→対側下肢のようにN字型の進行をすることが多い．4主徴として，①静止時振戦（約5 Hz），②筋強剛（固縮）（錐体外路系症状の特徴で，筋トーヌスをみると，鉛管様あるいは歯車様の抵抗がある），③無動・寡動（運動の減少，動作開始時の躊躇，仮面用顔貌など），④姿勢反射障害（突進現象，上半身をやや前屈した姿勢，急に他動的に押すと倒れそうになる）がある．その他に同時に2つの動作をする能力の低下，自由にリズムを作る能力の低下などもある．上記の運動症状とは別に，非運動症状として嗅覚障害，自律神経症状，睡眠障害，うつ病なども伴う．症状の重症度評価についてはHoehn-Yahrの重症度，生活障害度がある（**表1**）．本例はHoehn-Yahrの重症度分類で2度の重症度と考えられる．

（4）治療
　70歳未満で認知症がない場合はドパミン作動薬から開始する．その他の場合はレボドパ（L-ドパ）で開始する．また最近，アデノ随伴ウイルス（AAV）ベクターを用いて基底核に直接当該遺伝子を注入する遺伝子治療も行われ効果をあげている．

表1　Hoehn-Yahrの分類と生活機能障害度

Hoehn-Yahrの重症度		生活機能障害度	
1度	一側性障害のみ．通常，機能障害は軽微またはなし	1度	日常生活，通院にほとんど介助を要しない
2度	一側性障害のみ．通常，機能障害は軽微またはなし		
3度	立ち直り反射に障害がみられる．活動はある程度は制限されるが職種によっては仕事が可能であり，機能障害は軽ないし中程度だが，まだ誰にも頼らず一人で生活できる	2度	日常生活，通院に部分的介助を要する
4度	重篤な機能障害を有し，自力のみによる生活は困難となるが，まだ支えなしに立つこと，歩くことはどうにか可能である		
5度	立つことも不可能で，介助なしにはベッドまたは車椅子につききりの生活を強いられる	3度	日常生活に全面的介助を要し，独立では歩行起立不能

〔Hoehn M, et al.: *Neurology* 1967；**17**：427-442 より〕

（杉江秀夫）

I 身体障害　　A　中枢神経

2 膝を屈曲したまま歩いている

事例　75歳　男性

　数年前に脳梗塞になりましたが，日常生活に差し障るような麻痺は出ませんでした．それからは散歩を日課とし，週2回，妻とスーパーマーケットへ買い物に出かけていました．最近，妻から「背筋を伸ばして歩いて」や「膝が曲がっているので，膝を伸ばして歩くように」と注意されるようになりました．食事中にむせることや，大きな声が出なくなったことも気になります．かかりつけの医師に処方される薬を飲めば数時間は体の動きがスムーズとなります．私としてはリハビリテーションを行って孫を抱っこできるようになりたいし，なるべく妻の手助けなく生活できたらいいなと考えています．

思考のポイント　〜あなたが解決する課題

・姿勢・動作分析を通じて，原因が局所的徴候か，あるいは全身的問題のなかの一徴候なのかを検討する．後者の場合，その発現メカニズムを検査・測定を通じてあきらかにする．
・機能・活動レベルへの支援が参加レベルの拡大に結びつくような目標設定をする．

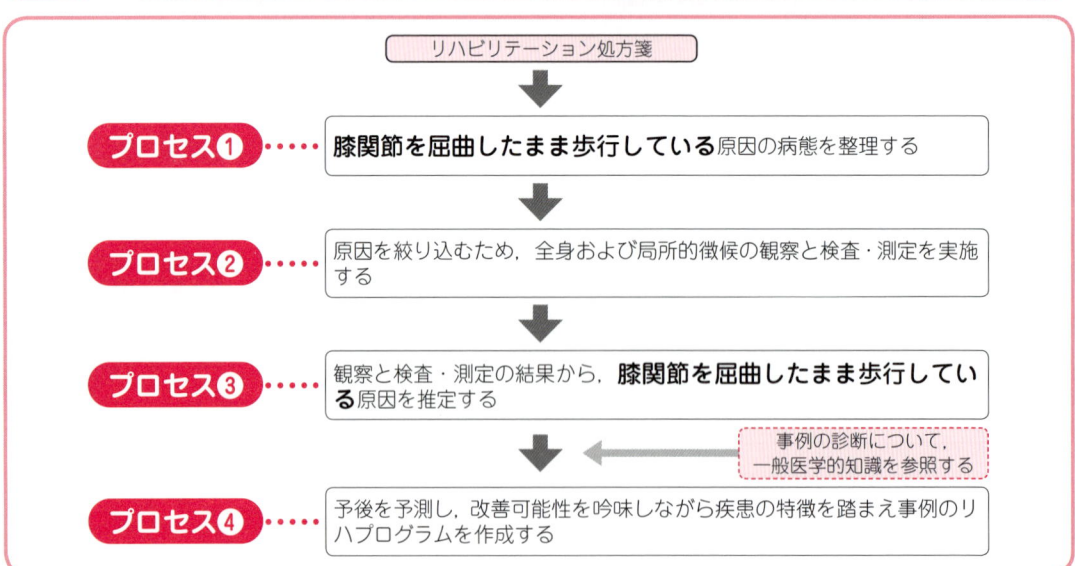

あなたが担当する事例の評価とリハプログラム作成までのプロセス

リハビリテーション処方箋

プロセス❶……**膝関節を屈曲したまま歩行している**原因の病態を整理する

プロセス❷……原因を絞り込むため，全身および局所的徴候の観察と検査・測定を実施する

プロセス❸……観察と検査・測定の結果から，**膝関節を屈曲したまま歩行している**原因を推定する

事例の診断について，一般医学的知識を参照する

プロセス❹……予後を予測し，改善可能性を吟味しながら疾患の特徴を踏まえ事例のリハプログラムを作成する

プロセス① 膝関節を屈曲したまま歩行している原因の病態を整理する

- 「屈曲したまま」とは**「伸展すべきタイミングで伸展が制限される」**ことと考えられる．
- 歩行周期中，膝関節は**遊脚終期～初期接地と立脚終期とで2回伸展**する．この伸展は，関節可動域（ROM）の制限と筋出力の不足によって妨げられる（**表1**）[1]．

表1　膝関節を屈曲したまま歩行している運動学的病態

原因＼出現時期	遊脚終期～初期接地における膝関節屈曲	立脚終期における膝関節屈曲
ROMの制限	膝関節の伸展制限** 膝関節屈筋群の筋緊張亢進	
筋出力の不足*	大腿四頭筋の筋出力低下	下腿三頭筋の筋出力低下
他部位の代償	体幹前傾前屈の代償	股関節伸展制限の代償

＊：筋力低下と運動麻痺の両者を含む．
＊＊：歩行速度が遅い場合，30°以下の屈曲拘縮であれば，立脚中期以外の異常歩行は目立たない．
〔石井慎一郎：4　歩行の分析．石井慎一郎編著，動作分析　臨床活用講座．メジカルビュー社，2013；168-200を参考に作成〕

プロセス② 原因を絞り込むため，全身および局所的徴候の観察と検査・測定を実施する

（1）姿勢・歩行分析を通じて全身状態を観察する

- 立位姿勢 ➡ 体幹が**前傾前屈・軽度右側屈位**，股関節と膝関節は**軽度屈曲位**を呈する（**図1**）．
- 歩行パターン ─ 体幹前傾前屈・軽度右側屈位にて，視線を前下方に落とし，歩行中は腕の振りが認められない．
  ─ 歩行開始時に1歩目が出ないことがあり，小刻み歩行を呈する（**図2**）．
  ─ 安静時の振戦もみられる．

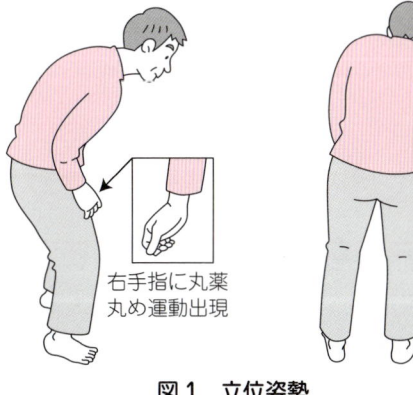
図1　立位姿勢

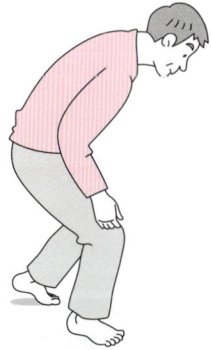
図2　歩行パターン

I　身体障害——A　中枢神経

全身の観察 ─┬─ パーキンソニズム（「1　歩幅が狭い：医療解説」▶p.7 参照）に特徴的な立位
　　　　　　│　姿勢と歩行パターンが認められる．
　　　　　　└─ 安静時振戦も出現．

（2）局所症状と全身症状を確認するために必要な検査・測定を行う

　事例における局所的な検査・測定とその結果を**表 2**，全身的な検査・測定とその結果を**表 3** に示す．

表 2　局所的な検査・測定とその結果

検査・測定	検査結果	歩行時の膝関節屈曲への影響 等
関節可動域（ROM）テスト	膝関節伸展　左右ともに−10° 股関節伸展　左右ともに0°	ゆっくり歩けば異常は目立たない 立脚終期に膝関節が屈曲
徒手筋力テスト（MMT）	大腿四頭筋　左右ともに 4 下腿三頭筋　左右ともに 4	抗重力位の保持可能 抗重力位の保持可能
筋緊張検査	股関節屈筋群，膝関節屈筋群，足関節底・背屈筋群に歯車様の固縮出現	下肢屈筋群の筋緊張亢進

表 3　全身的な検査・測定とその結果

検査・測定	検査結果	歩行への影響 等
立位での外乱刺激入力	全方向で立ち直り反応，傾斜反応消失 前方，後方への突進現象出現 側方は下肢保護反応消失	体幹前傾前屈 転倒リスクあり
Timed Up & Go test	28秒 基準値[2]　30秒以上：ADL 要介助 　　　　　13.5秒：転倒予測カットオフ値	転倒リスクあり
10 m 歩行速度	最大速度　88.0/min* 快適速度　52.0/min 基準値[2]　70歳代男性最大速度：平均 152.4 m/min 　　　　　横断歩道の安全な横断：60.0 m/min 以上	歩行速度低下 横断歩道の横断困難

＊歩行速度の算出[2]：　歩行速度（m/min）＝10（m）÷所要時間（sec）×60（sec）

　着眼点…可能性のあるものを列挙し，検査結果から消去法にて原因を絞っていく

プロセス3　観察と検査・測定の結果から，膝関節を屈曲したまま歩行している原因を推定する

・全身状態（異常姿勢，歩行パターン）および局所状態（下肢筋緊張）から**パーキンソニズムによる異常歩行**と考えられる．
・局所状態から，**立脚終期の膝関節伸展制限は股関節伸展制限が影響している可能性あり．**
・さらに，脳梗塞の既往があるため，表出された徴候から，それがパーキンソン（Parkinson）病によるものか，それとも脳血管性パーキンソニズムによるものかの鑑別が必要（**表 4**）[3]．

表4 本症例の表出徴候とパーキンソン病/脳血管性パーキンソニズムの特徴の比較

確認事項	本症例の表出徴候	パーキンソン病 典型的特徴	本症例の該当項目	脳血管性パーキンソニズム 典型的特徴	本症例の該当項目
主要4徴候	主要4徴候がすべて出現	特徴的にみられる	○	安静時振戦はほとんどない（動作時・姿勢時振戦はときに出現）	
症状の左右差	著明な左右差なし	あり		目立たない	○
歩行障害	前傾前屈姿勢にて小刻みに歩行	前傾前屈姿勢から小刻みに歩く	○	開脚して小刻みに歩く（下肢は伸展位を呈する）	
L-ドパの効果	あり	あり	○	なし	
画像所見等	脳血管障害の既往あり	CT，MRIにて著明な異常所見なし		多発性血管障害（小梗塞やラクナ梗塞）が認められ，好発部位は基底核，視床，橋．大脳皮質に小梗塞が多発していることあり	△
その他の特徴	現状では著明な非運動症状なし	錐体外路障害に加え，自律神経症状，抑うつ，認知症がみられることがある		錐体路徴候，仮性球麻痺，認知症，尿失禁がしばしばみられる	

○：該当　△：一部該当項目あり

〔野元正弘：Parkinson病．医療情報科学研究所，病気がみえる Vol.7 脳・神経．メディックメディア，2015；289 を参考に作成〕

 着眼点…全身的徴候と局所的徴候の併存による異常歩行と考えられる

全身的徴候：パーキンソン病に伴う下肢屈筋群の筋緊張亢進．
　　　　　　体幹前傾前屈を代償するための下肢屈曲位．
局所的徴候：股関節伸展制限．

　　　　　　　　➡ 以上によって，膝関節を屈曲したままの歩行が出現

 この事例のリハビリテーション処方箋の診断は **パーキンソン病** である．医療解説を参照しながら ▶p.7, 13, 19，事例の症候の観察と検査の結果を統合しリハプログラムを作成する．

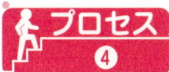 **予後を予測し，改善可能性を吟味しながら疾患の特徴を踏まえ事例のリハプログラムを作成する**

・パーキンソン病はHoehn-Yahr Stage III レベル．パーキンソン病の一般的経過より，**パーキンソニズムの改善可能性は低いもの**と想定される．今後予想される**転倒リスクと活動性低下の進行，介護負担の発生・増悪を可能な限り予防すること**が重要である．
・各種リハビリテーションや自主トレーニングはオン状態での実施を促す．wearing off 現象やオンオフ現象により，オン状態の出現時間や持続時間が変化するため，注意深く問診と経過観察を実施する必要がある．

- 立脚終期の膝関節屈曲に関与している股関節伸展制限は，局所に関する既往歴が認められないため，**廃用に起因する可能性が高いもの**と思われる．そのため，その改善を探る必要がある．

膝を屈曲したまま歩行する原因は，パーキンソン病の主要徴候とそこから二次的に発生した股関節伸展制限と判断した．この結果に基づき，リハプログラムを作成する．

基本方針1：一次性障害（パーキンソニズム）の進行防止
① スタティックストレッチングによる筋緊張の抑制（股関節および膝関節屈筋群）．
② ストレッチポールを利用した体幹部の伸展位保持．
　腹部固定筋群の活性化，体幹上部前面筋群のダイナミックストレッチング．
③ 基本動作練習（寝返り，起き上がり，立ち上がり）[4]．
　・認知運動戦略 ─── 動作を数個の要素に分解し，動作実施時は各要素に注意を向ける．
　　　　　　　　　└─ メンタルリハーサル（動作開始前に動作の要素とその流れをイメージする）．
　・外的キュー（合図）戦略 ➡ 視覚的・聴覚的・体性感覚的キューを利用して動作遂行．
④ 歩行練習：トレッドミル後進歩行を行った後に，「足を大きく振り出すこと」のみに注意を向けた歩行練習を実施．

基本方針2：二次性障害（ROM制限，筋力低下，呼吸機能低下）の予防・改善
① 筋力トレーニングの実施（転倒防止対策を行ったうえで実施）．
　・スクワット（大腿四頭筋筋力の低下防止）．
　・立位でのつま先上げ ⇔ 踵上げ（下腿三頭筋筋力の低下防止）．
② 自主トレーニングとしてストレッチングを指導．
　スタティックストレッチング（股関節屈筋群，膝関節屈筋群）．
③ 胸郭可動性と肺活量の保持（拘束性換気障害の予防）．
　・坐位でのラジオ体操（体幹部ストレッチング）．
　・カラオケ（肺活量の保持）．

基本方針3：QOLの維持と介護負担増悪防止
① 夫人との散歩・買い物の継続 ➡ 4輪歩行器導入（図3）．
② 転倒日誌の作成[4]
　・転倒発生時の日時，位置，動作等の詳細を記録．
　・転倒の傾向と発生要因を確認．
③ 運動障害に対するセルフコントロール方法の教育
　・活動前のメンタルリハーサルの実施．
　・活動時に複数課題の同時遂行（両手に荷物を持ちしゃべりながら歩く等）を避ける．
　・自分にあった外的キューの発見．
　・生活環境調整プランの提示・説明（転倒日誌を参考に危険回避プランを検討）．

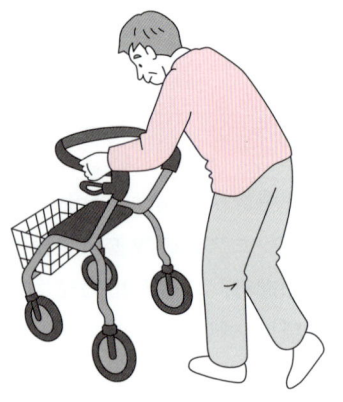

図3　4輪歩行器での散歩

CHECK!

　パーキンソン病とパーキンソン症候群が区別できるように評価項目を列挙する．パーキンソン病では，慢性進行性疾患であることを踏まえて二次的合併症を予防するために日々の評価を大切にする．さらに病状の十分な理解に基づき，リハプログラム作成（四肢体幹の可動域運動，筋力増強運動など）や目標設定を行う．また，内服の有無や用法用量，半減期を確認してwearing off現象が出現しているかをチェックする．これらの結果に基づき，リハ内容の変更やリハ時間の調整をアプローチしていこう．

【引用文献】
1) 石井慎一郎：4 歩行の分析．石井慎一郎編著，動作分析 臨床活用講座．メジカルビュー社，2013；168-200.
2) 廣瀬浩昭：14. 主な歩行テスト．廣瀬浩昭編著，臨床歩行分析ワークブック．メジカルビュー社，2013，158-163.
3) 野元正弘：Parkinson病．医療情報科学研究所，病気がみえる Vol.7 脳・神経．メディックメディア，2015；289.
4) 柴 喜崇：10. 理学療法に関するリスクマネジメント．松尾善美編，パーキンソン病の理学療法．医歯薬出版，2011；77-83, 101-111.

（松村剛志，葛谷憲彦）

医療解説：パーキンソン病の神経病理

(1) 病態

　パーキンソン（Parkinson）病はアルツハイマー病に次ぐ頻度の高い神経変性疾患である．その病変部位は，大脳底部の間脳と脳幹の間にある中脳の黒質緻密層で，その神経細胞が変性し，消失する．黒質から大脳基底核の線条体へドパミンを放出する神経細胞が消失することによってドパミンが放出されなくなることが，パーキンソン病の特徴的な神経症状（振戦・筋固縮・無動寡動・姿勢反射障害）の原因になる．

(2) 神経病理

　黒質の神経細胞はメラニン色素を含有しており，肉眼的にはこの色素性神経細胞の消失による黒質の脱色がみられる．メラニン含有神経細胞は黒質だけでなく，橋背部の青斑核，迷走神経背側核にも存在し，パーキンソン病ではこれらの部位でも神経細胞の変性脱落が生じる．これらの神経細胞の変性の特徴は，胞体内あるいは神経突起内にレビー（Lewy）小体が出現することである．

(3) レビー小体

　レビー小体はエオジンに赤く染まりやすい円形あるいは楕円形の封入体である．円形あるいは楕円形の小体の芯（core）の周囲を明るい暈輪（halo）がとり囲んだ独特な像を形成する．電子顕微鏡でみると，中心部は緻密な塊，周囲は放射状の線維よりなる．免疫組織化学的染色では抗ユビキチン抗体に陽性である．レビー小体は黒質のすべての変性細胞に出現するわけではない．また大脳皮質認知症の一つであるびまん性レビー小体型認知症においても認められる．

(4) α-シヌクレイン

　レビー小体を構成するフィラメントの主要成分はリン酸化を受けたα-シヌクレインである．神経細胞におけるα-シヌクレインの凝集がパーキンソン病の神経変性の特徴であり，その病因と深くかかわっていると考えられるが，この蛋白質の機能はまだ十分にはわかっていない．なぜこのような特定の神経細胞に凝集が起こるのか，興味ある課題である．

（筒井祥博）

I 身体障害　A 中枢神経

3 上肢がふるえる

事例　65歳　女性

飲食業を自営しており，長らく店を切り盛りしてきました．3年ほど前から，体の動きが鈍くなってきて，じっとしようとしても小刻みに手がふるえ，書く字も小さく，弱々しくなってしまいました．何かやろうとしても，足が出なかったり，動き出しが遅く，思うように動けません．

思考のポイント　〜あなたが解決する課題

- 事例の上肢の動きを観察し，日常生活活動と関連づけて評価する．
- 評価結果から，上肢がふるえる事例の問題点を抽出する．
- リハプログラム作成までのプロセスに必要な知識と病態を整理する．

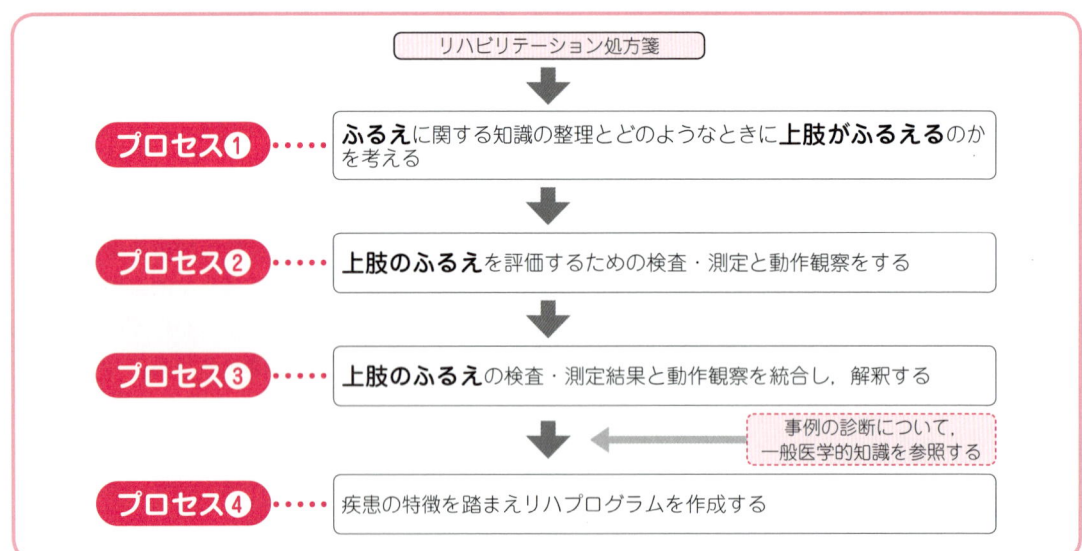

あなたが担当する事例の評価とリハプログラム作成までのプロセス

リハビリテーション処方箋

- プロセス❶　ふるえに関する知識の整理とどのようなときに上肢がふるえるのかを考える
- プロセス❷　上肢のふるえを評価するための検査・測定と動作観察をする
- プロセス❸　上肢のふるえの検査・測定結果と動作観察を統合し，解釈する
  - 事例の診断について，一般医学的知識を参照する
- プロセス❹　疾患の特徴を踏まえリハプログラムを作成する

プロセス① ふるえに関する知識の整理とどのようなときに上肢がふるえるのかを考える

- ふるえとは ➡ 筋肉の収縮と弛緩が繰り返される症状．その症状は不随意かつ規則的（リズミカル）である．ふるえ（振戦）の特性については本項の医療解説の **表1**（▶p.19）を参照．
- その特徴は
  - 静止時（安静時）にみられることがある．
  - 何らかの姿勢をとるとき（動作時）にみられることがある．
  - 四肢にみられることが多い．
  - 声のふるえや頭部にふるえが現れることもある．

プロセス② 上肢のふるえを評価するための検査・測定と動作観察をする

（1）上肢のふるえに関する検査・測定項目

※数値化できる検査・測定を実施することで，症状の変化を追跡することができる．

- 静止時振戦の確認（**図1**）
- 関節可動域（ROM）テスト（**図2**）
  - ➡ 自動関節可動域，関節運動のスピード，上肢リーチ範囲や生活動作から手指の巧緻性を確認する．
- 筋緊張 ➡ 上肢関節（肘関節，手関節）を他動的に動かすことで，筋緊張の状態を把握する（**図3**）．
- 筋力測定 ➡ 徒手筋力テスト（MMT），握力測定，ピンチ力測定を実施する．
- 上肢機能 ➡ 簡易上肢機能テスト（STEF）を実施する．得点のみにとらわれず，**姿勢，左右差，手の使い方**なども観察する．ペグボード（**図4**）を使用して応用的な上肢動作をみる場合は，毎回同じ設定になるよう注意し，所要時間（スピード）を測定して，経時的な比較ができるようにする[1]．

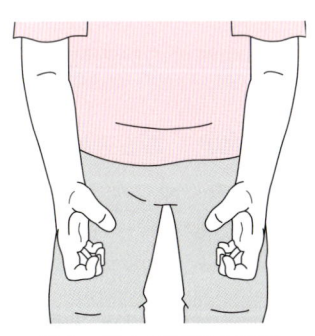

図1　静止時振戦の確認
姿勢を保つときに出現しやすい．

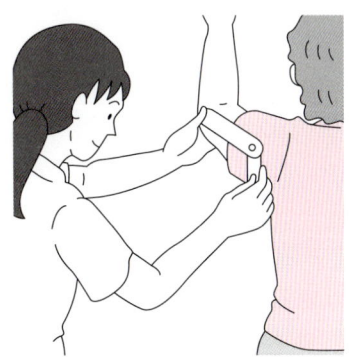

図2　ROMテスト
関節の動かしづらさから可動域制限を起こすことがある．

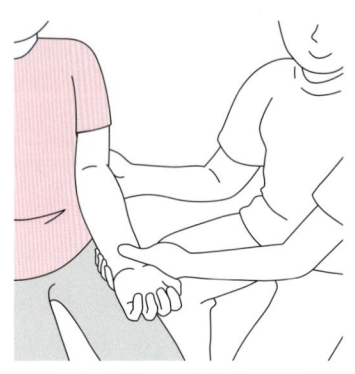
図3　筋緊張状態の把握
肘関節を他動的に動かしたときの抵抗を確認する．

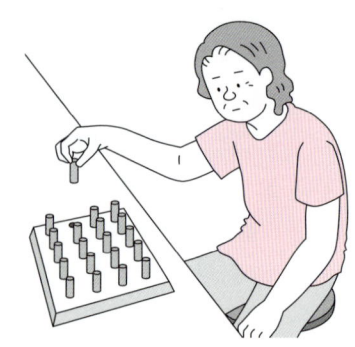
図4　ペグボード
静止時の上肢のふるえや巧緻性を確認する．

- （パーキンソン病の疑いから）Hoehn-Yahr の重症度分類の評価を行う（「1　歩幅が狭い：医療解説」の**表1**（▶p.7）を参照）．
- 日常生活活動（ADL）➡起居，排泄，更衣，食事，入浴など基本的生活動作から，整容，外出，買い物，他者との交流など日常生活に関する動作を観察する．

（2）姿勢観察を通じてふるえを評価する

- 立直り反応やパラシュート反射の有無，歩行障害や転倒しやすいかどうかなど姿勢反射障害を評価する．
- 体幹の前傾など，姿勢アライメントに崩れが生じていないかを観察する．
- 上肢動作時に手指にふるえが起こるかを観察する．
- ふるえに精神的緊張が影響を及ぼしているかどうかを観察する．

プロセス3　上肢のふるえの検査・測定結果と動作観察を統合し，解釈する

●上肢のふるえに関する検査・測定結果

- ROM テスト ➡ 肩関節，肘関節，手関節，手指関節の全般にわたり**軽度（10〜20°）の可動域制限**あり．
- 筋緊張　　➡ 両上肢肘関節において**歯車様現象を伴う中等度の筋固縮**を確認した．
- 筋力測定（MMT）
  ➡ 上肢筋全体に4であった．易疲労性を認めた．左右差はない．
- 上肢機能　➡ 簡易上肢機能テスト（STEF）結果は83点であった．
  ペグボードの操作における手指の動きは緩慢であったが，動作中，ふるえは認めなかった．
- ADL　　　➡ 入浴等，複合的な動作には見守りと多少の介助が必要である．その他の動作については時間はかかるが自立している．
- Hoehn-Yahr の重症度分類
  ➡ 2度に該当した．

・姿勢観察　　　➡︎　立位では前傾姿勢，肩・肘関節は軽度屈曲位を呈した．静止時に上肢（とくに手指）のふるえがみられた．保持能力でバランスは低下している．ふるえは精神的緊張で増加した．

「上肢がふるえる」症状の原因は本項の医療解説の**表1**（▶p.19）を参照．事例の該当箇所を確認する．

💡 着眼点

上肢の静止時振戦（ふるえ）の原因は，この症状以外に固縮，動きが遅くなる（無動），姿勢反射障害がみられることから，パーキンソン病によるものと考えられた．Hoehn-Yahrの重症度分類「1　歩幅が狭い」の**表1** ▶p.7では2に該当した．現状では前傾姿勢などの姿勢反射障害がみられるものの顕著ではなく，一部のADLには時間はかかるが自立している動作もみられる．今後，ROMの制限やバランス能力の低下などを念頭におきながら，上肢のふるえがADL上にどのような影響を与えるかを予測してアプローチすることが重要である．

 この事例のリハビリテーション処方箋の診断は **パーキンソン病** である．医療解説を参照しながら ▶p.7, 13, 19，事例の症候の観察と検査の結果を統合しリハプログラムを作成する．

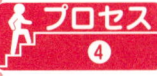 疾患の特徴を踏まえリハプログラムを作成する

パーキンソン病を原因とする上肢のふるえと判断し，**図5**を参考にリハプログラムを作成する．

基本方針1：パーキンソニズム（一次性障害）の進行防止と改善へのアプローチ

・ROM運動，適度な運動を通じての全身活動（歩行練習含む）により関節の可動性や柔軟性を保つ．
・長時間の同一姿勢を避け，寝返りや体幹の回転練習なども行う．

基本方針2：二次性障害の予防

・パーキンソン病患者の多くが二次障害に直面するが，とくに廃用症候群に注意が必要である（**図5**）．
・症状の進行を緩やかにすることで，機能低下のスピードも緩やかになる．
・疼痛の出現や褥創にも注意する．

基本方針3：ADLの維持に向けたアプローチ

・上肢のふるえはADLに支障をきたす．たとえば，刃物の操作は静止時のふるえによる体への切傷などリスクが高まるため，調理動作などは困難となる．しかしながら，ADLや趣味を通じて，身体活動に取り組むことは楽しみながらの機能維持につながることを理解する．そのため事例のニーズに応じた道具選択，自助具の製作などを検討する．

Ⅰ 身体障害──A 中枢神経

- 上肢のふるえとともに姿勢反射障害は ADL に多大な影響を及ぼす．転倒予防には，生活空間壁面への手すり（または手すりに代わるもの）の設置を行う．

参考

図5 はパーキンソン病患者の障害の構造をまとめたものである．リハプログラムを作成するうえで参考例にするとよい．

一次的障害	二次的障害
動作の乏しさ，動作速度の遅延，運動の切り替え困難，共同運動の低下，回旋運動の低下，立ち直り反応低下，易疲労性，など	関節可動域制限，筋力低下，疼痛，心肺機能の低下（肺活量の低下），褥瘡，など

寝返り・起き上がり動作低下，コミュニケーション能力低下，歩行能力低下，ADL 低下（更衣動作，書字動作など）

生活での活動性低下，職業からの脱落，知人・家族との交流低下，人生目標の喪失

図5 パーキンソン病の障害分類
〔柴崎克治：第2章 Ⅲ パーキンソン病の運動療法．吉尾雅春編，標準理学療法学 専門分野 運動療法学 各論．第3版，2010；152 より〕

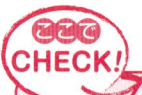

UPDRS

臨床場面において，症状の変動の把握および活動制限や参加制約による問題点の評価には，パーキンソン病の自覚症状および他覚所見を測るための臨床評価尺度である Unified Parkinson's disease rating scale（UPDRS）がある．UPDRS は広く世界的に知られ，評価尺度として活用されている[2]．

上肢のふるえ ～パーキンソン病と福祉用具・家屋改造～[3]

基本的には，Hoehn-Yahr の重症度分類に応じた生活上の工夫が必要である．パーキンソン病の患者に対する福祉用具の適応は歩行時に関するものが中心となる．在宅生活での工夫としては，歩行時の振り出しを促す目的で，床にカラーテープで目印をつけるなどは身近なアイデアである．歩行途中で動けなくなった場合に備え，ワイヤレスコールなどを携帯すると，リスク管理上有効である．手すりも症状の進行に応じ，高さが調節できるように装着壁面を広範囲に強化しておく（あるいは板を壁につけた上に手すりをつける）など，臨機応変な対応を心がけたい．

【引用文献】
1) 聖マリアンナ医科大学病院リハビリテーション部作業療法科：OT 臨床ハンドブック．三輪書店，1999；94-96．
2) 神先美紀, 他：作業療法ジャーナル 2005；**39**；113-115．
3) 菊池恵美子：第 3 章．東京商工会議所編, 福祉住環境コーディネーター検定試験 2 級公式テキスト．東京商工会議所，2014；126-129．

（中村俊彦）

医療解説：パーキンソン病の振戦

（1）一般に振戦の種類は表 1 のごとく 4 種類に分類される
①安静時振戦：安静時に出現．
②姿勢時振戦：ある姿勢をとったときに出現．
③企図振戦：何か動作をしようとしたときに出現．
④動作時振戦：ある動作をしているときに出現．

（2）パーキンソン（Parkinson）病での運動障害
　パーキンソン病では，手足がふるえる（振戦），動きが遅くなる（無動），筋肉が硬くなる（固縮），体のバランスが悪くなる（姿勢反射障害）などの症状がみられる．
　初発症状は振戦が最も多く，次に動作の拙劣さが続く．片側の上肢または下肢から発症し，病気の進行とともに症状は対側にも及ぶ．進行は緩徐である．症状が片側から対側に広がるのに通常 1 年から数年を要する．症状の左右差は進行してからも維持されることが多い．

（3）パーキンソン病の振戦の特徴
　振戦の特徴は頻度が 4〜5 Hz の安静時振戦である．丸薬を丸めているようにみえるので，pill-rolling tremor と表現される．約 80％ の症例は，初発か経過中に振戦を経験する．振戦は上肢に多いが，下肢にも出現し，下顎や舌にも出現する．動作時には減少・消失するが，一定の姿勢をとり続けると再び出現する（re-emergent tremor）．意識しないときに出現しやすいので，座って手を膝に置いているときや歩行時の手の振戦に注目するとよい．

表 1　振戦の種類

振戦の種類	出現するとき	疾患
①安静時振戦	安静時	パーキンソン病
②姿勢時振戦	一定の姿勢時	本態性振戦 肝性脳症 甲状腺機能亢進症　など
③企図振戦	何かしようとしたとき	脊髄小脳変性症 小脳や中枢の梗塞・出血 小脳腫瘍，ウィルソン（Wilson）病 多発性硬化症　など
④動作時振戦	動作時	脊髄小脳変性症 多発性硬化症　など

（松林朋子）

I 身体障害　　A 中枢神経

4 立脚相で膝を伸展したまま歩いている

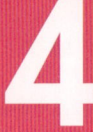 **事例** 65歳　女性

1か月前に脳出血をわずらい，その後右半身に麻痺が残りました．歩くとき，つま先から着地し，右の膝関節は伸びたままです．足の関節はいつも下向きにつっぱったままです．

思考のポイント　〜あなたが解決する課題

・歩行を観察し，正常歩行と異なる点について分析する．
・歩行分析結果から原因を推測し，必要な検査・測定項目を選定する．
・歩行分析結果と検査結果との関連性について考察し，原因をあきらかにする．
・リハプログラム作成までのプロセスに必要な知識を整理する．

 あなたが担当する事例の評価とリハプログラム作成までのプロセス

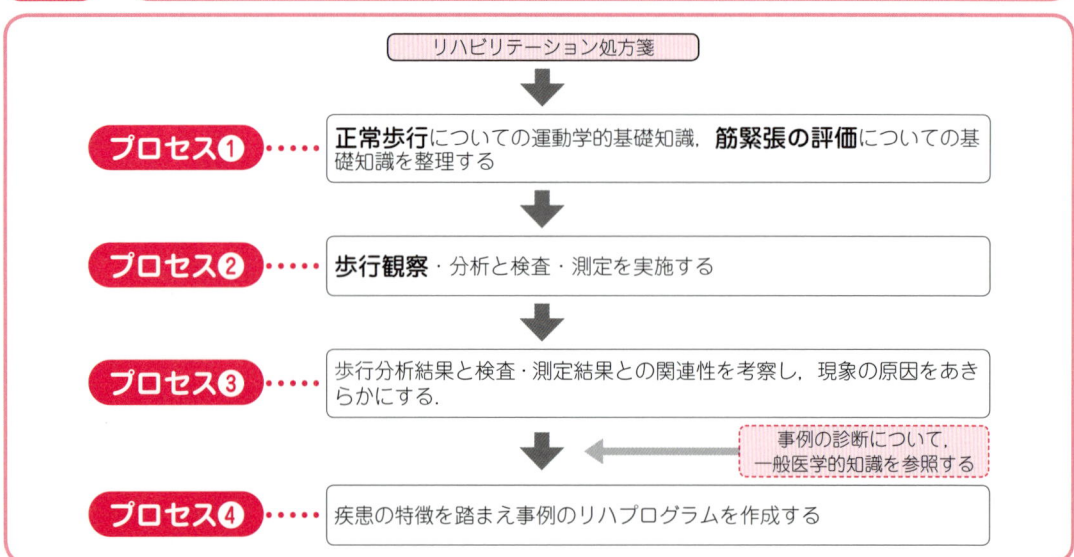

プロセス 1　正常歩行についての運動学的基礎知識，筋緊張の評価についての基礎知識を整理する

（1）正常歩行についての運動学的基礎知識を整理する（「1　歩幅が狭い」の図1〈▶p.3〉参照）

立脚相における各関節の動きについて確認する．足関節の動きに着目してみると，足底接地後に背屈方向（つまり下腿軸は前傾）に動いて最大10°に達することがわかる（図1）．

（2）筋緊張の評価についての基礎知識を整理する

脳卒中などの上位運動ニューロン障害による筋緊張の亢進を「痙縮」という．痙縮の臨床評価法として広く用いられている modified Ashworth scale（MAS）[1]について確認する（表1）．また，痙縮時には腱反射の亢進を伴うので合わせて検査する．

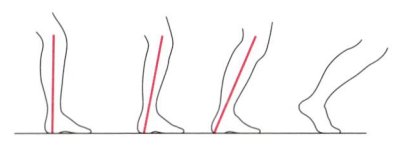

図1　立脚相における足関節（下腿軸）の動き

表1　modified Ashworth scale（MAS）

0	筋緊張の亢進なし
1	軽度の筋緊張亢進．患部の屈曲または伸展時に可動範囲の最終域において引っかかりと解放あるいは最小の抵抗感がある
1+	軽度の筋緊張亢進．可動範囲の1/2以下において引っかかりとそれに続く最小の抵抗感がある
2	より顕著な筋緊張の亢進がほとんどの可動範囲において認められる．しかし，運動は容易に可能
3	かなりの筋緊張亢進．他動的運動は困難
4	屈曲または伸展時に患部は硬直している

〔Bohannon RW, et al.：*Phys Ther* 1987；**67**：206-207 より〕

プロセス 2　歩行観察・分析と検査・測定を実施する

（1）歩行を前面と側面から観察する

関節の状態がわかるように膝・足部を露出して行う．立脚相における各関節の動きを三次元的にとらえ，正常と異なる点について分析する．

- **踵から接地**しているか．
- **足関節の背屈（下腿の前傾）**がみられるか．
- **重心線と膝関節軸との位置関係**はどうか．

（2）歩行分析結果から検査・測定項目を選定する

- 麻痺肢の運動機能（Brunnstrom stage）
- 筋緊張　　　　　　　　　➡ 膝関節伸筋・足関節底屈筋で測定．
- 関節可動域（ROM）テスト ➡ 股・膝・足関節で測定．
- 深部感覚　　　　　　　　➡ 股・膝・足関節で測定

I 身体障害――A 中枢神経

> **プロセス 3** 歩行分析結果と検査・測定結果との関連性を考察し，現象の原因をあきらかにする

（1）歩行分析結果（図2）

- 踵から接地せず，**足尖から接地**する（図2a）．
- 立脚相において**足関節は常に底屈位**で**下腿軸の前傾はみられない**（図2b, c, d, e）．
- **体幹前傾（股関節屈曲）位**となり，**膝関節のロッキング**がみられる（図2c, d）．
- 重心線は**膝関節中心の前方**を通っている（図2d）．

（2）検査・測定結果

- 運動機能 　➡ Stage Ⅲ（粗大屈曲は全可動域の1/3程度可能，粗大伸展は中等度の抵抗に抗して可能．坐位での膝関節屈曲および足関節背屈は不可能）．
- 筋緊張　　 ➡ 膝関節伸筋は**亢進**（MAS 2），足関節底屈筋は**著明に亢進**（MAS 3）．
- ROMテスト ➡ 足関節背屈 10°．
- 深部感覚　 ➡ 異常なし．

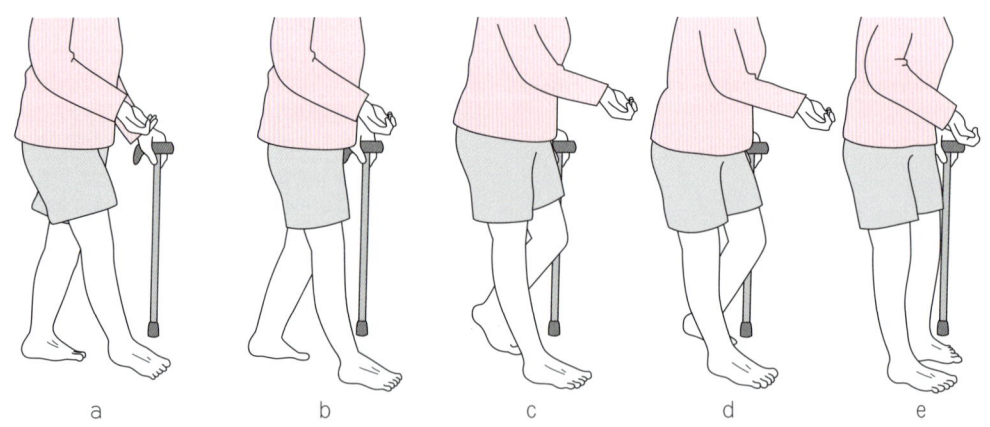

図2　歩行立脚相（側面）

> 💡 **着眼点**…問題点は検査結果における異常所見のなかにあるが，必ずしも異常所見のすべてが問題点ではない．動作との関連性について優先順位をつけてよく考えてみる

【解説】 歩行分析ならびに検査・測定結果から，「立脚相で膝を伸展したまま歩いている」現象の主原因は**足関節底屈筋の筋緊張亢進**と考えられる．

①筋緊張の影響　　　　　　　　➡ 足関節底屈筋の筋緊張が亢進していると立脚相における足関節は**常に底屈位**となる．そのため正常歩行で観察される下腿の前傾（図1）が妨げられる．しかし，前進するためには重心を前方へ移動させる必要があるので**体幹前傾位（股関節屈曲位）**となり，**重心線は膝関節軸の前方**を通ることになる．その結果，膝関節に対する伸展方向への力が働き，ロッキングが生じてし

まうのである（図3）．
逆に低緊張の場合は足関節が不安定になる．そのため下腿が後傾した場合には上記と同様に膝のロッキング（図4a）が生じ，過度に前傾した場合には膝折れ（図4b）が生じる．

②ROMとの関連性　➡ 足関節の底屈位拘縮がある場合も，考え方は①と同様である（図3, 4）．

③重心線と膝関節軸との位置関係　➡ 重心線に対して膝関節軸が後方にあれば膝関節には伸展方向への力が働き（図5a），前方にあれば屈曲方向への力が働く（図5b）．

④運動機能との関連性　➡ 筋緊張が亢進していても運動機能が良好であれば各関節のコントロールが可能である．本事例においては随意運動がまだ不十分であるために痙縮の影響を強く受ける．

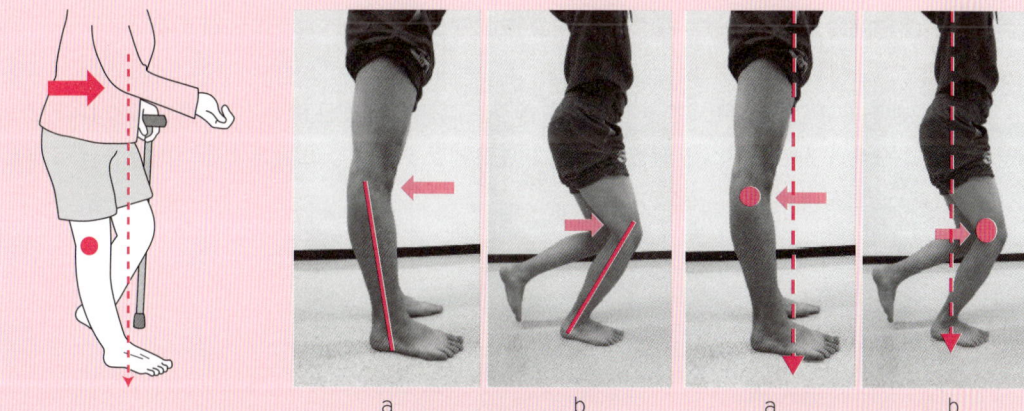

図3　膝ロッキングの機序　　図4　下腿軸と膝関節との関係　　図5　重心線と膝関節軸との位置関係

 この事例のリハビリテーション処方箋の診断は **脳血管障害** である．医療解説を参照しながら ▶p.25, 33, 38, 44, 49, 55，事例の症候の観察と検査の結果を統合しリハプログラムを作成する．

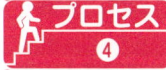 **疾患の特徴を踏まえ事例のリハプログラムを作成する**

　足関節底屈筋の筋緊張亢進が「立脚相で膝を伸展したまま歩いている」ことの主原因と判断されたので，それを踏まえてリハプログラムを作成する．

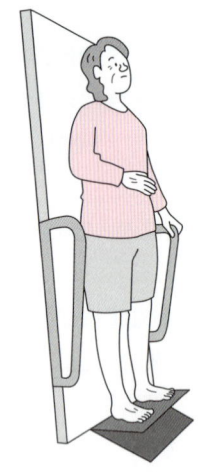
図6 起立台にての伸長

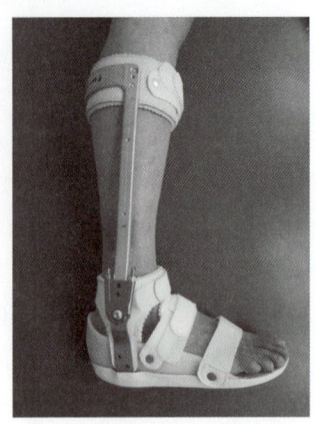
図7 両側金属支柱付AFO

基本方針1：筋緊張の抑制とROM制限の予防

底屈筋を持続的に伸張する（図6）ことによりＩｂ抑制が働き，筋緊張が抑制される．
また，痙縮筋は短縮しやすいので背屈可動域制限が生じないように注意する．

基本方針2：装具療法の併用

短下肢装具（AFO）を用いて歩行練習を行う．両側金属支柱付AFO（ダブルクレンザック足継手付）を第1選択と考え，軽度背屈位で底屈制動するように設定する．内反を伴う場合は外側ストラップを併用する（図7）．

「脳卒中治療ガイドライン2015」[2]において，脳卒中片麻痺で内反尖足がある患者に，歩行の改善のためにAFOを用いることが勧められている．下肢装具を運動療法の補助的手段として有効に活用したい．

【引用文献】

1) Bohannon RW, et al.：*Phys Ther* 1987；**67**：206-207.
2) 日本脳卒中学会脳卒中ガイドライン委員会：Ⅶ リハビリテーション　2．主な障害・問題点に対するリハビリテーション　2-2．歩行障害に対するリハビリテーション．脳卒中治療ガイドライン2015，協和企画，2015；288-291.

（髙木　聖）

医療解説：脳血管障害の概要

(1) 概要

脳血管障害には，①血管が破綻して脳実質に出血する脳出血，②虚血性（血管の狭窄，閉塞による血流低下）の脳梗塞，③くも膜下腔あるいは硬膜下腔に出血するくも膜下出血，硬膜下出血，がある．脳出血は血圧管理が厳格に行われるようになったこともあり，脳血管障害のなかに占める割合は減少しているが，脳出血の原因で最も多いのは高血圧性で，次に脳アミロイド血管症，脳動脈瘤，脳動静脈奇形，もやもや病などがある．**表2**に脳梗塞と脳出血の鑑別点をあげる．

(2) 疫学

脳血管障害は日本人の死亡原因の第4位で，発生頻度では脳梗塞（約70%）＞脳出血（約20%）＞くも膜下出血など，である．

(3) 臨床症状

脳血管障害はその発生部位の局所神経症状が基本であるが，急性期では脳の障害部位が広範囲であったり，障害部位周辺に脳浮腫が進行したりするためより広範の神経症状を呈する．意識障害，昏睡，けいれんなども認められることがある．脳出血は被殻，視床，小脳，脳幹などの穿通枝の領域に好発する．穿通枝は，皮質枝のように徐々に径が減少するのと違って，大きな直径の動脈から直接分枝していることより，より高血圧の負荷がかかるためと考えられている．おもに慢性期での神経症状を**表3**に示す．

(4) 治療

被殻，小脳出血などはその出血量によって血腫除去術の対象になる．視床，脳幹出血は血腫除去術の対象にはならない．脳出血では急性期に約10%は死亡し，生存者の約70%に何らかの神経症状が残る．後遺症としてみられる痙性麻痺に対して，理学療法に合わせてA型ボツリヌス毒素製剤（ボトックス®）が使用されることもあり，痙性の改善に有効である．

表2　脳梗塞と脳出血の主要な鑑別点

	脳出血	脳梗塞
高血圧	多い	あり
TIAの既往	なし	あり
不整脈	なし	あり（特に心房細動）
頭痛，嘔吐	あり	まれ
急性期に有効な画像診断	CT	MRI

表3　脳出血の部位による症状（慢性期）

	被殻出血（本例）	視床出血	脳幹出血	小脳出血
運動麻痺	片麻痺	片麻痺	四肢麻痺	運動失調
感覚障害（全知覚）	あり	あり	あり	なし
失語症	優位半球の場合あり	優位半球の場合あり	なし	なし
顔面神経麻痺	中枢性	中枢性	末梢性	時に末梢性

（杉江秀夫）

I 身体障害　　A 中枢神経

5 足を振り出すときにつまずく，歩くときに足を引きずる

事例　76歳　男性

　最近，歩くとき，特に右足を振り出す際につまずいたり，足先が床や地面に引っかかることが多くなってきました．自分では足をしっかり上げているつもりですが，右下肢全体に多少のつっぱり感があり，動かしにくさを感じるときもあります．右足を外へ振り出すと足先の引っかかりが少ないようです．つまずく理由がはっきりせず気になっています．また右腕も動きがぎこちなく，力が十分に入らないようです．右肘を少し曲げていることも多いと家族にいわれました．歩行時の足の痛みはありません．

思考のポイント　～あなたが解決する課題

- 歩行を観察し，歩容・姿勢・動作分析・神経学的検査を通じて評価する．
- 評価結果から，つまずく，足を引きずる事例の問題点を抽出する．
- リハプログラム作成までのプロセスに必要な知識と病態を整理する．
- 疾患の特徴を考慮しながら，事例のリハプログラムを作成する．

あなたが担当する事例の評価とリハプログラム作成までのプロセス

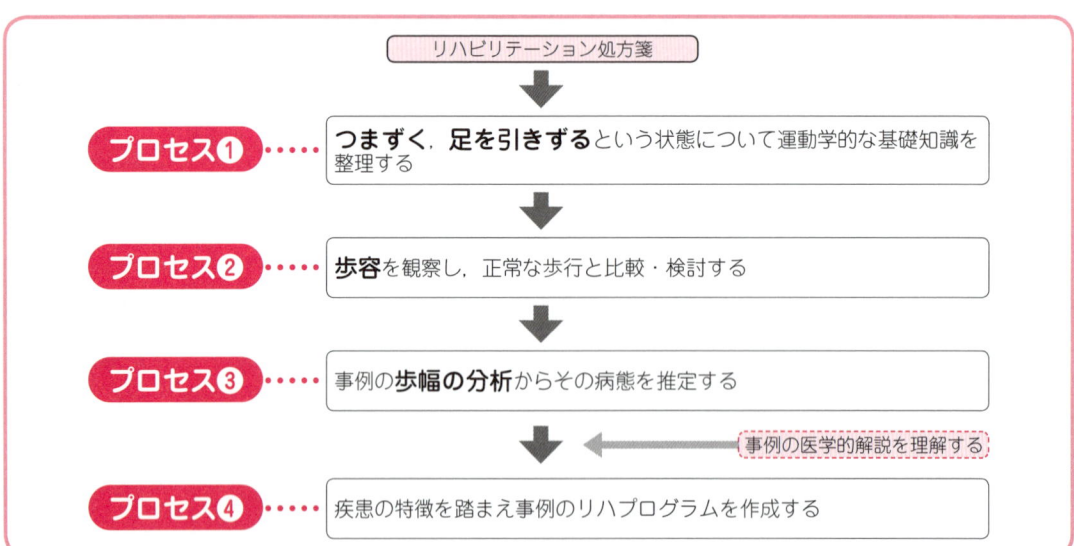

リハビリテーション処方箋
↓
プロセス❶　**つまずく，足を引きずる**という状態について運動学的な基礎知識を整理する
↓
プロセス❷　**歩容**を観察し，正常な歩行と比較・検討する
↓
プロセス❸　事例の**歩幅の分析**からその病態を推定する
↓　← 事例の医学的解説を理解する
プロセス❹　疾患の特徴を踏まえ事例のリハプログラムを作成する

プロセス 1 つまずく，足を引きずるという状態について運動学的な基礎知識を整理する

（1）歩行に及ぼす運動学的な基礎知識として歩行周期について整理する

（「1　歩幅が狭い」のプロセス 1 〈▶p.3〉も参照）

「歩行周期」は，**立脚期**と**遊脚期**に分けられ，立脚期と遊脚期はさらにいくつかの期に分けられる．

- 立脚期（stance phase）——接地している側の脚で，健常者では一歩行周期の60%を占め，下記の5つに分けられる．
  - ①**踵接地**：踵が地面についたとき．
  - ②**足底接地**：踵接地後に足底が床につく状態．
  - ③**立脚中期**：全体重が足に荷重された状態．
  - ④**踵離地**：踵が地面から離れ始めたとき．
  - ⑤**足趾離地**：足の趾が地面を離れるとき．

- 遊脚期（swing phase）——足が地面から離れている状態．健常者では一歩行周期の40%を占め，下記の3つに分けられる．
  - ①**加速期**：踏切の後，下肢を前方に振り出すために加速されるとき．
    下肢は体幹の後方にある．
  - ②**遊脚中期**：加速された下肢が前方に振り出され，体の直下を通るとき．
    下肢は体幹の直下にある．
  - ③**減速期**：前方に振り出される下肢が，踵接地前に減速されるとき．
    下肢は体幹の前方に振り出されている．
    遊脚期の終わりの足底は地面と平行に保たれ，地面のわずか数cm上をすれすれに通過して，足関節の背屈が保たれたまま踵接地に至る．

（2）歩行にかかわる運動器の状態をチェックする

- 関節可動域（ROM）テスト ➡ 足関節底背屈，膝関節屈曲伸展，股関節屈曲伸展．
  ① 正常歩行に必要な可動域（以下）と比較する．
  - 股関節 ➡ 屈曲約35°から伸展約10°
  - 膝関節 ➡ 屈曲約70°から伸展約0°
  - 足関節 ➡ 背屈約10°から底屈約20°

  の可動域が必要．
  ② 左右のROMを比較する．

- 徒手筋力テスト（MMT）➡ 足関節背屈筋，足関節底屈筋，膝関節伸展筋，膝関節屈曲筋，股関節伸展筋，股関節屈曲筋．

- 左右の筋力を比較する
- ・右下肢の運動の随意性 ■▶ Brunnstrom Stage.
- ・病的反射の確認　　　　■▶ バビンスキー（Babinski）反射，バレー（Barré）徴候.
- ・腱反射の確認　　　　　■▶ 膝蓋腱反射，アキレス腱反射.
  - ①反射の出現が左右対称的であるか，亢進または減弱しているか.
  - ②一般に腱反射の亢進があれば筋緊張は亢進する.
- ・痙性の評価　　　　　　■▶ modified Ashworth scale（「4 立脚相で膝を伸展したまま歩いている」の**表1** ▶p.21 参照）.
  筋緊張亢進の有無をみるため，他動運動に対する抵抗感を確認する.

プロセス❷ 歩容を観察し，正常な歩行と比較・検討する

歩容観察時のポイント
- ①歩行（下肢の動き）は左右対称かどうか.
- ②運動の滑らかさがあるか（よろめきやバランスの程度の観察）.
- ③腕の振りの様子はどうか（正常か，振りが減少しているか）（**図1**）.
- ④体幹の動きはどうか（左右・前後への傾きはないか，動きが固くないか）.
- ⑤体の上下運動はどうか（滑らかか，上下運動の幅が大きいかまたは少ないか）（**図2**）.
  歩行周期における重心の上下移動は，立脚中期に最高となり，踵接地時に最低となる．その振幅は，約 4.5 cm，頭部の上下方向の動きは通常の歩行では 4.8±1.1 cm になる.
- ⑥骨盤の前後方向への傾き.
- ⑦股関節の運動（屈曲伸展，内外転，内外旋）.
- ⑧膝関節の運動（屈曲伸展と安定性）.
- ⑨足関節の運動（底背屈と内反）.
- ⑩足部の状態（尖足の有無）.

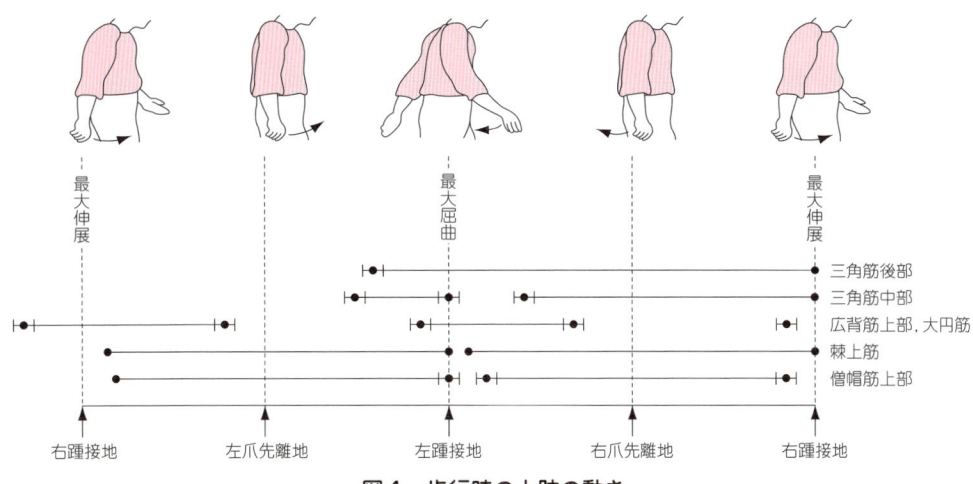

図1　歩行時の上肢の動き

〔中村隆一,他：8. 歩行と走行　3　運動学的分析　4）歩行時の上肢の運動. 基礎運動学. 第6版, 医歯薬出版, 2003：371 より〕

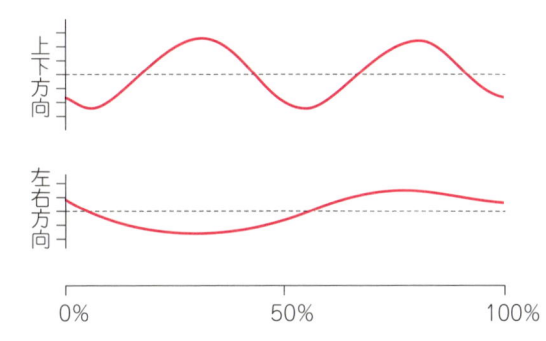

図2　歩行周期における重心の移動

〔中村隆一,他：8. 歩行と走行　3　運動学的分析　1）重心移動と体節回旋. 基礎運動学. 第6版, 医歯薬出版, 2003：367 より〕

プロセス❸　事例の歩幅の分析からその病態を推定する

(1) 歩容の観察結果

- 右足を振り出す際に**つまずく**.
- 右足先が**床や地面に引っかかる**.
- 右足をあげているつもりでも**実はあがっていない**.
- 右下肢全体に**つっぱり感**があり, **動かしにくい**.
- 右足を外へ振り出すと**足先の引っかかりが少ない**.
- 右腕にも**力が入らない**.
- 右腕の動きが**ぎこちない**.
- 右肘を**曲げている**.

（2）歩容の観察結果から考えられる事例の病態

- 右下肢の運動の随意性の低下．
- 右股関節・膝関節の筋力低下による下肢の振り出しの減少．
- 右足関節の可動域制限による足先の挙上不十分．
- 右股関節・膝関節・足関節のROMの減少．
- 右下肢振り出し時における股関節の外転．
- 右下肢の筋緊張の亢進．
- 右肘屈曲位保持．
- 右腕の振りの減少．

（3）検査の結果

- 標準歩行速度に対して**歩行速度が低下**している．
- ROMは**右足関節背屈角度，右股関節と右膝関節の屈曲角度が不十分**である．
- 筋力は**右足関節底屈筋群，右膝関節伸筋群，右股関節伸筋群に低下**が認められる．

（4）原因の分析

- 歩行時に痛みはないため，**変形性股関節症や変形性膝関節症といった整形外科疾患は除外**する．
- 右足の振り出しにくさ，つっぱり感や動かしにくさ，右腕の動きのぎこちなさから，**右半身の運動の随意性低下**が考えられる．
- 右足先が床や地面に引っかかる，足をあげているつもりでもあがっていないことから，**足部の尖足**が考えられる．
- 右肘の屈曲位保持，右下肢の筋緊張の亢進，尖足から**ウェルニッケ・マン（Wernicke-Mann）肢位**が推察できる（図3）．
- 右股関節を外転する"**分回し歩行**"＊．

　歩容の観察から，本事例はウェルニッケ・マン肢位と分回し歩行を呈していることがわかった．したがって，**右の痙性麻痺が基本の病態**と考えられる．

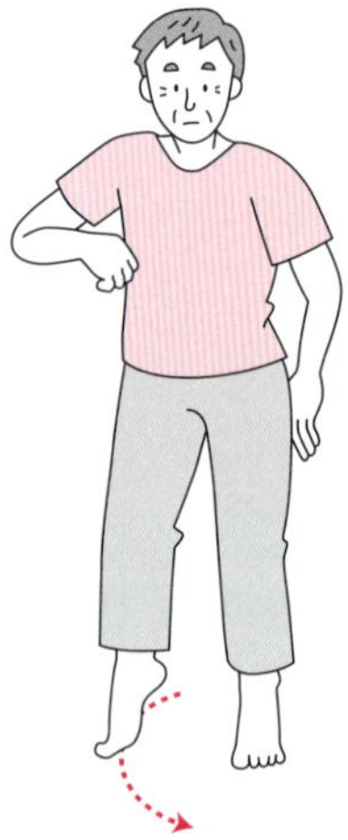

図3　ウェルニッケ・マン肢位

> この事例のリハビリテーション処方箋の診断は　**脳血管障害による右片麻痺**　である．医療解説を参照しながら ▶p.25, 33, 38, 44, 49, 55，事例の症候の観察と検査の結果を統合しリハプログラムを作成する．

＊：遊脚相で麻痺側下肢がつっぱり，分回し運動が起こる歩行．

プロセス 4　疾患の特徴を踏まえ事例のリハプログラムを作成する

　脳血管障害に起因する右痙性片麻痺の歩行障害と判断しリハプログラムを作成する.

基本方針1：痙性の改善
①物理療法の実施
- 物理療法の温熱療法や寒冷療法 ➡ 痙性を抑制することが可能である.
- 低周波治療 ➡ 麻痺側の筋や神経に対して用い，促通や痙性を減少させる効果が期待できる.
- 主として痙性の強い肩関節，肘関節，手関節，股関節，膝関節，足関節に実施する.

②持続的伸張法（ストレッチング）の実施
- 筋に対する持続的伸張法により痙性が抑制される.
- 主として痙性の強い肘関節，手関節，膝関節，足関節に実施する.

> 💡 **着眼点**…痙性が強い筋肉は速い伸張時に緊張を増し，痛みを伴う．伸展速度が速ければ速いほど筋緊張が強くなるため，ゆっくりと持続的にストレッチングを加えることが重要である

基本方針2：ROM制限および筋力低下の予防
●筋力増強運動
- 歩行に直接影響する下肢筋力だけでなく，体幹や上肢の筋力強化も重要である.
- 腹筋群，背筋群および肩関節，肘関節，手関節の運動に関与する筋の強化も行う.
- 麻痺側を積極的に，繰り返し運動させる.
- 特に脳血管障害による片麻痺の場合は，麻痺側の機能だけでなく非麻痺側の機能も低下していることが多いため，非麻痺側の上下肢の筋力強化も忘れずに実施する.

基本方針3：歩行能力の向上
①歩行練習は難易度を考慮し，下記を参考にやさしい動作の練習から開始する
- やさしい動作 ➡ 両膝立ち保持，立位保持.
- 中等度の動作 ➡ 片膝立ち立位保持（麻痺側足を前），膝歩き，歩行.
- むずかしい動作 ➡ 片膝立ち立位保持（非麻痺側足を前），非麻痺側片脚立位.

②セラピストが動作介助をしながら膝立ち位保持練習，立位練習，歩行練習を行う.
　起立位から着座の練習や歩行練習など，下肢の練習量を多く行うことは歩行機能改善に有効である.

③適切な装具や歩行補助具の利用
- 症例に適合した装具や杖などの歩行補助具の選定を行う.
- 足部の内反・尖足変形がある症例には，プラスチック短下肢装具の使用を考慮する（図4）.
- 麻痺側膝関節の過伸展を呈する症例でも，膝装具により反張膝を防ぐことができる.
- 麻痺や歩行機能の程度にもよるが，多脚杖やT字杖の使用を検討する.

- 精神機能，特に認知機能の低下により杖の使用が困難な場合には，四輪歩行車の使用が推奨される（図5）．

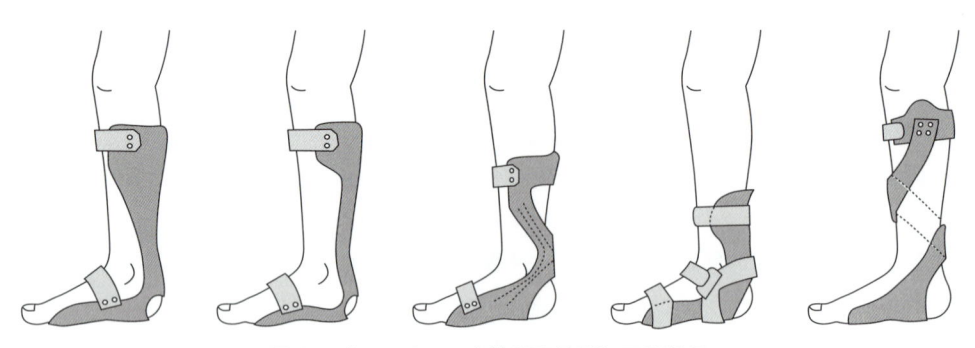

図4 プラスチック支柱部可撓型短下肢装具

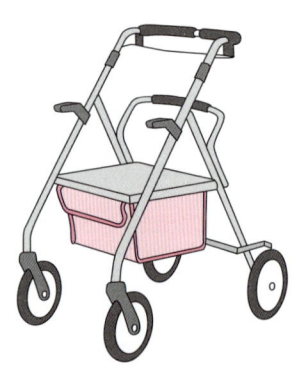

図5 四輪歩行車の一例

> **CHECK!**
> - 脳血管障害の患者にみられる共通の運動障害は，運動を分離することができず，**下肢の股関節，膝関節，足関節の3つの関節が同一方向に動く**ことである．
> - 脳血管障害による認知機能低下を含んだ精神機能低下は練習に影響するため，精神機能低下の有無を確認することも大切である．

【参考文献】
1) 中村隆一, 他：基礎運動学. 第6版, 医歯薬出版, 2003.
2) 中村隆一, 他：臨床運動学. 第3版, 医歯薬出版, 2002.
3) 上田　敏：目でみるリハビリテーション医学. 第2版, 東京大学出版会, 1997.

（青山満喜）

医療解説：随意運動の障害と錐体路

（1）運動麻痺と脳血管障害

　大脳皮質の運動野から筋線維に至る神経路は随意運動に関与し，この神経路に障害が生じると運動麻痺が生じる．運動麻痺は症候学的に痙性麻痺，弛緩性麻痺に分けることができる．痙性麻痺は大脳皮質から脊髄前角細胞あるいは脳神経核に至るまでの上位運動ニューロンの障害で生じるが，弛緩性麻痺は脊髄前角細胞あるいは脳神経核から筋までの下位運動ニューロンの障害で生じる．上位運動ニューロン障害のおもな原因は脳卒中や外傷性の脳損傷である．このような脳損傷が起こった直後には筋緊張が低下する脊髄ショックとよばれる期間が一時的に生じ，その後痙性麻痺へと変化する．

（2）錐体路徴候

　大脳皮質から内包，大脳脚，延髄錐体を経て脊髄へ下降する上位ニューロンの伝導路を錐体路という．錐体路は外側皮質脊髄路ばかりでなく前皮質脊髄路や皮質核路を含むこともあるが，一般的に錐体路徴候とは外側皮質脊髄路の障害を意味する．錐体路徴候は，痙性麻痺を呈するが筋萎縮は伴わない，膝蓋腱反射や上腕二頭筋反射などの深部反射が亢進され，バビンスキー（Babinski）反射などの病的な反射やバレー（Barré）徴候が陽性となる，等の特徴をもつ（表1）．

（3）錐体路障害時にみられる異常反射や徴候

　上位ニューロンによる下位運動ニューロンへの抑制がなくなることにより，原始的なパターンの反射が認められるようになる．

- バビンスキー反射：1～2歳頃消失する原始反射であり，以降では錐体路障害を検査するための代表的な検査法である．
- バレー徴候：片側性の軽い運動麻痺のスクリーニング方法として適する．

表1　錐体路徴候

徴候		障害部位	
		上位運動ニューロン	下位運動ニューロン
筋緊張度		痙性	弛緩性
深部反射		亢進	減弱あるいは消失
筋萎縮		無	有
病的反射	バビンスキー反射	有	無
	バレー徴候	有	無
線維束攣縮		無	有
麻痺の分布		多数の筋	孤立した筋

（熊田竜郎）

Ⅰ 身体障害　　A 中枢神経

6 遊脚相で膝を伸展したまま歩いている

事例 65歳　男性

1か月前に右脳梗塞になり左片麻痺があります．歩くときに振り出した脚の膝関節が伸びたままで足関節は下向きにつっぱってしまいます．その後，つま先から足が地面につきます．

思考のポイント ～あなたが解決する課題

- 歩行を観察し，正常歩行と異なる点について分析する．
- 歩行分析結果から原因を推測し，必要な検査・測定項目を選定する．
- 歩行分析結果と検査結果との関連性について考察し，原因をあきらかにする．
- リハプログラム作成までのプロセスに必要な知識を整理する．

あなたが担当する事例の評価とリハプログラム作成までのプロセス

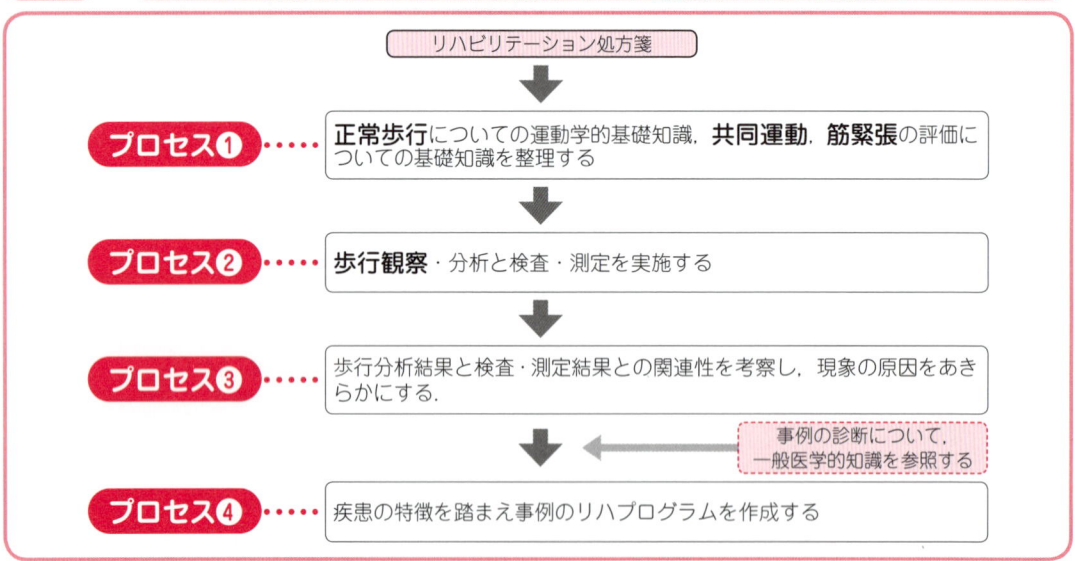

リハビリテーション処方箋

プロセス❶　正常歩行についての運動学的基礎知識，共同運動，筋緊張の評価についての基礎知識を整理する

プロセス❷　歩行観察・分析と検査・測定を実施する

プロセス❸　歩行分析結果と検査・測定結果との関連性を考察し，現象の原因をあきらかにする

　　　　　　　← 事例の診断について，一般医学的知識を参照する

プロセス❹　疾患の特徴を踏まえ事例のリハプログラムを作成する

プロセス1 正常歩行についての運動学的基礎知識，共同運動，筋緊張の評価についての基礎知識を整理する

（1）正常歩行についての運動学的基礎知識を整理する（⇒「1 歩幅が狭い」〈▶p.3〉参照）

遊脚相における各関節の動きについて確認する．膝関節は踵離地時から屈曲し始め，遊脚相では最大60°まで屈曲する．また，足関節は底屈位から背屈運動が起こり，接地時は0°に達する（図1）．

（2）共同運動についての基礎知識を整理する

Brunnstrom stage IIIでは下肢の随意運動は定型的な共同運動として観察される．共同運動には屈筋共同運動と伸筋共同運動がある（表1）．しかし，必ずしもすべての共同運動の要素が全可動範囲にわたって出現する必要性はない．下肢においては**屈筋よりも伸筋共同運動が優位**となる．

（3）筋緊張の評価についての基礎知識を整理する

⇒「4 立脚相で膝を伸展したまま歩いている」▶p.21 参照．

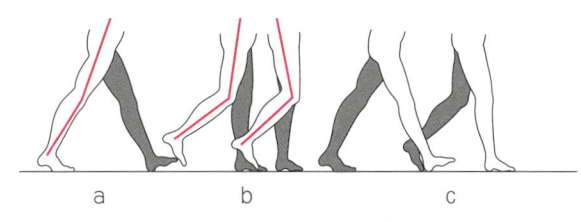

図1 遊脚相における膝関節の動き

表1 下肢の共同運動

	股関節	膝関節	足関節	足指
屈筋共同運動	屈曲・外転・外旋	屈曲	背屈・内反	背屈
伸筋共同運動	伸展・内転・内旋	伸展	底屈・内反	底屈

プロセス2 歩行観察・分析と検査・測定を実施する

（1）歩行を前面と側面から観察する

関節の状態がわかるように膝・足部を露出して行う．遊脚相における各関節の動きを三次元的にとらえ，正常と異なる点について分析する．

- **非麻痺側への体幹側屈**がみられるか．
- **麻痺側の骨盤挙上，股関節の外転（分回し）**がみられるか．
- **非麻痺側の伸び上がり動作**がみられるか．
- 足関節は**底屈位**を呈しているか．

（2）歩行分析結果から検査・測定項目を選定する

- 麻痺肢の運動機能（Brunnstrom stage）．
- 筋緊張 ➡ 膝関節伸筋・足関節底屈筋で測定．
- 関節可動域（ROM）テスト ➡ 膝・足関節で測定．
- 深部感覚 ➡ 股・膝・足関節で測定．
- 下肢長を測定．

I　身体障害――A　中枢神経

プロセス ③ 歩行分析結果と検査・測定結果との関連性を考察し，現象の原因をあきらかにする

（1）歩行分析結果（図2）

- 振り出し時に**非麻痺側への体幹側屈**，**麻痺側の骨盤挙上と分回し**がみられる．
- 足関節は**内反・底屈位**を呈している．

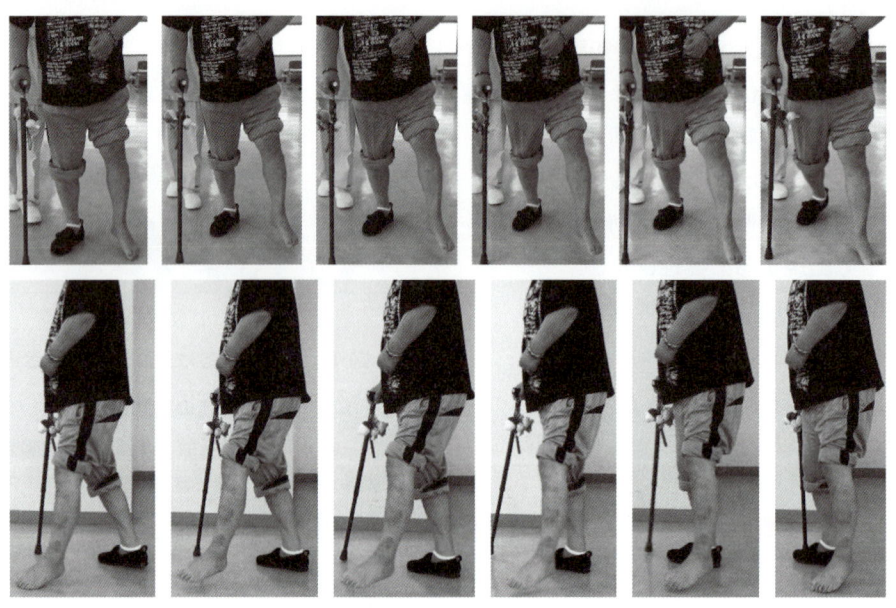

図2　歩行遊脚相（上：正面，下：側面）

（2）検査・測定結果

- 運動機能　➡ stage Ⅲ（下肢粗大屈曲はわずかに関節運動が可能．粗大伸展は強い抵抗に抗して可能．坐位での膝関節屈曲・足関節背屈は不可能）．
- 筋緊張　➡ 膝関節伸筋・足関節底屈筋ともに著明に亢進（MAS 3）．
- ROM制限　➡ なし．
- 深部感覚　➡ 異常なし．
- 脚長差　➡ なし．

> 💡 **着眼点**…原因は1つだけとは限らないので，動作との関連性について視点を変えて考えてみる
>
> 【解説】歩行分析ならびに検査・測定結果から「遊脚相で膝を伸展したまま歩いている」現象の主原因は**運動麻痺ならびに膝関節伸筋・足関節底屈筋の筋緊張亢進**と考えられる．
> ①**運動機能**➡ stage Ⅲであることから膝関節屈曲や足関節背屈の分離運動は困難であり，随意運動は定型的な伸筋共同運動によって支配されている．そのため，下肢はいわゆる「棒状」で振り出すことになる（**図2**）．
> ②**筋緊張の影響**➡ 膝関節伸筋の緊張亢進により膝関節伸展位を，足関節底屈筋の緊張亢進

により足関節底屈位を呈する．そのため，麻痺肢は相対的に長くなり，「見かけの脚長差」が生じる（図3）．これと運動麻痺との相互作用で振り出し時のトウクリアランスが低下し，その結果，体幹の側屈，骨盤挙上，分回しといった代償動作を生じることになる．

③その他 ━━▶ 膝関節伸展位拘縮や足関節底屈位拘縮がある場合も考え方は②と同様である．また，実際に脚長差がある場合にも同様の現象が生じることが予測される．

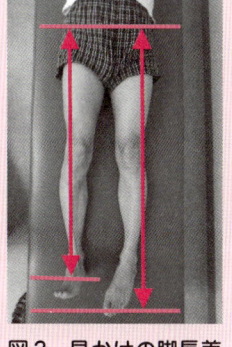

図3　見かけの脚長差

この事例のリハビリテーション処方箋の診断は **脳血管障害** である．医療解説を参照しながら ▶p.25, 33, 38, 44, 49, 55，事例の症候の観察と検査の結果を統合しリハプログラムを作成する．

プロセス 4　疾患の特徴を踏まえ事例のリハプログラムを作成する

運動麻痺と膝関節伸筋，足関節底屈筋の筋緊張亢進が「遊脚相で膝を伸展したまま歩いている」ことの主原因と判断されたのでリハプログラムを作成する．

基本方針1：股関節屈曲の再教育

股関節屈曲は屈筋共同運動の最強の要素である．振り出しを容易にするため，側臥位や立位にて股関節屈曲のトレーニングを行う．股・膝関節を少し曲げた状態から開始するとよい．

基本方針2：筋緊張の抑制

足関節底屈筋を持続的に伸張（「4　立脚相で膝を伸展したまま歩いている」▶p.24 参照）．

基本方針3：装具療法の併用

短下肢装具（AFO）を用いて歩行練習を行う．軽度背屈位にて底屈制動することにより見かけの脚長差を補正し，トウクリアランスを改善させることができる．

MAS 3であることから制動力の強い両側金属支柱付AFOの使用が推奨される．また，調節機能付き後方平板支柱型（APS）も選択肢の1つである（図4）．

痙縮が中等度までならば，後面支柱式プラスチックAFO（シューホン）を選択してもよい．

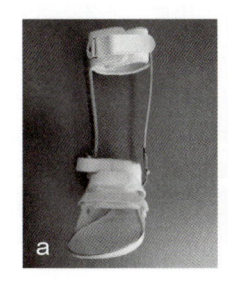

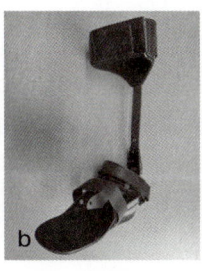

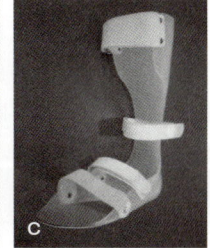

図4　各種AFO
a：金属支柱付，b：APS，c：シューホン

I 身体障害——A 中枢神経

【参考文献】
1) 中村隆一，他：基礎運動学．第6版補訂，医歯薬出版，2012．
2) Brunnstrom S：*Movement therapy in hemiplegia*. Harper & Row, New York, 1970（佐久間穣爾，他訳：片麻痺の運動療法．医歯薬出版，1974）．

（髙木　聖）

医療解説：脳血管障害の病理

（1）脳血管の特徴
　脳血管の特徴は，内弾性版は発達しているが中膜が薄いこと，心臓の冠状動脈に類似して，終末血管の構造をとり隣接血管との吻合が少ないため，血管が閉塞すると下流域の脳組織が壊死に陥りやすいことである．

（2）脳梗塞
　血管の病変として一番多いのは脳動脈硬化症である．比較的太い動脈と細い動脈では，病変の起こり方が異なる．太い動膜では内膜へ脂質が沈着し粥状硬化を起こし，粥腫（アテローム）の形成，潰瘍の形成に次いで，血栓が形成される．内腔の閉塞により血流が遮断されて下流域の融解壊死を生ずる．これが脳梗塞である．

（3）ラクナ梗塞
　一方，細い脳動脈の細動脈硬化症は全周性に脂質が沈着する．細動脈が閉塞する結果としてラクナ梗塞という小さな梗塞が生じるが，単発の場合は症状が現れないことが多い．しかし，多発性に大脳白質に生じる場合には，ビンスワンガー（Binswanger）病として精神・神経症状が生じる．

（4）脳塞栓症
　心臓の内膜や弁膜に形成された血栓が，心房細動などで剝離して塞栓として脳動脈を閉塞することが，高齢になると比較的多い．これを心原性塞栓症という．

（5）脳出血
　近年は死因としては減少してきたが，脳出血（脳実質内出血）は脳血管障害の代表格である．これは高血圧性脳出血で，中線条体動脈外側枝の小さな動脈瘤の破綻による大脳基底核領域への出血である．血腫ができて，それが吸収されるとヘモジデリンの沈着を伴う囊胞の形成が生ずる．内包に出血するので運動神経からなる錐体路を侵し片麻痺になることが多い．

（6）くも膜下出血
　くも膜下出血は脳出血より頻度は少ないが，重篤な頭蓋内出血である．大脳基底部の表面を走る脳動脈，特にウィリス動脈輪から出る中大脳動脈分岐部に動脈瘤ができやすく，破裂してくも膜下出血を生ずる．動脈分岐部の脆弱さに起因すると考えられる．くも膜下出血は動脈硬化と関連が少なく，脳出血や脳梗塞より若年層に生ずる傾向がある．

（筒井祥博）

I 身体障害　　A 中枢神経

7 足を過度にあげて歩く．背伸びをして歩く

事例 60歳　男性

　発症して2年が経った視床出血後の左片麻痺です．T字杖と短下肢装具を使って20 mくらいは歩けるようになりました．しかし歩き方が悪く家族の見守りなしでは危ないとよくいわれます．左足は力が入らないだけでなく感覚が鈍くなっており，冬になるとしもやけがよくできます．家族は妻が日中働きに出ており一人で留守番が必要です．今は転倒が怖くて何もする気になれません．

思考のポイント　～あなたが解決する課題

- 歩行の観察を行い，足を過度にあげる原因および背伸びをしている原因を考える．
- 機能障害，活動制限だけでなく，社会復帰などの「参加」も考慮して何が必要か優先順位を考え，上記の原因とともにリハビリテーションの方針を決定する．
- 達成可能な現実的な目標を立て，プログラムを作成して実行する．

あなたが担当する事例の評価とリハプログラム作成までのプロセス

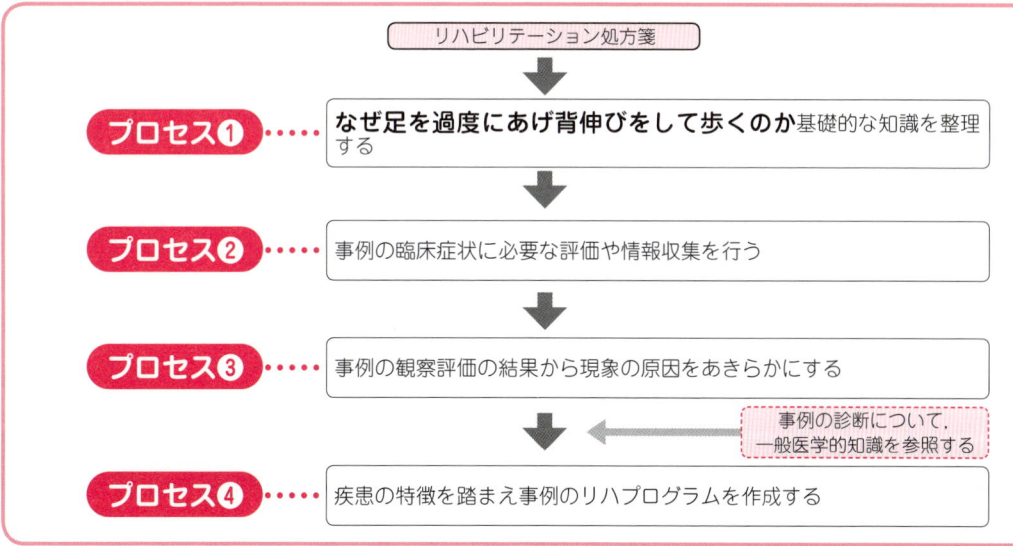

リハビリテーション処方箋
↓
プロセス❶……なぜ足を過度にあげ背伸びをして歩くのか基礎的な知識を整理する
↓
プロセス❷……事例の臨床症状に必要な評価や情報収集を行う
↓
プロセス❸……事例の観察評価の結果から現象の原因をあきらかにする
↓
（事例の診断について，一般医学的知識を参照する）
↓
プロセス❹……疾患の特徴を踏まえ事例のリハプログラムを作成する

39

I　身体障害——A　中枢神経

プロセス❶　なぜ足を過度にあげ背伸びをして歩くのか基礎的な知識を整理する

　足をあげる動作が歩行のなかで過度になってしまう理由として，中枢神経障害，末梢神経障害（B　非中枢神経「5　足を過度にあげて歩く．背伸びをして歩く」▶p.103 参照），**代償動作やくせ**などが考えられる．本事例は，中枢神経麻痺による**痙性のために共同運動に支配されたパターンの動作**などが考えられる．またほかの複数の要因として，事例では，①T字杖が手放せないこと，②自分では歩き方が変だと思っていない事実，③左上下肢の感覚が鈍く冬にはよくしもやけができる，④転倒の既往がある，があげられる．

- 足を過度にあげる ➡ 共同運動パターン？
- （健側で）背伸びをして歩く
  - ➡ 患側の下肢のつっぱりを防ぐため？
- T字杖が手放せない
- 自分で歩き方の異常に気づかない
- 左上下肢に感覚障害の可能性
- 転倒の既往

- 麻痺の程度が重度？
- 深部感覚や温度覚の低下？
- 患側の脚長差は？　関節可動域（ROM）制限は？
- 健側を含めた下肢全体の筋力低下やバランス障害？

プロセス❷　事例の臨床症状に必要な評価や情報収集を行う

- 麻痺の評価　　　　　　➡ 片麻痺の評価（Brunnstrom stage）．
- 筋緊張の評価　　　　　➡ modified Ashworth scale．
- 深部感覚や温度覚の評価　➡ 感覚検査．
- 脚長差　　　　　　　　➡ 肢長測定．
- ROM制限の評価　　　　➡ ROMテスト．
- 下肢全体の筋力低下や　　➡ 徒手筋力テスト（MMT），機能的移動能力テスト
  バランス障害の評価　　　　（Timed Up & Go test）．
- 杖や装具のチェック　　　➡ 最適な歩行補助具の選定．

Timed Up & Go（TUG）test とは？

　Timed Up & Go（TUG）test は Podsiadlo & Richardson（1991）が考案した機能的移動能力テストの一種[1]で，現在介護施設や地域の健康診査などでよく用いられている（図1）．

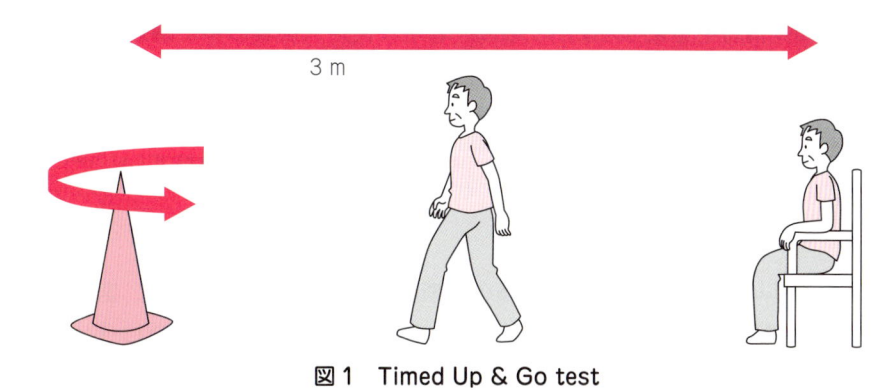

図1　Timed Up & Go test

【準備】肘掛けつき椅子，コーン，ストップウォッチ，メジャー（3 m）
【方法】
・基本的に素足か踵の低い靴を使用する（装具や杖が必要な場合は使用してその旨を記載）．
・肘掛け椅子の 3 m 先にコーンを設置する．
・肘掛けもしくは大腿前面に手を置き「用意」「はじめ」で立ち上がりコーンの周りを回って戻ってきて着座するまでの時間を計測する．
・コーンの回り方は左右どちらでもよい．また 2 回測定し，最初は慣れるために快適速度で行わせ，2 回目はできるだけ早く行わせるようにする．
・バランスの悪い者に対しては転倒への備えとして，対象者と一緒に歩き，見守りをして行うこともある．特にコーンを回るときと着座のときに注意が必要である．
・早いほうの数値を記録し，判定基準として健常者は 10 秒以内，カットオフ値が 20 秒，30 秒以上であれば日常生活が要介助，といわれている[2]．

プロセス ❸　事例の観察評価の結果から現象の原因をあきらかにする

・Brunnstrom stage　　　　➡ **上肢・下肢ともにⅢ**であった．
・感覚検査　　　　　　　　➡ 左上下肢ともに**深部感覚重度鈍麻**であり，温度覚もほぼ**脱失**であった．
・脚長差　　　　　　　　　➡ 問題なし．
・患側の ROM 制限　　　　➡ 足関節背屈が−10°であった．

- 健側の上下肢・体幹の筋力テスト　■■➡　MMTで4－5であった．
- TUG　■■➡　32.5秒であった．
- 歩行時に**四脚杖を使用すれば歩容が改善して異常姿勢が減少**した．また現在装着中の**装具の中で常に踵が浮いていた**．

　したがって，今回の事例のポイントとしては，重度の麻痺による共同運動の問題，感覚障害による代償や知覚情報不足による動作の拙劣，著明な尖足（装具の中で踵が浮くほどの），により患側を共同運動で高くあげ，健側は患側の尖足により足を引きずるのを防ぐために背伸びをしている可能性が高い．そしてこれらが複雑に絡み合い，状態に合わない杖を使用しており，結果として，TUGの数値が低くバランス不良となって転倒が起こりやすい状況になっていると考えられる．

　この事例のリハビリテーション処方箋の診断は **脳血管障害** である．医療解説を参照しながら ▶p.25, 33, 38, 44, 49, 55，事例の症候の観察と検査の結果を統合しリハプログラムを作成する．

プロセス4　疾患の特徴を踏まえ事例のリハプログラムを作成する

　重度の麻痺と感覚障害，足部の可動域制限がおもな原因であるので，それを踏まえ転倒を減らし安全に家のなかを歩けるリハプログラムを作成する．

> **着眼点**…リハプログラム作成における患者の背景を勘案する
>
> 　過度に足をあげて歩く，背伸びをして歩く原因があきらかになったが，この原因はすぐに改善するような単純なものではないことをあわせて押さえておく．また感覚障害が歩き方だけでなく，冬場にしもやけになるくらい影響が大きいので，皮膚の観察なども欠かせない．歩行訓練の後などに必ず靴下を脱いで皮膚の状態を確認する．在宅生活のなかで転倒しやすい状況を現実的に改善できないかを探り，早期に家で一人で安全に留守番ができるように「機能」重視でなく「活動」重視のリハプログラムを作成する．
>
> 　また，年齢的にも社会参加が必要であるのに，外出がままならない状況なのも対象者のリハビリテーションを進めるうえで重要になる．さらに注意するべきこととして，この事例は発症後2年経っており，麻痺や感覚障害などの機能的予後は高くないことを踏まえて，回復の限界を見据え現実的な目標設定を行う必要がある[3]．

基本方針1：歩行補助具の変更と装具の修理
　杖を四脚杖に変更し，また装具を修理して踵を正しくついて体重を乗せられるようにする．

基本方針2：麻痺足のROM改善
　足関節起立矯正板や徒手で時間をかけてストレッチングを行う．セルフストレッチングなども指導する．

基本方針3：目標を具体的にもった活動重視の歩行練習

- 四脚杖と修理した装具で歩行に慣れてもらい，トイレや台所など現実的な日常生活の範囲での具体的な歩行を積極的に行う．
- 慣れてきて安全が確保されたら，壁などを触れてのつたい歩きや手放し立位（寄りかかり可として）での家事（食器洗いなど）など，日常生活活動（ADL）獲得につなげていく．

> **ここでCHECK!**
>
> 麻痺が重度であったり，感覚障害があって回復がむずかしいなどの事例の場合，どこにリハビリテーションの目標をおけばよいのかの判断がむずかしく，ただいたずらに回復の見込みの薄い機能障害へのアプローチを延々と続けている場面をときどき見かける．この事例のように，原因をきちんと突き止めてより具体的で現実的な目標を立てることが大切であると心得よう．

【引用文献】

1) 後閑浩之：第5章 機能的制限/Timed "Up and Go" test（TUG）．内山 靖，他編，臨床評価指標入門―適用と解釈のポイント．協同医書出版，2003；109-114.
2) 日髙正巳：36 バランス．奈良 勲，他編，図解 理学療法検査・測定ガイド．文光堂，2006；488-500.
3) 佐伯 覚：第10部 疾患別リハビリテーション 第1章 2 回復期．蜂須賀研二，他編，服部リハビリテーション技術全書．医学書院，2014；680-699.

（小貫睦巳）

医療解説：知覚障害と神経経路

(1) 概要

感覚器で受容した各種感覚情報（触覚，位置覚，振動覚，痛覚，温度覚など）は，それぞれの伝導路を経て大脳皮質感覚野に伝わることで，はじめて知覚される．脳血管障害により大脳皮質感覚野やそこに入力する経路が障害されると，本症例のような知覚障害が発症する．感覚の伝導路は脊髄あるいは脳幹部で交叉するため，知覚障害は対側で感覚の鈍化やしびれなどを起こす．視床や脳幹部の損傷による知覚障害が多く，運動麻痺，言語障害などを併発することも多い．

(2) 様々な感覚の伝導路と知覚障害

末梢から大脳皮質感覚野に伝える感覚情報の伝導路は感覚の種類により異なる．軽い触圧覚や位置覚，振動覚は末梢神経線維で脊髄に入った後，同側性に後索を上行して延髄の二次ニューロンに接続する．二次ニューロンは延髄で交叉して反対側の内側毛帯を上行し，視床の三次ニューロンに接続し，大脳皮質感覚野に至る．一方，温度覚および痛覚は，二次ニューロンは脊髄で交叉し，反対側の後索を上行する（図2）．

以上のように各種感覚の伝導路が異なるため，経路上のどこで障害されるかによって，知覚障害が起こる身体部位の分布のパターンが異なる．ただし，本症例のように視床より上位のニューロンが障害される場合においては，対側半身で意識（知覚）できる感覚全般の障害が生じる．

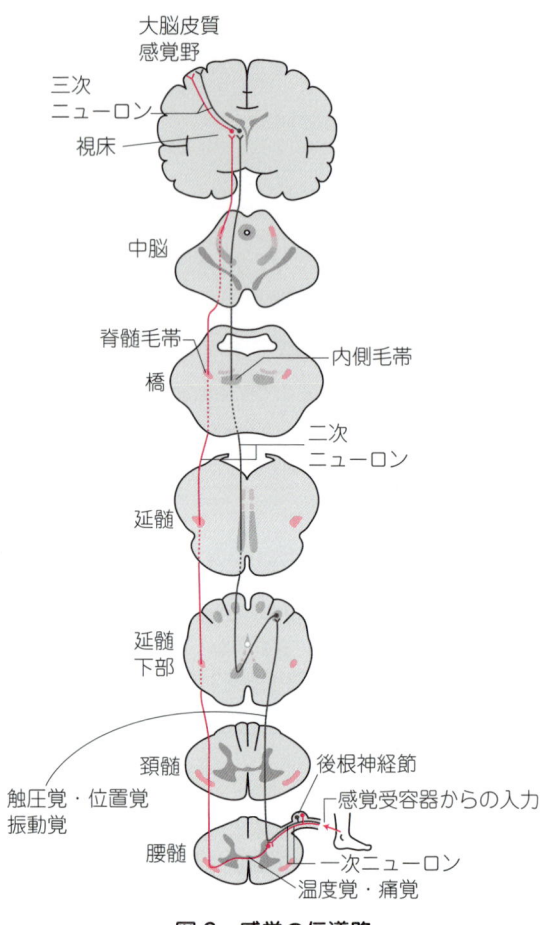

図2 感覚の伝導路

（熊田竜郎）

Ⅰ 身体障害　　A 中枢神経

8 座っているとき・立っているときに体が側方に傾いている

事例 58歳　男性

　3か月前に脳梗塞を発症して，左半身に麻痺が残りました．左手，左足も少しずつ動くようになってきましたが，筋肉がつっぱりやすく，なめらかな動きはむずかしいです．普段は車椅子を使用しています．食事のときなど左側のものを見落とすことや左側にあるものに気がつかなかったりすることもあります．座っているときや立っているときに周りから「体が傾いているよ」とよくいわれます．この先，思わぬ転倒やけがに遭遇しないか不安です．

思考のポイント ～あなたが解決する課題

- 事例の姿勢を観察し，日常生活活動と関連づけて評価する．
- 評価結果から，体が側方に傾いていることの問題点を抽出する．
- リハプログラム作成までのプロセスに必要な知識と病態を整理する．

あなたが担当する事例の評価とリハプログラム作成までのプロセス

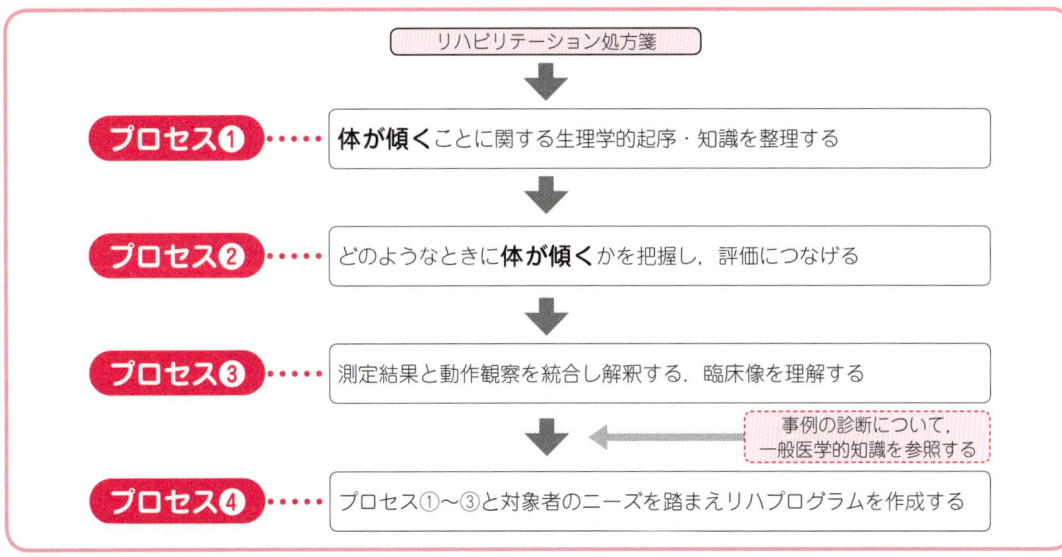

リハビリテーション処方箋

プロセス❶ ……　体が傾くことに関する生理学的起序・知識を整理する

プロセス❷ ……　どのようなときに体が傾くかを把握し，評価につなげる

プロセス❸ ……　測定結果と動作観察を統合し解釈する．臨床像を理解する

　　　　　　　　　事例の診断について，一般医学的知識を参照する

プロセス❹ ……　プロセス①～③と対象者のニーズを踏まえリハプログラムを作成する

プロセス1　体が傾くことに関する生理学的起序・知識を整理する

(1) 坐位における体の傾き
　片麻痺患者は，体幹の筋緊張のアンバランスから左右どちらかに偏った**非対称姿勢を呈している**ことが多い．動作時の筋緊張亢進は立ち上がり，立位，歩行にも影響を与える．半側空間無視等の高次脳機能障害の影響による姿勢異常の可能性もある．

(2) 立位における体の傾き
　坐位と比べ，重心は抗重力方向への移動が大きくなり，視点が変わることにより，情報の量や質にも変化が生じる．視点が変わることの恐怖心から，精神的緊張が増加し，麻痺側の筋緊張が高まり，対称的な姿勢をとることがむずかしくなる．半側空間無視，注意障害等の高次脳機能障害を有していると，体が傾いていても自覚がないことがある．

プロセス2　どのようなときに体が傾くかを把握し，評価につなげる

(1) 体の傾きに関する評価のための検査・測定項目

- 関節可動域（ROM）測定
  ➡ ROMテストを実施する．頚部，体幹，骨盤周辺の可動域も測定する．
- 筋緊張 ➡ 上肢関節を他動的に動かすことで，痙性等の筋緊張の状態を把握する．
- 感覚検査 ➡ 麻痺側，非麻痺側の比較を行う．感覚障害や殿部の疼痛は褥瘡や坐位の傾きの引き金として注意が必要である．
- 非麻痺側の筋力測定 ➡ 非麻痺側上下肢の徒手筋力テスト（MMT）を実施する．頚部，体幹の筋力も測定する．
- 坐位バランス，立位バランス ➡ 外力をかけない状態での坐位の観察を行う（**図1**）．次に，立位において外力を加え，バランスをどのようにとるかを観察する（**図2**）．上肢のリーチ範囲を確認する（**図3**）．非麻痺側上肢で身の回りのものを押す（つっぱる）場合は，pusher症状の可能性がある．

(2) 高次脳機能障害
　半側空間無視，身体失認の有無を中心に，肢節運動失行等も体の使い方から観察する．
　標準化されたテストとしては，一般的に線分二等分試験，線分抹消試験，デイジー（ダブルデイジー），時計描画，図形模写，TMT（trail making test）などを使用する．これらは，半側空間無視や注意障害のスクリーニングテストとして実施される．**右半球損傷例では患者の姿勢は検査成績に大きな影響を及ぼす**ので注意が必要である[1,2]．行動面のチェックとして，**注意障害の有無**にも留意する必要がある．

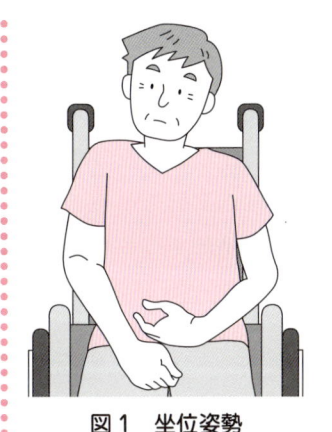

図1 坐位姿勢	図2 立位姿勢	図3 リーチ範囲の確認
どの方向を向いているか.	体重は麻痺側，非麻痺側のどちらかにかかっているか.	リーチしにくい方向はあるか.

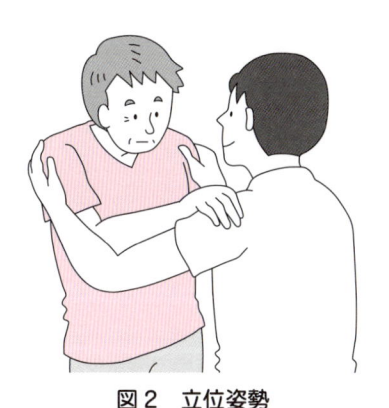

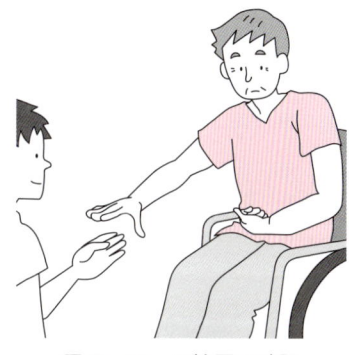

（3）日常生活活動（ADL）

　起居，排泄，更衣，食事，入浴，など基本的生活動作において，体の傾きが何らかの影響を与えていないかを観察する．機能的自立度評価法（FIM）など，標準化された評価法を用いると経時的変化を定量的に評価することが可能である．

プロセス3　測定結果と動作観察を統合し解釈する．臨床像を理解する

●検査結果

体の傾きに関する状況確認を行うための検査・測定結果

- ROMテスト　➡ 左上下肢の主たる関節に**軽度の拘縮**を認めた．
- 筋緊張　➡ 左上下肢とも**軽度の屈筋痙性**を認めた．痙性は，精神的緊張により容易に増強した．
- 感覚検査　➡ 左半身全般にわたり，表在感覚，深部感覚とも**軽度の鈍麻**を認めた．
- 非麻痺側の筋力測定（MMT）　➡ 上下肢は5であるが，**体幹筋は4〜5**である．麻痺側の筋緊張による体幹筋短縮の影響による**廃用性の筋力低下**が考えられた．
- 坐位バランス，立位バランス　➡ 静止坐位では，**図1**に示すような姿勢を呈する．立位では，左半身への注意低下や，麻痺側体幹筋の短縮により，**麻痺側に傾いていた**．坐位時の外力に対するバランス保持は，右側方からの微弱な刺激に対し，過剰な全身的筋緊張で対抗する傾向がある．立体時のバランス検査では左側に体幹が倒れてしまう**pusher症状**が確認された．
- 高次脳機能障害　➡ **半側空間無視**，**注意障害**が認められた．線分二等分試験，線分抹消試験，時計描画，図形模写試験において，**左側の無視**が認められた．
- 日常生活活動（ADL）　➡ 排泄，入浴など粗大動作では，立位の不安定さから介助が必要である．食事，整容動作は車椅子坐位にて自立しているが，衛生面から介助者の見守り，確認が必要である．

着眼点

事例の体の傾きの主因として，麻痺側の筋緊張亢進に加え，右半球損傷に起因する左半側空間無視および注意障害による左側の無視の影響が考えられた．これらの高次脳機能障害は，バランス反応にも影響を与えていると考えられ，生活上でも対称的な姿勢をとることをむずかしくしている．また，pusher 症状により麻痺側への体の傾きが増強することも介助量を増やすこととなっている（**表1**）．

表1 坐位や立位時に体が傾く可能性を有する疾患や障害の例

疾患や障害	傾きの特徴
半側空間無視	姿勢の左右非対称性，無視側空間からの刺激に対する反応の悪さがみられる
感覚障害	麻痺側上下肢からの感覚フィードバックの障害により，左右対称な姿勢をとることがむずかしくなる
視覚障害	視覚刺激の減弱により，空間における体の位置関係を正確に把握することがむずかしい
殿部感覚障害	麻痺側坐骨周辺の感覚障害は左右均等な座圧を妨げ，恐怖心から非麻痺側に偏った姿勢をとりやすい
体幹筋力低下	麻痺側体幹筋力の低下は，体を垂直に維持するための抗重力筋を弱化させ，肩甲帯〜骨盤に至る姿勢を非対称にする
麻痺側体幹側部の過緊張	過緊張は麻痺側体幹の短縮を引き起こし，体の傾きを助長させる
pusher 症状	非麻痺側上肢で身の回りのものを押す（つっぱる）姿勢を呈し，麻痺側に体幹が倒れていく場合は pusher 症状が疑われる

〔山本伸一：中枢神経系疾患に対する作業療法．三輪書店，2009：42-76 および酒井　浩：作業療法ジャーナル 2011；**45**：215-219 を参考に作成〕

この事例のリハビリテーション処方箋の診断は **脳血管障害による左半側空間無視** である．医療解説を参照しながら ▶p.25, 33, 38, 44, 49, 55，事例の症候の観察と検査の結果を統合しリハプログラムを作成する．

プロセス④　プロセス①〜③と対象者のニーズを踏まえリハプログラムを作成する

事例は右半球損傷による半側空間無視を主因とする坐位，立位の傾きである．

基本方針1：半側空間無視（失認）への対応と姿勢調整アプローチ

- 半側空間無視の多くは注意障害や右半球症状を合併していることが少なくない．注意障害は半側空間無視との関連が大きく，ADL 上においても様々な支障をきたす．生活上のリスク管理の点からもまずは対称的な姿勢の獲得を目指すことが重要である．
- 坐位の姿勢コントロールアプローチに両側性の上肢動作を組み込むことで，体幹の伸展コントロール，選択運動へとつなげることが可能となる．体幹の伸展コントロールを意識させることで，立位（両足底部）への均等な体重負荷を促し，対称的な立位保持の獲得を目指す[2]．

- pusher 症状に対しては，正常な身体イメージの獲得を目指し，視覚的に直立位を促すような周辺環境の整備を行う（下記の「ここで CHECK！」を参照）．

基本方針 2：ADL 維持・向上に向けたアプローチ
- 左半側空間無視（失認）に対して，身の回りの物品を認知しやすい位置に配置するなど，環境面への工夫を行う．
- ADL 上，体の傾きが支障となる動作をピックアップし，対策を具体化する．

ここで CHECK！

pusher 症状を呈する症例の理解

　坐位や立位の傾きが顕著な症例については pusher 症状の出現も念頭におきたい．症例にとっては，麻痺側に傾いた立位が正常な姿勢であり，自分では修正できない状態だからである．ADL では，排泄，移乗などでは立位時の重心移動の困難さから，介助量も多くなる．食事時では上肢のリーチを行うことで体の傾きが顕著となる．

　体の傾きが目立つ症例には，立位時に外力により左右に重心移動をさせてバランス反応をみる．その際に非麻痺側への重心誘導に対抗し，麻痺側に傾いていくようなら，pusher 症状の可能性があることを理解しよう．

患者の自然な姿を知る

　半側空間無視になると，生活のなかで，なぜか左側の柱や壁，あるいは障害物によくぶつかる．また，上着の左手側だけを通せなかったりする[2]．リハビリテーション室だけではなく，病室やその他の場所での患者の日常場面を観察することも，貴重な情報収集である．患者の自然な姿を知ることが，深い考察につながることを胆に銘じてほしい．

【引用文献】
1）山本伸一：中枢神経系疾患に対する作業療法．三輪書店，2009；42-76．
2）酒井　浩：作業療法ジャーナル 2011；**45**：215-219．

（中村俊彦）

医療解説：脳血管障害に伴う高次脳機能障害

(1) 概要

　高次脳機能障害の医学的な定義は，後天的な脳損傷によって失語・失行・失認・記憶障害・注意障害などの認知機能の障害を呈していることをさす．一方，厚生労働省の基準は，記憶障害・注意障害・遂行機能障害・社会的行動障害の 4 障害のみをさしていて，医学的な定義と行政の定義に異なる部分がある．ここでは医学的定義に沿ったものを扱う．

(2) 臨床症状

高次脳機能障害を評価するには意識障害や知的な障害がないことが前提であるので，それをまず確認する（**表2**）．

a) 失語

聞く，話す，読む，書くという機能が障害された状態．言語中枢は右利きの人では95%以上で左半球にあり，左利きの人でも60%以上は左半球にある．言語中枢のある半球を優位半球，その反対側を劣位半球とよぶ．運動性失語（ブローカ〈Broca〉失語）は，言語理解は可能だが意思どおりのことが話せない（非流暢性失語），感覚性失語（ウェルニッケ〈Wernicke〉失語）は言葉の理解が不能となり，復唱も障害され，発話の量は正常で（流暢性）あるもののジャルゴンを呈する．全失語はブローカ，ウェルニッケ中枢，弓状束のすべてが障害された場合に起こる失語である．

b) 失行

運動障害，認知障害がないにもかかわらず指示された行為を正確にできない状態で，観念運動失行，観念失行，構成失行，肢節運動失行，着衣失行などがある．

c) 失認

感覚系の入力が正常であるのにもかかわらず，その情報処理ができず対象を認知できない状態．視空間認知は右半球が優位とされ，臨床的にも劣位半球の障害で起こる左半側空間無視が多い．本事例はこれにあたる．病態失認は半側空間無視と関連した病態であり，片麻痺があってもそれを否認する．相貌失認は顔を見ても区別がつかないが声を聞くことで理解できる．ゲルストマン（Gerstmann）症候群は手指失認，左右失認，失書，失計算の4主徴がみられる．

(3) 治療

脳血管障害が原因である場合が圧倒的に多いので，脳血管障害を予防することが高次脳機能障害の予防につながる．つまり生活習慣病の治療管理が重要である．個々の治療は現疾患による．本例にみられる半側空間無視や病態失認では，障害側への打撲や転倒の危険があるので注意が必要である．

表2　おもな高次機能障害と脳損傷部位（優位半球と劣位半球の特徴）

	脳損傷部位		
	優位半球（おもに左半球）	劣位半球（おもに右半球）	左または右（対側に症状）
失語	運動性失語（前頭葉ブローカ野） 感覚性失語（側頭葉ウェルニッケ野） 全失語（前頭葉-側頭葉）		
失行	観念失行（頭頂葉） 観念運動失行（頭頂葉下部） 構成失行（頭頂-後頭葉）	着衣失行（頭頂葉）	肢節運動失行（中心前回）
失認	手指失認（角回） 視覚失認（後頭葉）	半側空間無視（頭頂葉-後頭葉） 病態失認（大脳半球） 相貌失認（後頭-側頭葉が多い）	視覚性失認（後頭葉） 触覚性失認（頭頂葉縁上回）
ほか	Gerstmann症候群（頭頂葉角回）		バリント（Balint）症候群（側頭葉-後頭葉）

＊損傷部位については必ずしも明確でない局在もある．

（杉江秀夫）

Ⅰ 身体障害　　A 中枢神経

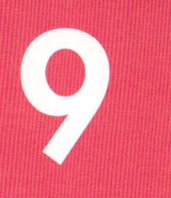

9 椅子から立ち上がれない

事例 70歳　男性

　自宅で倒れているところを家族にみつけられ，救急車で病院に運ばれました．全身の状態は落ち着きましたが，右半身が動かせず，入院3日目から手足を動かす練習が始まりました．入院から2か月経った現在，平行棒で立ち上がる練習をしていますが，まだうまく椅子から立ち上がることができません．

思考のポイント ～あなたが解決する課題

- 事例の立ち上がり方を観察し，正常な立ち上がり方との違いをみつける．
- 事例に必要な検査・測定項目を選択し，実施する．
- 検査・測定の結果をもとに事例の立ち上がり方の問題点を整理する．
- 疾患の特徴を踏まえたうえで，事例のリハプログラムを作成する．

あなたが担当する事例の評価とリハプログラム作成までのプロセス

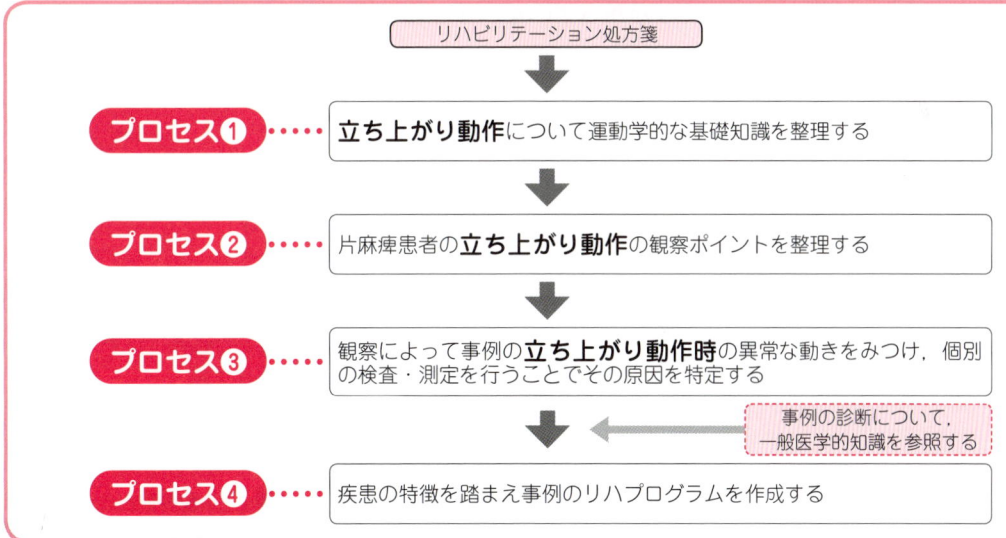

リハビリテーション処方箋

プロセス❶ ……立ち上がり動作について運動学的な基礎知識を整理する

プロセス❷ ……片麻痺患者の立ち上がり動作の観察ポイントを整理する

プロセス❸ ……観察によって事例の立ち上がり動作時の異常な動きをみつけ，個別の検査・測定を行うことでその原因を特定する

　　　　　　　　　　　　　　事例の診断について，一般医学的知識を参照する

プロセス❹ ……疾患の特徴を踏まえ事例のリハプログラムを作成する

Ⅰ 身体障害——A 中枢神経

プロセス① 立ち上がり動作について運動学的な基礎知識を整理する

立ち上がり動作は，以下の4相に分けて考えると理解しやすい（図1）．

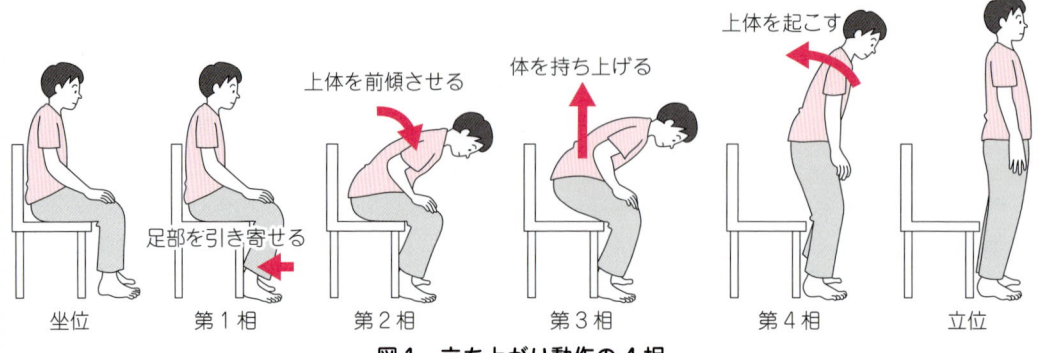

図1 立ち上がり動作の4相

坐位 → 第1相（足部を引き寄せる）→ 第2相（上体を前傾させる）→ 第3相（体を持ち上げる）→ 第4相（上体を起こす）→ 立位

※立ち上がり動作のさらに詳細な分析は，B 非中枢神経「8 椅子から立ち上がれない」の図1（▶p.120）を参照．

プロセス② 片麻痺患者の立ち上がり動作の観察ポイントを整理する

片麻痺患者に生じやすい異常な動きに注目しながら，立ち上がり動作を観察する．なお，すべての相において**非麻痺側方に寄りかかっていないか**を注意しながら観察する．

①第1相での観察ポイント（図2）

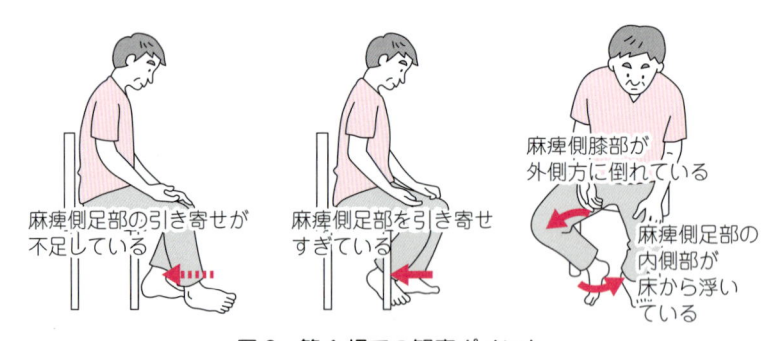

図2 第1相での観察ポイント

- 麻痺側足部の引き寄せが不足している
- 麻痺側足部を引き寄せすぎている
- 麻痺側膝部が外側方に倒れている／麻痺側足部の内側部が床から浮いている

実線はしてはならない運動の方向を，点線は行うべき運動の方向を示す．（図3～5も同様）

②第2相での観察ポイント（図3）

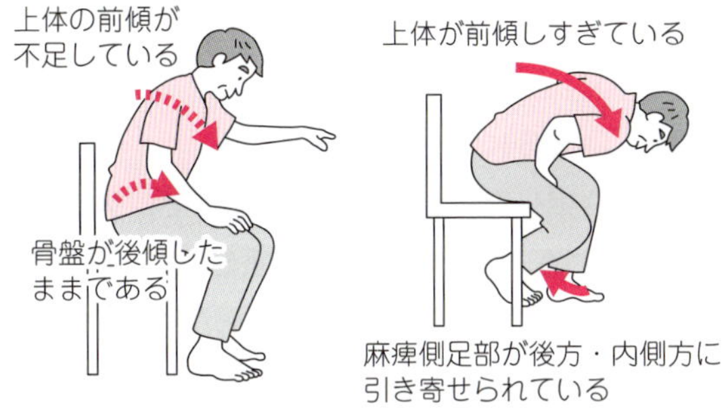

上体の前傾が不足している
上体が前傾しすぎている
骨盤が後傾したままである
麻痺側足部が後方・内側方に引き寄せられている

図3　第2相での観察ポイント

③第3相での観察ポイント（図4）

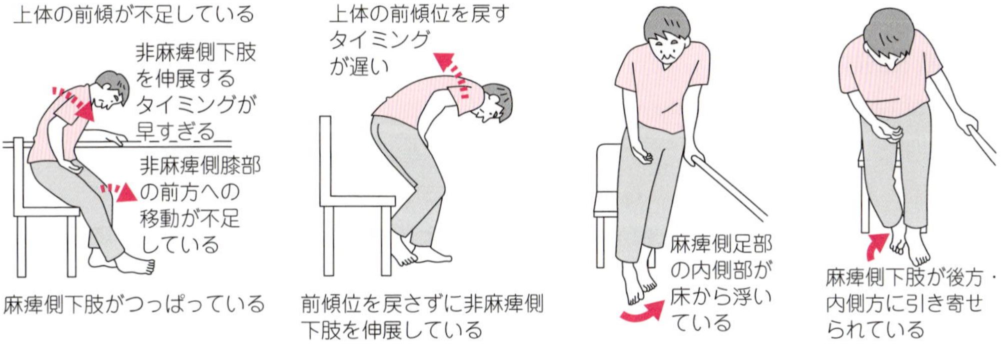

上体の前傾が不足している
非麻痺側下肢を伸展するタイミングが早すぎる
非麻痺側膝部の前方への移動が不足している
麻痺側下肢がつっぱっている
上体の前傾位を戻すタイミングが遅い
前傾位を戻さずに非麻痺側下肢を伸展している
麻痺側足部の内側部が床から浮いている
麻痺側下肢が後方・内側方に引き寄せられている

図4　第3相での観察ポイント

④第4相での観察ポイント（図5）

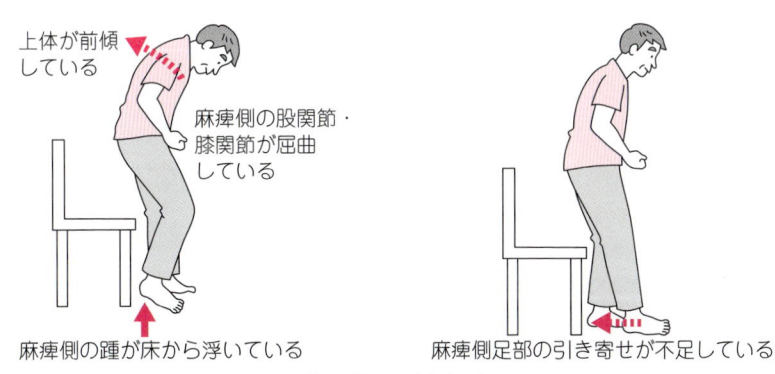

上体が前傾している
麻痺側の股関節・膝関節が屈曲している
麻痺側の踵が床から浮いている
麻痺側足部の引き寄せが不足している

図5　第4相での観察ポイント

I 身体障害——A 中枢神経

プロセス ③ 観察によって事例の立ち上がり動作時の異常な動きをみつけ，個別の検査・測定を行うことでその原因を特定する

（1）観察による異常な動きの発見（本事例の例）
- 足部の引き寄せ（第1相）は**十分にできている**．
- 上体を前傾するときに（第2相），**骨盤が後傾したままで，体全体が左方に傾いている**．
- 体を持ち上げるときに（第3相）**体全体が左方に傾き，右の膝関節が屈曲したままであり，右の踵や足部の内側部が床から浮いてしまう**．
- 上体を起こそうとするが（第4相），**体全体が左方に傾き，右の股関節と膝関節が屈曲したままで，直立姿勢に移行できない**．

（2）異常な動きに対して必要な検査・測定項目を選択し，実施する
検査・測定の目的：右下肢の屈曲傾向の原因を確認する．

①右下肢の伸展運動の随意性
- Brunnstrom stage ▶ Ⅲ．
- 下肢伸展方向への粗大筋力 ▶ 弱い抵抗に抗して伸展可能．

②体幹伸展，股関節伸展，膝関節伸展，足関節背屈の可動性…ROM テスト ▶ すべて正常．

③右下肢屈筋群の非伸張性
- modified Ashworth scale ▶ 1＋．
- 深部腱反射 ▶ 膝関節屈筋群（＋＋），足関節底屈筋群（＋＋）．

（3）検査・測定の結果をもとに右下肢の屈曲傾向の原因を特定する
運動麻痺からの**右下肢の伸展運動の随意性低下による支持力低下**と，**屈筋群の緊張亢進による股関節，膝関節の屈曲拘縮**が椅子から立ち上がれないことの原因である．

☞ この事例のリハビリテーション処方箋の診断は **脳血管障害** である．医療解説を参照しながら ▶p.25, 33, 38, 44, 49, 55，事例の症候の観察と検査の結果を統合しリハプログラムを作成する．

プロセス ④ 疾患の特徴を踏まえ事例のリハプログラムを作成する

（1）疾患の特徴からプログラム作成に考慮すべき点
①回復が緩やかであるため，早い段階で装具等を利用する．②異常な筋緊張を抑制しながらリハを進める必要がある．③関節拘縮の予防を念頭におく必要がある．

（2）本事例のリハプログラムの例
①装具療法 ▶ 短下肢装具の製作．
②筋力増強運動 ▶ 短下肢装具（背屈制動解除）を装着しての立ち上がり練習．
③基本動作を用いた運動学習 ▶ 荷重練習後に短下肢装具（背屈制動解除）を装着してのしゃがみ込み運動．
④ストレッチング，ROM 運動 ▶ 徒手によるストレッチング，ROM 運動．

> **CHECK!**
>
> 　この程度の重症度の片麻痺患者の場合，麻痺側の感覚障害も重度となりやすい．麻痺側下肢からの感覚入力が少なくなると，運動学習が阻害されたり，麻痺側下肢を活動に参加させることへの恐怖心が生じたりする．その結果，運動機能の回復が遅れ，そのことがますます恐怖心を生じさせるという悪循環に陥りやすい．したがって，麻痺肢の感覚障害にも注意する必要がある．

（磯貝　香）

医療解説：痙性麻痺の関節拘縮と二次的な運動障害

(1) 概要

　脳血管障害では，障害部位や程度により様々な程度の運動障害がみられる．発症直後は弛緩性麻痺となることが多いが，その後徐々に痙性麻痺が起こってくる．錐体路などの運動の上位ニューロンの障害をおもな原因として，痙性麻痺が起こる．痙性麻痺とは痙縮を伴う運動障害であり，痙縮とは「上位運動ニューロン徴候の一つであり，他動的伸長に対して反射亢進と速度依存性の抵抗を特徴とする運動障害」と定義される[1]．痙性麻痺では，一般的には，上肢は屈曲共同運動パターンをとり，下肢は伸展共同運動パターンをとることが多い．また姿勢の異常も伴うことがある．

　筋トーヌスが異常に亢進した状態が続き，関節が伸展傾向もしくは屈曲傾向に傾いた状態になり，不動の状態が長くなるため，可動域が損なわれ関節拘縮となっていく．関節拘縮とは，関節，関節周囲の組織の変性により関節の可動域が損なわれた状態をいう．麻痺や疼痛，関節拘縮により動かさないことが増えることで，さらなる廃用性の筋力低下や関節拘縮が引き起こされていく．

　痙性麻痺，関節拘縮は，上肢では巧緻運動の低下やリーチ運動の困難さを引き起こし，箸の使用やボタンをかけることなどが困難となる．下肢では，姿勢や歩行時の支持性を損ない，歩行の不安定さ，更衣の困難さとなりADLの低下につながっていく．また痙性の姿勢異常によっても褥瘡の発生，介護や清潔保持の困難さ，立ち上がりや歩行時のバランスのとりにくさを引き起こし，QOLの低下を引き起こす．

(2) 治療

　関節拘縮とそれに伴う二次的な運動障害の予防には，リハビリ療法と筋弛緩薬の内服，ブロック療法，経皮的電気神経刺激，装具療法，ROM運動などが有効とされている．不動による拘縮は早期から起こり始めるため，リハビリテーションは発症直後から開始することが必要である．治療目標は，予防，機能の回復とともにQOLの改善を目標とする．

【引用文献】

1) Lance JW：*Spasticity：disordered motor control*. Year Book Medical Publishers, Chicago, 1980；485-494.

（鈴木輝彦）

Ⅰ 身体障害　　A 中枢神経

10 歩き方が不安定でふらつく

事例 72歳　女性

　10か月前に頭痛と嘔吐があり救急車で入院となりました．立ち上がるときには，物につかまりながら両足を軽く開いてやっとバランスがとれます．じっとして立とうと思っても体が少しふらつきます．理学療法を続けており，以前に比べると立ち上がりやすくなりましたが，ふらつくので手すりやものにつかまらないと病棟廊下などは歩けません．病棟では車椅子を使って食堂に行っています．

思考のポイント　～あなたが解決する課題

・事例が示す運動を観察し，姿勢バランス・動作分析を通じて評価する．
・評価結果から歩き方が不安定でふらつく事例の問題点を抽出する．
・リハプログラム作成までのプロセスに必要な知識と病態を整理する．
・家庭背景，社会背景を考慮して事例に指導する．

あなたが担当する事例の評価とリハプログラム作成までのプロセス

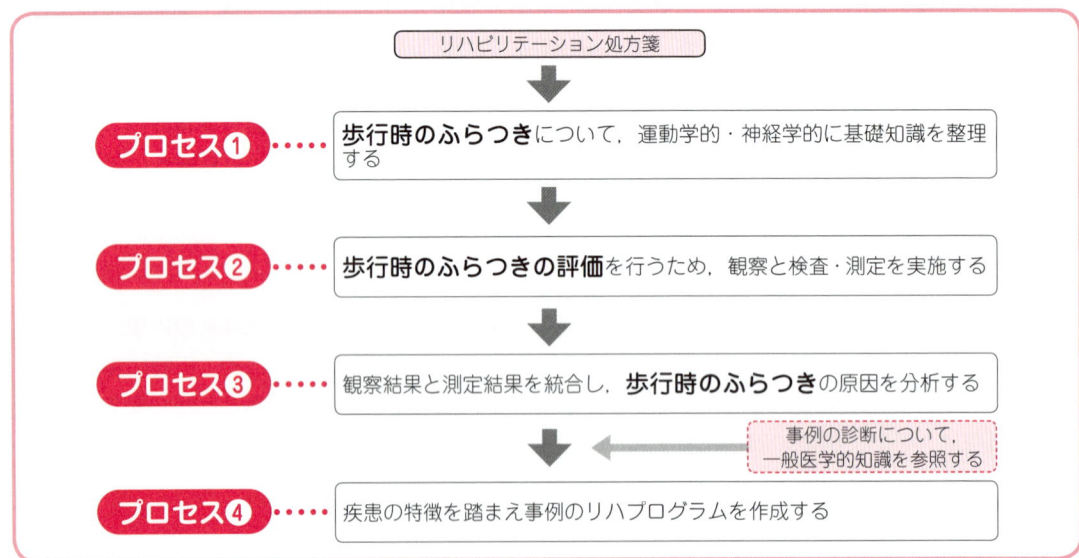

リハビリテーション処方箋
↓
プロセス❶……**歩行時のふらつき**について，運動学的・神経学的に基礎知識を整理する
↓
プロセス❷……**歩行時のふらつきの評価**を行うため，観察と検査・測定を実施する
↓
プロセス❸……観察結果と測定結果を統合し，**歩行時のふらつき**の原因を分析する
　　　　　　　　　　　　　　　　　　　　← 事例の診断について，一般医学的知識を参照する
↓
プロセス❹……疾患の特徴を踏まえ事例のリハプログラムを作成する

プロセス① 歩行時のふらつきについて，運動学的・神経学的に基礎知識を整理する

　人のバランス機能は単一の要素からコントロールされているのではなく，姿勢調節を担う神経をはじめ，感覚，筋，骨・関節，呼吸・循環器などが一体となって機能している[1]．バランス能力の評価には，重心動揺計を用いる方法と，症状観察や測定を行う臨床的な方法がある(**表1**)．

①立位バランス
　静的バランス機能　➡　支持基底面内の保持能力．
　動的バランス機能　➡　外乱刺激を加え支持基底面が移動した状態での保持能力．

②歩行分析

③協調運動　➡　協調とは，「生体を構成する諸部分が相互に調整を保った活動をすること」とされ，協調運動とは，「中枢神経がさまざまなレベルで関与し，上位の複雑な神経機能によって成立している．運動には目的があり，その目的を達成するためには運動を時間的・空間的に調整する必要がある」とされる[2]．

表1　バランス能力の測定法

測定法・測定項目	備考
①functional reach 立位で肩の高さに一側上肢を前方挙上する．上肢を前方に移動させその移動距離を測定する	41〜69歳の一般集団の平均値は男性38±6 cm，女性35±6 cm
②Timed Up & Go test(「7　足を過度にあげて歩く，背伸びをして歩く」図1　▶p.41　参照) 肘掛け椅子から立ち上がり，快適で安全な速度で3 m歩き，方向転換して椅子に戻り腰掛けるまでに要する時間を測定する	健常高齢者は10秒以内で実施可能．30秒以上の場合はほとんどの活動に介助を要する
③four square step test T字杖を十字形に並べ，最初に左手前の区画に位置する．そして前方→右方→後方→前方→左方→後方の順で杖をまたいでステップし，最初の位置に戻るまでの時間を測定する	簡便な動的バランスの測定法．前後左右のステップ動作ができないと測定できない．複数回の転倒傾向のカットオフ値は15秒とされる
④Berg balance scale (functional balance scale) 坐位・立位の姿勢保持，立ち上がり・着席，リーチ動作，立位での振り向き動作，床に置いてある物を拾う動作，その場での1回転，台への交互足乗せなど，バランス能力に関連する14項目の動作課題を0〜4点の5段階に評定する．56点満点	バランスに関する研究報告で最も使用頻度が高い．測定に15分程度を要する．45点が転倒のスクリーニングの基準値や屋内歩行自立の目安になる．バランス能力の経時的評価，介入効果判定に適している
⑤直立検査 両脚直立検査（閉脚位），マン（Mann）試験（継ぎ足位），単脚直立検査（片脚立ち位）などがある．開脚と閉眼で立位保持を行い，視覚条件による差をみる方法（ロンベルグ〈Romberg〉試験）もある	マンの肢位で20秒程度の立位保持や，閉眼閉脚で30秒間の立位保持が安定した屋内歩行の目安になる
⑥Performance oriented mobility assessment (Tinetti's balance and mobility scale) バランステスト9項目合計16点と歩行テスト7項目合計12点，総合計28点満点でバランス能力の指標とする．バランステストの項目には，坐位保持，立ち上がり，立位保持，胸骨部を押されたときのバランス，その場での1回転などが含まれる	測定に10〜15分程度を要する．転倒の危険性の基準値は24点．バランステストのみで介入効果や経時的変化を判定するにはやや粗い配点分布

〔望月　久：理学療法ジャーナル　2008；**42**：231-239より改変〕

プロセス ② 歩行時のふらつきの評価を行うため，観察と検査・測定を実施する

(1) 観察項目
- 立位姿勢の観察
- 歩行の観察 ➡ 前方，側方からの観察を全歩行周期で行う．
- その他の症状の観察 ➡ 振戦，筋力，視力，眼振，話し方など．

(2) 検査項目
- 筋緊張 ➡ 肩ゆすりテスト，他動運動時の抵抗感．
- 筋力測定（徒手筋力テスト〈MMT〉）
- 指鼻試験と踵膝試験
- 深部感覚（位置覚・運動覚）
- ロンベルグ徴候
- functional reach（**表1**）
- Timed Up & Go test（**表1**）

プロセス ③ 観察結果と測定結果を統合し，歩行時のふらつきの原因を分析する

なぜ，歩行時にふらつくのか，検査・測定と観察の結果から考える．

(1) 起立姿勢・歩行の観察
- 両下肢を肩幅より拡げ，両上肢を外転している．わずかに体幹の動揺がみられる．
- 前方からの観察 ➡ 歩隔の拡大，上肢の外転，体幹の左右への動揺が認められた．
- 側方からの観察 ➡ 歩幅の減少，遊脚期の短縮，足底接地期の延長，歩行中の体幹の前後への動揺が認められた．

(2) 事例における検査結果
- 筋緊張 ➡ 軽度低下．
- 筋力 ➡ MMTで上肢・下肢とも4⁻〜4レベル．
- 指鼻試験および踵膝試験 ➡ 企図振戦および測定過大．
- 深部感覚（位置覚・運動覚）➡ 正常．
- ロンベルグ徴候 ➡ 陰性．
- functional reach ➡ 標準値に対して減少．
- Timed Up & Go test ➡ 時間を要する．

(3) その他
- 手すりに手を伸ばす際に，企図振戦が生じる．
- 会話では，数語ずつ途切れる断綴性発語となっている．

　以上の結果を考えると事例における歩行時のふらつきは，**失調性歩行**の可能性が高いと考えられる．

この事例のリハビリテーション処方箋の診断は **失調症** である．医療解説を参照しながら ▶p.60〜61，事例の症候の観察と検査の結果を統合しリハプログラムを作成する．

プロセス 4 　疾患の特徴を踏まえ事例のリハプログラムを作成する

　小脳病変による小脳性運動失調による歩行時のふらつきと判断できたので（医療解説：失調症 ▶p.60 を参考），リハプログラムを作成する．

基本方針 1：協調運動の改善
・筋紡錘からの固有感覚情報を促すおもり負荷．
・反復運動によるフランケル（Frenkel）体操．
・必要以上の筋収縮を抑制する弾性緊縛帯．

基本方針 2：歩行時のふらつきの改善
・四つ這い位，膝立ち位でのバランス練習（一側肢の挙上等）．
・立位でのバランス練習（つま先，踵，左右に重心の移動，不安定板を利用）．
・平行棒内での歩行練習（前方，横，後方）．
・半歩荷重位での保持練習．
・平行棒 ▶ 歩行車 ▶ 歩行器と上肢の支持性を減少していく．

ここで CHECK！
バランスを崩したり，動くものに手をつき，転倒しないように注意を促す．

【引用文献】
1）望月　久：理学療法ジャーナル 2008；**42**：231-239．
2）沖田　実，他編：14．協調運動障害．機能障害科学入門．神陵文庫，2014；329-339．

（渡邊雅行）

医療解説：失調症

（1）概要

運動を円滑に行うにはそれぞれの筋肉群の適切な協調が必要であるが，運動失調では運動麻痺，筋力低下がないにもかかわらず円滑な協調運動ができないために拙劣な運動をする．協調運動には小脳系，脊髄後索系，前庭系，大脳-小脳神経連絡の機能が関連しているため，運動失調は脳病変の部位によって小脳性，脊髄性，前庭性，前頭葉性の4種類に分類される（図1）．

（2）疫学

正確な頻度は不明であるが，脳血管障害，変性疾患，脳腫瘍，中毒性，感染など様々な原因で起こりうる．

（3）臨床症状

図1のように神経症状で鑑別をする．

①小脳性　➡ 両下肢を広く開き（wide based）全身の動揺がみられる．歩行では酩酊歩行（drunken gait）がみられ，継ぎ足歩行（tandem gait）をさせると不能である．閉眼での増悪はない．小脳虫部の障害では体幹運動失調（起立，坐位などの障害）が目立ち四肢の運動失調は目立たない．

②脊髄性　➡ 下肢を勢いよく高く投げ出すような歩行が特徴である．閉眼で増悪し暗闇では歩行が悪化する．

③前庭性　➡ やはりwide basedであるが一側性の障害では障害側に体が偏倚していくのが特徴である．両側性に障害されると閉眼で増悪する．

④前頭葉性 ➡ 小脳性と類似の失調がみられる．

それぞれの運動失調が示す症状を確認することが必要である．小脳性では小脳症状の有無，脊髄性では深部知覚異常の有無，前庭性では眼振，聴力障害，耳鳴りなどの有無，前頭葉性では性格変化などの認知障害，把握反射，吸引反射などの前頭葉症状の有無をみる．

（4）治療

それぞれの原因に応じた治療となる．

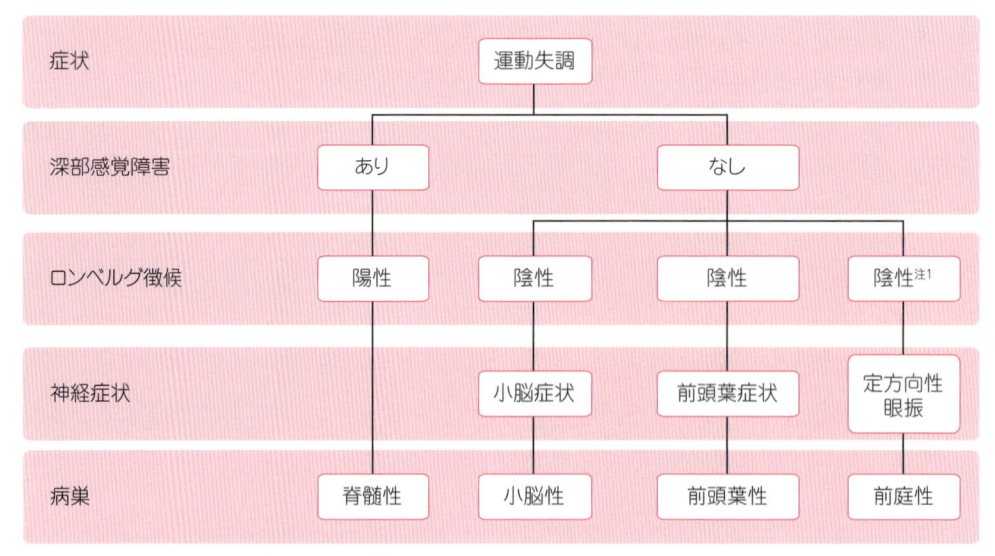

症状	運動失調			
深部感覚障害	あり	なし		
ロンベルグ徴候	陽性	陰性	陰性	陰性[注1]
神経症状		小脳症状	前頭葉症状	定方向性眼振
病巣	脊髄性	小脳性	前頭葉性	前庭性

図1　運動失調の鑑別診断　注1：両側性の障害では陽性となる．

（杉江秀夫）

さらに理解を深めよう！：〈他の原因による失調症の一例〉脊髄小脳変性症

（1）概要
　脊髄小脳変性症は運動失調を主座とする小脳および関連する神経系の変性疾患の総称である．原因は不明で症候，病理，および遺伝的側面において多岐にわたる．約2/3が孤発性で1/3が遺伝性である．孤発性は小脳性運動失調のみを示す皮質性小脳萎縮症とその他の神経症状を伴う多系統萎縮症に分けられ，多系統萎縮症が2/3を占める．遺伝性のうち約9割が常染色体優性遺伝であり8割程度で原因遺伝子が同定されている．

（2）疫学
　国内に約3万人（18.6人／10万人）．

（3）症状
　主症状は小脳性ないし後索性の運動失調である．おもに起立位の不安定さや歩行時のふらつきなどが，徐々に出現し緩徐に進行する．小脳のおもな機能は，①前庭系を通じた身体平行と眼球運動の調節，②歩行の協調および運動中の体幹の平衡機能や協調，③上肢・下肢の協調運動等，である．小脳が障害されると失調性歩行，姿勢保持困難，眼振，断綴性発語，運動の分解，測定異常，反復拮抗運動不能，筋緊張低下，企図振戦等がみられる．脊髄小脳変性症では，それ以外にパーキンソニズムを中心とする錐体外路症状や自律神経症状（起立性低血圧，排尿障害，体温調節障害等）および錐体路症状等も認める．まれではあるが知的障害，てんかん発作さらには末梢神経障害，筋萎縮等も随伴する．小脳性運動失調の程度は数値ではあらわしにくいため，International Cooperative Ataxia Rating Scale（ICARS）[1]）のような評価尺度表が作成されている．ここでは誌面の都合上，評価項目のみを列挙する（**表2**）．

（4）治療
　現在，根本的な治療はない．運動失調に対して甲状腺刺激ホルモン放出ホルモン（TRH）誘導体であるプロチレリン酒石酸塩やタルチレリン水和物が許可されている．その他随伴症状に応じて治療が試みられる．

表2　ICARS（International Cooperative Ataxia Rating Scale）

Ⅰ　姿勢および歩行障害
　1．歩行能力
　2．歩行速度
　3．開眼での立位保持
　4．開眼立位での開脚度
　5．開眼開脚立位での動揺
　6．閉眼閉脚立位での動揺
　7．坐位の状態
Ⅱ　運動機能　（右）（左）
　8．膝脛試験：運動分解と企図振戦
　9．踵膝試験：動作時振戦
　10．指鼻試験：運動分解と測定異常
　11．指鼻試験：指の企図振戦
　12．指鼻試験：動作時振戦と動揺
　13．回内回外変換運動
　14．アルキメデス螺旋の描画
Ⅲ　言語障害
　15．構音障害：発語の流暢度
　16．構音障害：発語の明瞭度
Ⅳ　眼球運動障害
　17．注視誘発眼振
　18．追視運動の異常
　19．眼球運動での測定障害

〔Trouillas P, et al.：*J Neurol Sci* 1997；**145**：205-211 より〕

【引用文献】
1) Trouillas P, et al.：*J Neurol Sci* 1997；**145**：205-211.

（鶴井　聡）

I 身体障害　　A 中枢神経

11 立ち上がりや立位で膝がぐらつく

事例　25歳　男性

5週間前に咽頭痛と下痢があり，しばらくしてから，次第に下肢から力が入らなくなり，上肢にも力が入らなくなりました．そのため，病院で診察を受け入院しました．3週間前から少しずつ症状が改善してきましたが，立ち上がりや立っているときに膝がぐらぐらして歩くことができません．手足に感覚の鈍さがあります．

思考のポイント　～あなたが解決する課題

- 事例の示す異常姿勢や異常動作を観察し，必要な評価項目を選択して実施する．
- 評価結果から事例の問題点を抽出する．
- リハプログラム作成までのプロセスを整理する．

あなたが担当する事例の評価とリハプログラム作成までのプロセス

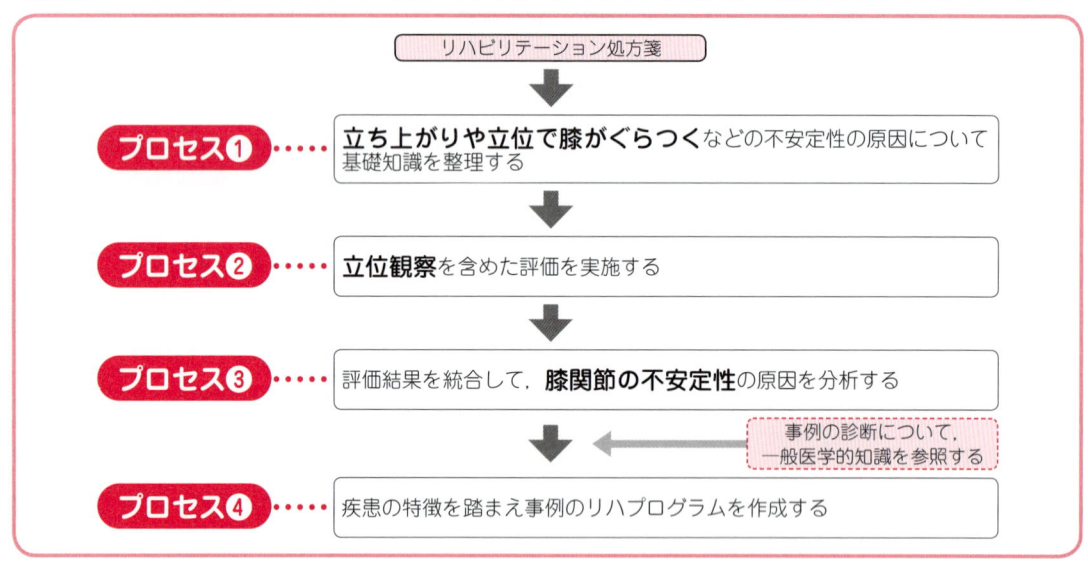

リハビリテーション処方箋

プロセス❶ …… **立ち上がりや立位で膝がぐらつく**などの不安定性の原因について基礎知識を整理する

プロセス❷ …… **立位観察**を含めた評価を実施する

プロセス❸ …… 評価結果を統合して，**膝関節の不安定性**の原因を分析する

事例の診断について，一般医学的知識を参照する

プロセス❹ …… 疾患の特徴を踏まえ事例のリハプログラムを作成する

プロセス 1　立ち上がりや立位で膝がぐらつくなどの不安定性の原因について基礎知識を整理する

①立ち上がり・立位時に膝関節が不安定になる原因
　├─ 下肢の筋力低下．
　├─ 感覚障害．
　├─ 疼痛．
　└─ 運動失調．

②立位時に身体動揺が起こると，立位姿勢を保持するための姿勢制御として，**共同収縮筋活動**がみられる．共同収縮筋活動では，**腓腹筋とハムストリングス**，**前脛骨筋と大腿四頭筋**がそれぞれ共同筋となって活動する（図1）[1]．

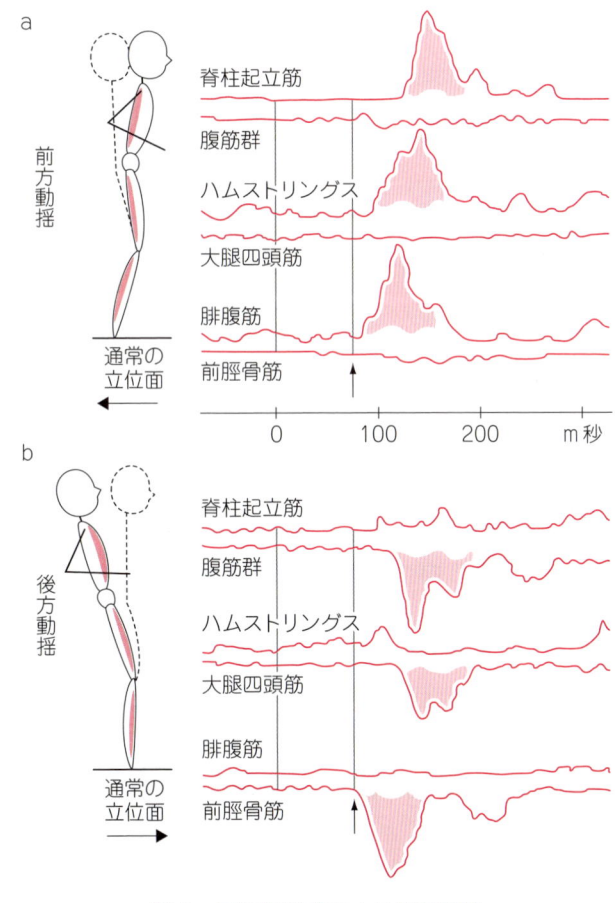

図1　足関節戦略による姿勢制御
a：床面が後方へ移動し，身体は前方へ動揺する．
b：床面が前方へ移動し，身体は後方へ動揺する．
〔小島　悟：LECTURE 12　姿勢．石川　朗，他，15レクチャーシリーズ　理学療法・作業療法テキスト運動学．中山書店，2012；111-120より〕

プロセス ❷ 立位観察を含めた評価を実施する

●膝関節の不安定性を評価する

- 徒手筋力テスト（MMT） ➡ 大腿四頭筋，ハムストリングス，前脛骨筋，腓腹筋．
- 反射検査 ➡ 膝蓋腱反射・アキレス腱反射．
- 感覚検査 ➡ 表在感覚・深部感覚．
- 疼痛検査（NRS） ➡ 立ち上がり・立位時の疼痛．
- 運動失調検査 ➡ 指鼻試験・踵膝試験など．
- 立位観察 ➡ どの方向に動揺性が認められるか？

プロセス ❸ 評価結果を統合して，膝関節の不安定性の原因を分析する

「なぜ膝関節の動揺が出現したのか」を評価結果から考える．

（1）評価結果

- MMT ➡ **両大腿四頭筋 3，両ハムストリングス 3**，両前脛骨筋 3，両腓腹筋 2 であった．
- 膝蓋腱反射と アキレス腱反射 ➡ **低下**が認められた．
- 表在感覚 ➡ **下肢の遠位部で軽度鈍麻**であったが，深部感覚障害は認められなかった．
- 疼痛 ➡ 立ち上がり・立位時には認められなかった．
- 指鼻試験・踵膝試験 ➡ 陰性であった．
- 立位観察 ➡ **前後方向への動揺**が認められた．

（2）統合と解釈

- 疼痛なし ➡ 下肢関節疾患除外．
- 運動失調検査陰性 ➡ 小脳性運動失調，パーキンソニズム除外．
- 軽度の感覚障害を伴う進行性の筋力低下と回復傾向．

両膝関節の不安定性は，**両下肢の筋力低下**により出現している可能性が考えられる．

👉 この事例のリハビリテーション処方箋の診断は **ギラン-バレー症候群** である．医療解説を参照しながら ▶p.65〜66，事例の症候の観察と検査の結果を統合しリハプログラムを作成する．

> **プロセス 4** 疾患の特徴を踏まえ事例のリハプログラムを作成する

　ギラン-バレー（Guillain-Barré）症候群に起因する膝関節の不安定性であると判断できるので，それを踏まえてリハプログラムを作成する．

基本方針：下肢の支持性低下の改善による動作能力の獲得
- 両下肢の筋力低下に対して，低負荷・高頻度による閉運動鎖（CKC）訓練などの全身的な運動を実施する．その際，過負荷にならないように注意する．
- 両下肢の関節拘縮の予防として，愛護的な関節可動域（ROM）運動や伸張痛などに注意したストレッチングを実施する．
- 立位・歩行時のバランス練習を実施する．
- 下肢の不安定性が強い場合は，装具（膝装具や短下肢装具など）の使用を検討する．

ここで CHECK!

　急性期の臨床症状として，上肢・体幹の筋力低下もみられることがあり，日常生活活動（ADL）が著明に低下する．そのような場合は，急性期の運動療法として良肢位保持と関節拘縮の予防が重要である．他動運動は疼痛の出現に注意して，愛護的に実施する必要がある．

【引用文献】
1) 小島　悟：LECTURE12 姿勢．石川　朗，他，15レクチャーシリーズ　理学療法・作業療法テキスト運動学．中山書店，2012；111-120．

（天野徹哉）

医療解説：ギラン-バレー症候群

（1）概要
　ギラン-バレー症候群は，急性発症する免疫介在性多発神経炎である．進行性の対称性筋力低下と腱反射消失または低下が主症状である．約70％の症例で1〜4週間前に先行感染がみられる．先行感染によって引き起こされた免疫機序により末梢神経の髄鞘または軸索が障害される．筋力低下は発症後2〜4週以内にピークに達し，その後軽快する．予後良好な症例が多いが，後遺症を残す症例も少なくない．

（2）疫学
　わが国における年間発症は，1.15人/10万人と推定される．男女比は3：2，平均発症年齢は39.1±20.0歳であった[1]．先行感染の病原体は，*Campylobacter jejuni* が最も多い．その他サイトメガロウイルスなどがある．

(3) 症状

中核症状は弛緩性運動麻痺である．手掌および足底のびりびり感で発症し，同時または少し遅れて左右対称性に筋力低下をきたす．筋力低下の範囲が広がり，より重度になり，発症後 4 週以内にピークに達する．重症例では歩行不能となる．呼吸器管理が必要となる症例もある．腱反射は消失または低下するが，例外もあり，軸索型では亢進することがある．脳神経麻痺や自律神経障害を伴うこともある．

(4) 検査所見

神経伝導検査が，診断や病型（脱髄型，軸索型）の決定に役立つ．神経伝導速度の遅延や伝導ブロックがみられる．脳脊髄液蛋白は発症数日後から上昇する．脳脊髄液細胞数は増加しない（蛋白細胞解離）．多くの症例で血清の糖脂質抗体価が上昇し，診断に有用である．

(5) 治療と管理

重症度は Hughes の機能グレード尺度（**表 1**）[2,3] で評価する．歩行困難な例では免疫調整療法（免疫グロブリン大量静注，血液浄化療法）を行う．利便性の点から通常，免疫グロブリン大量静注が第一選択となる．呼吸筋麻痺，球麻痺を伴う症例では，人工呼吸管理を行う．不整脈，起立性低血圧などの自律神経症状のモニタリングを行う．リハビリテーションや疼痛に対する対応も重要である．筋力の改善や関節拘縮予防のための理学療法，作業療法，嚥下訓練などの包括的な訓練により，QOL の改善を図る．

(6) 予後

一般的に予後良好であるが，人工呼吸管理が必要になった症例では，機能予後が不良になる．

表 1　Hughes の機能グレード尺度

FG 0	正常
FG 1	軽微な神経症状を認める
FG 2	歩行器，またはそれに相当する支持なしで 5 m の歩行が可能
FG 3	歩行器，または支持があれば 5 m の歩行が可能
FG 4	ベッド上あるいは車椅子に限定（支持があっても 5 m の歩行が不可能）
FG 5	補助換気を要する
FG 6	死亡

〔Hughes RA, et al.: Lancet 1978; **2**（8093）: 750-753 および「ギラン・バレー症候群，フィッシャー症候群診療ガイドライン」作成委員会編: ギラン・バレー症候群，フィッシャー症候群診療ガイドライン 2013. 南江堂，2013; ix より〕

【参考文献】

1)「ギラン・バレー症候群，フィッシャー症候群診療ガイドライン」作成委員会編: ギラン・バレー症候群，フィッシャー症候群診療ガイドライン 2013. 南江堂，2013; 1-161.

【引用文献】

1) 斎藤豊和，他: ギラン・バレー症候群の全国疫学調査第一次アンケート調査の結果報告．厚生省特定疾患　免疫性神経疾患調査研究分科会　平成 10 年度研究報告書，1999; 59-60.
2) Hughes RA, et al.: Lancet 1978; **2**（8093）: 750-753.
3)「ギラン・バレー症候群，フィッシャー症候群診療ガイドライン」作成委員会編: ギラン・バレー症候群，フィッシャー症候群診療ガイドライン 2013. 南江堂，2013; ix.

（福田冬季子）

I 身体障害　　A 中枢神経

12 車椅子にしっかり座らないで寝そべったようになる，活動性も低下している

事例　80歳　女性

6か月前に脳卒中左片麻痺となりました．杖歩行訓練を実施してきましたが，現在は車椅子生活です．車椅子移動は右手右足で行っていましたが，駆動スピードが遅いため，後ろから押してもらうよう介助者に頼むようになり活動性が低下してきました．車椅子には寝そべったように座っていて，姿勢を直してもすぐに元に戻ってしまいます．

思考のポイント　～あなたが解決する課題

- 車椅子の構造と機能について理解する．
- 身体機能と車椅子寸法との適合性について評価し問題点を整理する．
- 不良な車椅子坐位がもたらす廃用症候群への影響を把握する．
- 活動性向上に向けたプログラム作成へのプロセスを整理する．

あなたが担当する事例の評価とリハプログラム作成までのプロセス

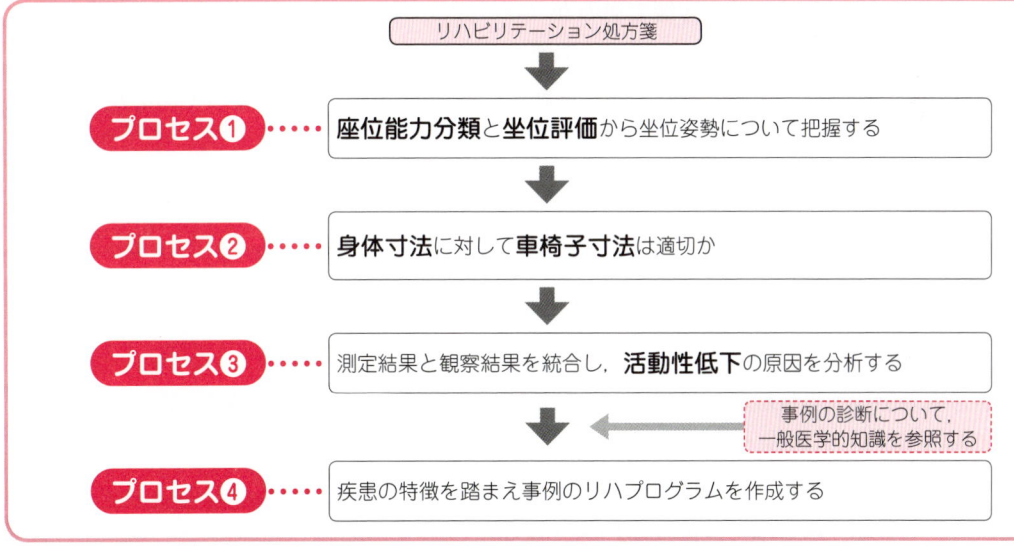

リハビリテーション処方箋
↓
プロセス❶……　**座位能力分類**と**坐位評価**から坐位姿勢について把握する
↓
プロセス❷……　**身体寸法**に対して**車椅子寸法**は適切か
↓
プロセス❸……　測定結果と観察結果を統合し，**活動性低下**の原因を分析する
↓　　←　事例の診断について，一般医学的知識を参照する
プロセス❹……　疾患の特徴を踏まえ事例のリハプログラムを作成する

プロセス1 座位能力分類と坐位評価から坐位姿勢について把握する

身体機能面の評価からよい姿勢を考えてみる.

(1) Hoffer座位能力分類（JSSC版）（表1）[1]

表1 Hoffer座位能力分類（JSSC版）

座位能力分類	方法
1：手の支持なしで座位可能	端座位にて手の支持なしで30秒間座位保持可能な状態
2：手の支持で座位可能	身体を支えるために，両手または片手で座面を支持して，30秒間座位保持可能な状態
3：座位不能	両手または片手で座面を支持しても，座位姿勢を保持できず，倒れていく状態

〔古賀 洋，他：リハビリテーション・エンジニアリング 2009；**24**：92-96 より〕

(2) 坐位評価

- 体幹の状況 ── **左右の肩峰と上前腸骨棘を結んだ四角形はどのような形状であるか.**
  - 縦長の長方形 ➡ 骨盤が前傾または中間位にあり体幹が安定している.
  - 横長の長方形 ➡ 骨盤が後傾し体幹が前傾している.
  - ねじれている ➡ 体幹または骨盤が回旋し無理な姿勢である.
- 頭部の位置 ➡ **頭頚部が突き出す姿勢**になっていないか.
- バイタル ── **起立性低血圧の有無**（収縮期血圧90 mmHg未満に低下，または拡張期血圧の10 mmHg以上の低下）.
  - **腹式呼吸が可能であるか**（呼吸回数：成人15～20回/1 min）.
- 車椅子と体の隙間 ➡ 座面と大腿部，仙骨後面，バックサポートと背中.
- 関節可動域（ROM）テスト ➡ **股関節と膝関節の屈曲伸展の可動域**はどうであるか.

プロセス2 身体寸法に対して車椅子寸法は適切か

使用する車椅子の大きさが体に合っているのか確認する（図1）.

(1) 身体寸法の測定

- 測定必須の部位：**坐位殿幅，坐位殿・膝窩距離，坐位膝窩高，坐位肘頭高**（図2）.

(2) 車椅子適合のポイント[2]

- 座幅 ── 自走の場合は「**坐位殿幅**」+3～4 cm
  - 介助の場合は「**坐位殿幅**」+4～5 cm
    - ➡ 車椅子のこぎやすさと移乗のしやすさに影響.
    - 広い：姿勢がくずれやすくなり，ハンドリムが持ちにくくなる.
    - 狭い：大腿骨大転子部に褥瘡のリスク増加.

- 奥行━━━「坐位殿・膝窩距離」−2〜3 cm（足こぎの場合は−3〜5 cm）
  ■➡ 車椅子の足こぎのしやすさに影響．
    長い：シート前方が膝窩とぶつかり仙骨座りの原因となる（図3）．
    短い：坐位の安定性が確保できない．
- 前座高━┳ 自走の場合：「坐位膝窩高（靴・装具含む）」＋クッション高．
       ┗ 介助の場合：「坐位膝窩高（靴・装具含む）」＋クッション高＋4 cm．
  ■➡ 車椅子の足こぎのしやすさ，座りやすさ，移乗のしやすさに影響．
    高い：立ち上がりやすいが足こぎしにくくなる．
    低い：足こぎしやすいが立ち上がりにくくなる．
- アームサポート高━━━「坐位肘頭高」＋クッション高．
  ■➡ 車椅子のこぎやすさと坐位姿勢に影響．
    高い：ハンドリムを把持する際に邪魔になる．
    低い：体幹が前屈しやすくなり坐位姿勢が崩れる．

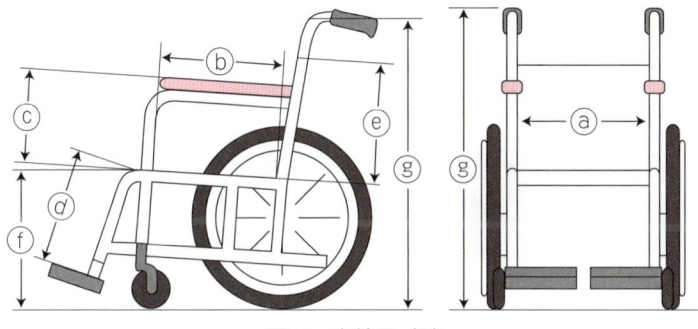

図1　車椅子寸法
ⓐシート幅　ⓑシート奥行　ⓒアームサポート高さ　ⓓフット・レッグサポート長さ　ⓔバックサポート高さ　ⓕ前座高　ⓖグリップ高さ

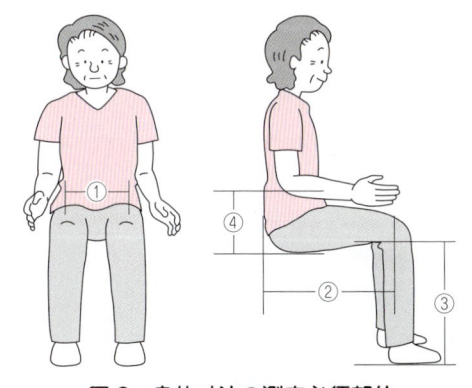

図2　身体寸法の測定必須部位
①坐位殿幅：坐位姿勢における，殿部のうち矢状面に対して垂直に測った最大水平直線距離．
②坐位殿・膝窩距離：坐位姿勢における，殿部後縁から座面前縁までの水平直線距離．
③坐位膝窩高：坐位姿勢における，足底支持面から膝のすぐ後にある大腿二頭筋の腱までの鉛直距離．
④坐位肘頭高：坐位姿勢における，前腕中間位にて肘関節屈曲90度の際，水平な座面から肘頭までの鉛直距離．

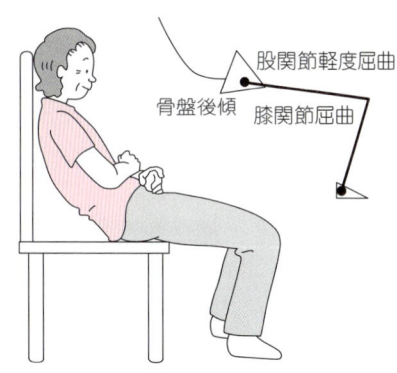

図3　仙骨坐り
骨盤が後傾し脊柱の円背，股関節軽度屈曲，膝関節屈曲を伴う坐位姿勢．

プロセス❸ 測定結果と観察結果を統合し，活動性低下の原因を分析する

福祉用具の不適合がもたらす廃用症候群の可能性について考えてみる．

●検査・測定結果

・Hoffer 座位能力分類（JSSC 版） ➡ 2（手の支持で座位可能）．
　　　　　　　　　　　　　　　　右手で支持しなければ座位保持が困難な状態．

・坐位評価
　体幹の状況 ➡ 骨盤が後傾し**体幹前屈位**の状態．
　頭部の位置 ─ 円背の影響から**頭頸部が突き出す姿勢**となっている（図 4）．
　　　　　　└ 頸椎伸展はむせやすく誤嚥のリスクが高い．

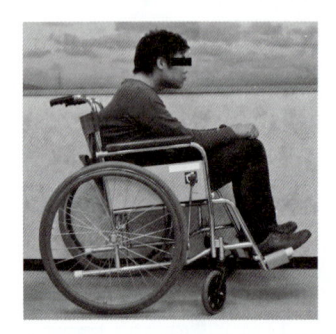

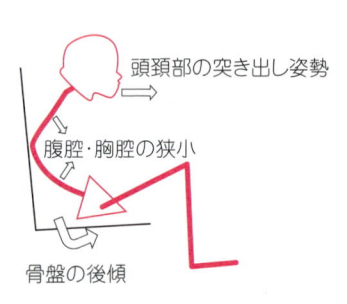

図 4　車椅子坐位（矢状面）

バイタル ─ 起立性低血圧はみられないが**呼吸は浅い**（45 回/1 min）．
　　　　　└ 腹腔と胸腔が狭くなり横隔膜による腹式呼吸が困難（**浅薄呼吸**）．
車椅子と体の ─ 座面と大腿部（＋）．フットサポートの位置が高いため体重が殿部のみにか
隙間　　　　　かることから**殿部の褥瘡リスクが高い**（図 5）．
　　　　　　├ 仙骨後面（＋）．腰椎への負担が大きく，腰痛発生のリスクがある．
　　　　　　└ バックサポートと背中（＋）．**凸部分のみバックサポートと触れている**（図 6）．

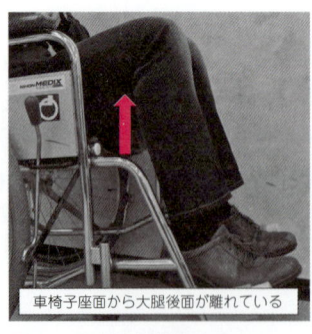

図 5　坐位膝窩高とフットサポート長との不適合

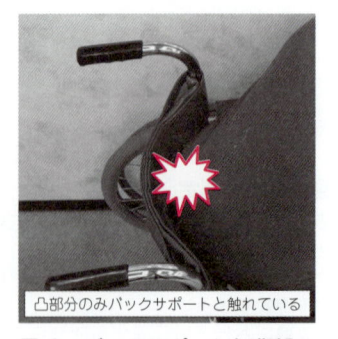

図 6　バックサポートと背部の不適合

ROM テスト ── 股関節屈曲 90°，膝関節屈曲 90°より，**膝伸展困難**．
　　　　　　└─ **大腿四頭筋の筋力低下**および**ハムストリングスの短縮**あり．

・体に対する車椅子寸法

　座幅：坐位殿幅＋20 cm　　　　　　　　➡ ハンドリムに手が届きにくい．
　奥行：坐位殿・膝窩距離＋15 cm　　　　➡ 仙骨座りを助長．
　前座高：坐位膝窩高（靴・装具含む）＋7 cm　➡ 床接地はつま先のみ．
　アームサポート高：坐位肘頭高＋10 cm　➡ 高くハンドリムを把持する際に邪魔になる．

以上より，・身体不適合の車椅子使用が原因で移動が困難となっている可能性が高い．
　　　　　・不良な坐位姿勢がもたらす影響により廃用症候群の可能性が高い．

この事例のリハビリテーション処方箋の診断は **脳血管障害後の廃用症候群** である．医療解説を参照しながら ▶p.72，事例の症候の観察と検査の結果を統合しリハプログラムを作成する．

プロセス 4　疾患の特徴を踏まえ事例のリハプログラムを作成する

廃用症候群による活動性低下と判断できたので，リハプログラムを作成する．

基本方針 1：車椅子の設定

・車椅子の再選定が可能な場合
　➡ 身体寸法に適合した車椅子を提供し，右手右足での車椅子駆動を可能とする．
・車椅子の選定ができない場合
　➡ 足底が十分に床について足こぎができるよう殿部をシート前方へ移動する．
　　それに伴い仙骨坐り防止のため背部とバックサポートとの空間にクッションを設置する．

基本方針 2：廃用症候群の予防と活動性向上に向けて

・筋力増強運動の実施 ➡ 体幹筋，股関節屈筋群，股関節伸筋群，膝関節屈筋群，膝関節伸筋群．
・ストレッチング　　 ➡ 股関節屈筋群．
・起立台を用いた立位保持訓練の実施．
・「〜したい」という本人の意思を尊重した能動的活動の取り組み．
　例）趣味活動を用いたアクティビティを導入し他者交流を図る，など

ここで CHECK!

車椅子利用者の活動性低下には，身体または精神機能低下によるものと車椅子自体に問題が生じているものがある．後者の場合には，セラピストの介入により生活に大きな変化をもたらすことができる可能性がある．

【引用文献】

1) 古賀　洋，他：リハビリテーション・エンジニアリング 2009；**24**：92-96.
2) テクノエイド協会：第2章　フィッティング技術論　3．車椅子の選定　車椅子の適合のポイント．福祉用具プランナーが使う高齢者のための車椅子フィッティングマニュアル．2013；28-29.

（村岡健史）

医療解説：脳血管障害後の廃用症候群

（1）概要
　廃用症候群とは，安静臥床や不活動状態が継続することにより原疾患の症状とは別に筋力低下や心肺機能の低下など幅広い生活機能の低下を招く二次的機能障害である．神経・精神系の症状として不安，抑うつ，知的低下，錯乱などがみられる．代表例として，高齢者が長期間刺激の少ない環境におかれたり，寝たきりになったりすることで認知症様の状態になることがあげられる．放置されることで認知症に進行する場合もあるためリハビリテーションが重要である．

（2）疫学
　わが国のリハビリテーション医療のなかで入院患者の20～30%に廃用症候群が認められる．また，ほとんどの場合に身体症状に加えて精神・神経系の症状がみられる．

（3）臨床症状
　悪性腫瘍や歩行障害，心不全，呼吸器不全，知的障害が廃用症候群の発生や症状の悪化につながると考えられる．臨床上とらえやすい症状として，筋力低下，筋萎縮，関節硬縮などの筋骨格系の症状があげられるが，同時に心肺機能の低下や倦怠感などの全身症状や抑うつ，知的活動の低下，意欲低下などの精神症状が進行している．症状は安静臥床の早期から始まり，急速に進行するため，入院環境では常に廃用症候群を念頭において患者を観察することが必要である．

（4）治療
　廃用症候群では予防に重きをおくことが重要であり，高齢者や歩行障害者などリスクが高い場合には早期の離床を促しリハビリテーションに導入することが必要である．万が一に廃用症候群が発生した場合には，他面的に症状を把握し，速やかに問題点に介入する（ROM運動，筋力増強運動など）．また，心身両面における生活機能の保持を目的とした長期的なプログラムの作成（生きがいづくり，集団への参加）の効果が期待される．

（河合正好）

1 膝を屈曲したまま歩いている

事例 78歳　女性

2週間前に転んで尻もちをつき，腰背部に痛みが出ました．自宅で様子をみていましたが，痛みが強くなり寝たきり状態となったため，入院となりました．入院後，ギプスを巻いて安静にしていたら痛みは減って，日常生活が少しずつ自分でできるようになりました（現在はコルセット着用）．昨日，久しぶりに歩いてみたら，膝を伸ばして歩くことができませんでした．足に痛みやしびれはありません．

思考のポイント ～あなたが解決する課題

- 事例の示す異常姿勢や異常動作を観察し，必要な評価項目を選択して実施する．
- 評価結果から事例の問題点を抽出する．
- リハプログラム作成までのプロセスを整理する．

あなたが担当する事例の評価とリハプログラム作成までのプロセス

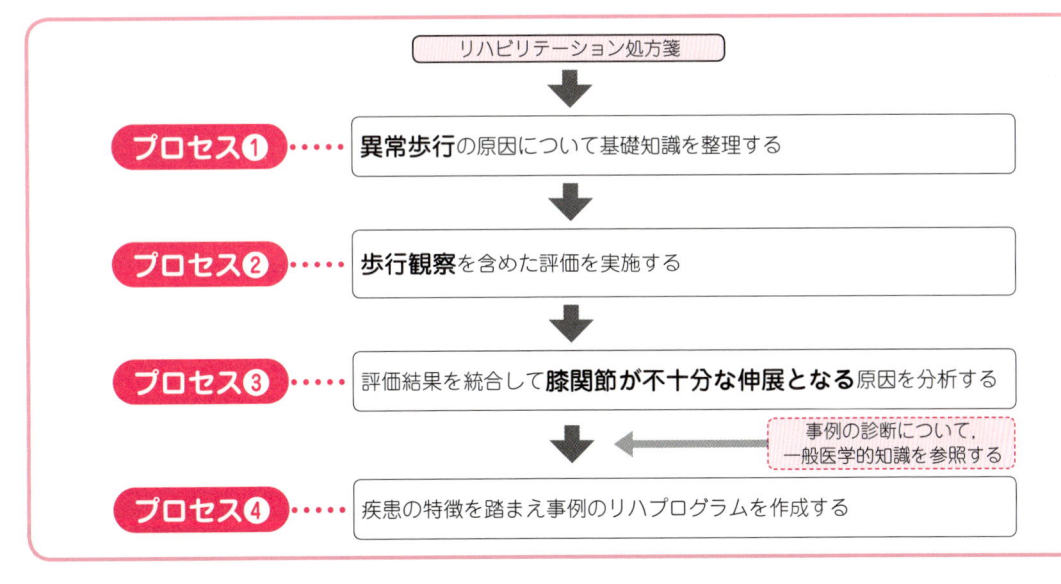

リハビリテーション処方箋
↓
プロセス❶ …… **異常歩行**の原因について基礎知識を整理する
↓
プロセス❷ …… **歩行観察**を含めた評価を実施する
↓
プロセス❸ …… 評価結果を統合して**膝関節が不十分な伸展となる**原因を分析する
↓ ← 事例の診断について，一般医学的知識を参照する
プロセス❹ …… 疾患の特徴を踏まえ事例のリハプログラムを作成する

プロセス 1　異常歩行の原因について基礎知識を整理する

　「膝関節を屈曲したまま歩く」原因について歩行時の膝関節の動きを整理し，膝関節が不十分な伸展となる原因を理解する．

（1）歩行時の膝関節運動

　1歩行周期に膝関節は屈曲と伸展を2回ずつ行う．これを**二重膝作用（double knee action）**とよび，衝撃吸収や重心の上下移動の減少という役割を担っている．立脚相において，膝関節は踵接地時に伸展して，その後は足底接地まで屈曲する．さらに，膝関節は立脚中期から踵離地まで再び伸展する（A　中枢神経「1　歩幅が狭い」の図1〈▶p.3〉も参照）．

（2）歩行時に膝関節が不十分な伸展となる原因

- 膝関節伸展可動域制限．
- ハムストリングスの短縮．
- 下肢の筋力低下．
- 疼痛．
- 脚長差．

プロセス 2　歩行観察を含めた評価を実施する

●膝関節屈曲位を評価する

- 関節可動域（ROM）テスト　➡ 膝関節伸展．
- 筋短縮テスト　➡ 下肢伸展挙上（SLR）テスト．
- 徒手筋力テスト（MMT）　➡ 大腿四頭筋・下腿三頭筋．
- 疼痛（NRS）　➡ 歩行時の膝関節の疼痛．
- 形態測定　➡ 棘果長・転子果長．
- 立位観察　➡ 体幹の屈曲や骨盤の後傾は認められるか？
- 歩行観察　➡ 踵接地と立脚中期から踵離地に膝関節の伸展は認められるか？　異常歩行は両側の下肢で起こっているか？

プロセス 3　評価結果を統合して膝関節が不十分な伸展となる原因を分析する

　「なぜ膝関節が屈曲位であったのか」を評価結果から考える．

（1）評価結果

- ROMテスト　➡ **両膝関節伸展0°**であった．
- SLRテスト　➡ **両側35°**であった．
- MMT　➡ 両側とも**大腿四頭筋が4，下腿三頭筋が3**であった．

- NRS　　　■■➡ 歩行時に**胸腰椎移行部周囲で5点**であった．なお，膝関節などの下肢に痛みは認められなかった．
- 棘果長　　■■➡ **両側とも73.0 cm**，転子果長は**両側とも66.5 cm**であった．
- 立位観察（コルセットを外して観察）
　　　　　　■■➡ **体幹の屈曲と骨盤の後傾**が認められた（**図1**）．
　　　　　　　　体幹の屈曲と骨盤の後傾は，側面において確認しやすい．
- 歩行観察　■■➡ **踵接地と立脚中期から踵離地に膝関節伸展が不十分**であった．
　　　　　　　　また，**両側下肢において膝関節伸展の不十分さ**が認められた．

（2）統合と解釈

- 膝関節伸展 ROM 制限なし ■■➡ **変形性膝関節症**除外．
- 脚長差なし　　　　　　　■■➡ **大腿骨頚部骨折**などの下肢外傷性疾患除外．

　歩行時の膝関節の不十分な伸展の原因は，①**腰背部の疼痛**，②**ハムストリングスの短縮**，③**大腿四頭筋・下腿三頭筋の筋力低下**，である可能性が考えられる．

　受傷機転と経過を踏まえて，①～③が原因となる脊柱の**アライメント異常**により症状が出現していると考えられる．

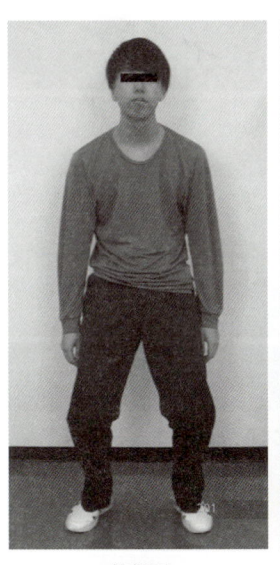

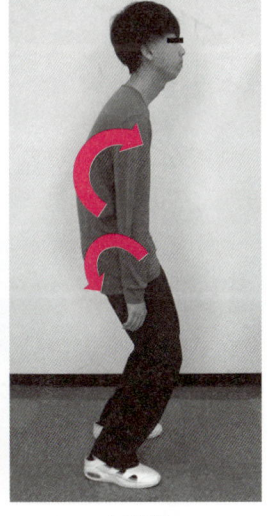

前額面　　　　矢状面
図1　立位観察

👉 この事例のリハビリテーション処方箋の診断は **脊椎圧迫骨折** である．医療解説を参照しながら ▶p.78，事例の症候の観察と検査の結果を統合しリハプログラムを作成する．

I　身体障害——B　非中枢神経

プロセス 4　疾患の特徴を踏まえ事例のリハプログラムを作成する

脊椎圧迫骨折に起因する異常歩行であると判断できたので，リハプログラムを作成する．
基本方針：疼痛軽減と筋機能改善による異常歩行の改善

- 腰背部の疼痛 ─┬─ ホットパックや低周波を実施する．
　　　　　　　　└─ 筋緊張抑制を目的としてマッサージを実施する．
- ハムストリングスの短縮 ➡ ストレッチを実施する（図2）．
- 骨盤の後傾に対して，端坐位・立位での骨盤前傾運動を実施する（図3）．
- 筋力低下 ➡ 閉運動鎖（CKC）訓練[*1]と開運動鎖（OKC）訓練[*2]での筋力増強運動を実施する（図4）．

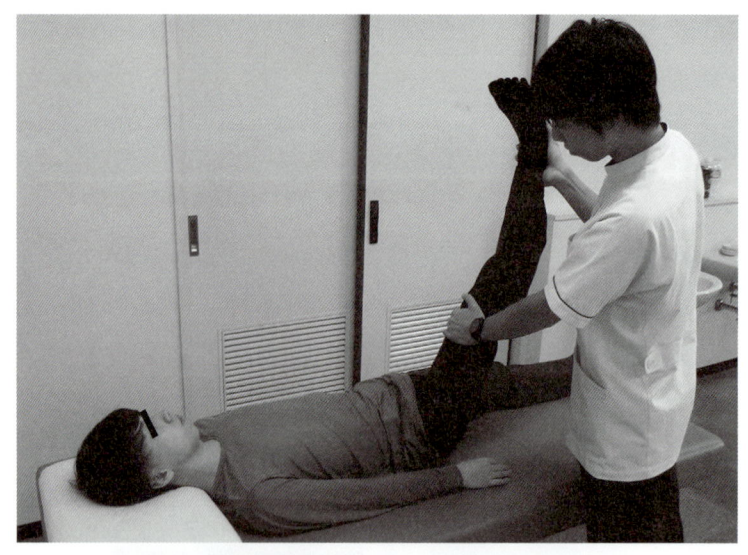

図2　背臥位でのハムストリングスストレッチ
膝関節が屈曲しないように注意する．

[*1] CKC訓練：手や足を床面につけた荷重位での運動；腕立て伏せ・歩行の立脚期．
[*2] OKC訓練：手や足を床面から離した非荷重位での運動；ボールを蹴る足の動作，歩行の遊脚期．

1 膝を屈曲したまま歩いている

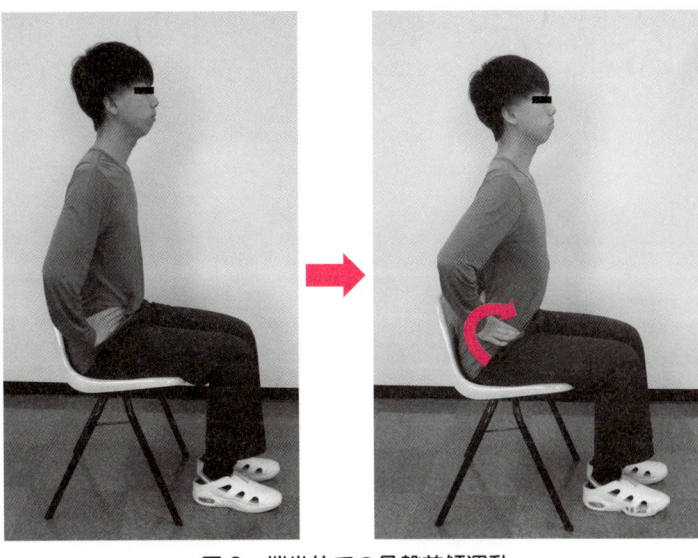

図3　端坐位での骨盤前傾運動
両手で骨盤を把持し，骨盤の動きを確認しながら実施する．

CKC訓練　　　　　　　　OKC訓練

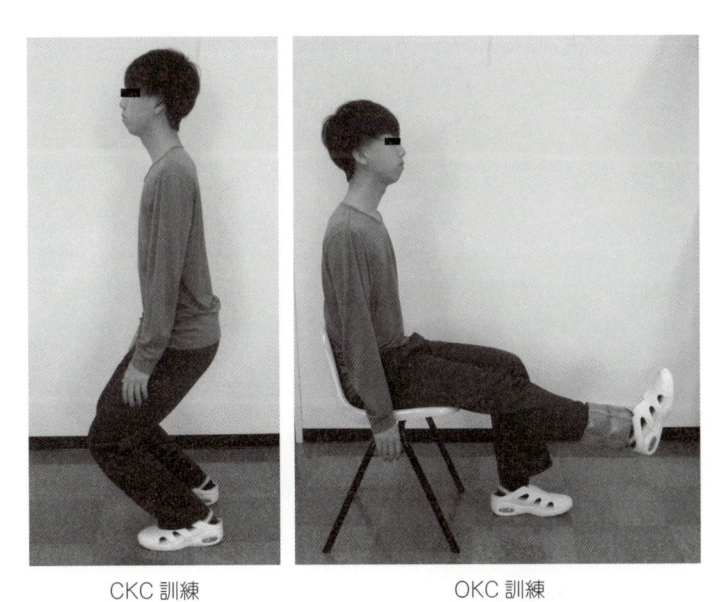

図4　スクワット運動（CKC訓練）と膝関節伸展運動（OKC訓練）
骨折部の痛みが増強しないように注意する．筋疲労が起こるまで反復して行う．

ここでCHECK！

　急性期では廃用症候群を予防することが重要であるため，痛みが増強しない範囲で積極的な動作練習を行い，活動性の低下をできる限り少なくするようにリハビリテーションを進める必要がある．

【引用文献】
1) 小島 悟：LECTURE13 歩行．石川 朗，他，15レクチャーシリーズ　理学療法・作業療法テキスト運動学．中山書店，2012；121-132．

(天野徹哉)

医療解説：脊椎圧迫骨折，サルコペニア

(1) 概要
　脊椎圧迫骨折とは，脊柱が前方へ過度に屈曲を強制されるようなストレスによって椎体の前方部分が損傷し楔状変形を呈する椎体骨折である．単一椎体の圧迫骨折で脊髄損傷を起こすことはほとんどなく，ギプスや装具を用いた保存的治療で良好な成績が得られる．
　一方，本症例の下肢筋力低下はサルコペニアが続発したためと考えられる．サルコペニアとは筋萎縮のことで，「進行性かつ全身性の筋量および筋力の低下であって，身体の機能障害，QOLの劣悪化，および死につながるもの」と定義されている[1]．加齢につれて生じるものを本態性，本症例のようにベッド上安静など身体活動の低下から生じるものや炎症性疾患あるいは癌から生じるものを二次性とよぶ．

(2) 疫学
　Sakumaらが2004年に佐渡で行った調査では，232.8人/10万人である[2]．

(3) 臨床症状
　骨粗鬆症に合併しやすく，尻もちなど軽微な外傷で発生する．症状は疼痛と後弯変形である．診断は通常単純X線撮影により可能であるが，数か月を経て楔状変形があきらかになる場合がある．高齢者では単純X線写真側面像で複数の椎体が圧潰され楔状変形のほか，魚椎などの変形が認められることが多く，新鮮な圧迫骨折が同時に複数起こった場合や，陳旧性の圧迫骨折が混在している場合がある．

(4) 治療
　早期の除痛は過度の安静を避けるためにも重要である．体幹をギプス等で固定し，カルシトニンを注射する．複数の椎体が圧迫骨折を起こした場合，保存的治療には限界があり後弯変形は必発である．
　サルコペニアに対する介入の際は，高強度のエクササイズ，特に遠心性収縮を避ける．栄養学的には介入後の蛋白（あるいは炭水化物との同時）摂取が有効であろう．一方，ビタミンC，ビタミンE，あるいはポリフェノールなどの抗酸化栄養素の効果については議論されている．

【引用文献】
1) Budui SL, et al.：*Clin Cases Miner Bone Metab* 2015；**12**：22-26.
2) Sakuma M, et al.：*J Bone Miner Metab* 2008；**26**：373-378.

(鈴木伸治)

I 身体障害　　B 非中枢神経

2 立脚相で膝を伸展したまま歩いている

事例 71歳　男性

幼い頃から右脚に力が入りにくく，歩くことが不自由でした．足を床についているときにも右膝関節を伸展したままです．また，体は前かがみで，右手で大腿前面を押さえます．一方足を振り出すときは足がだらんと垂れてしまい，その後つま先から接地します．

思考のポイント　～あなたが解決する課題

- 歩行を観察し，正常歩行と異なる点について分析する．
- 歩行分析結果から原因を推測し，必要な検査・測定項目を選定する．
- 歩行分析結果と検査結果との関連性を考察し，原因をあきらかにする．
- リハプログラム作成までのプロセスに必要な知識を整理する．

あなたが担当する事例の評価とリハプログラム作成までのプロセス

リハビリテーション処方箋
↓
プロセス❶……**正常歩行**についての運動学的基礎知識，**足関節と膝関節の運動連鎖**，**脚長差**についての基礎知識を整理する
↓
プロセス❷……**歩行観察・分析**と検査・測定を実施する
↓
プロセス❸……歩行分析結果と検査・測定結果との関連性を考察し，現象の原因をあきらかにする
↓
（事例の診断について，一般医学的知識を参照する）
↓
プロセス❹……疾患の特徴を踏まえ事例のリハプログラムを作成する

> プロセス ① **正常歩行についての運動学的基礎知識，足関節と膝関節の運動連鎖，脚長差についての基礎知識を整理する**

（1）正常歩行についての運動学的基礎知識を整理する

　立脚相における膝関節の動きについて確認する．膝関節は伸展位で踵接地した後に屈曲し始め，体重支持期に再び伸展し，立脚終期から再び屈曲し始める（double knee action）（図1）．

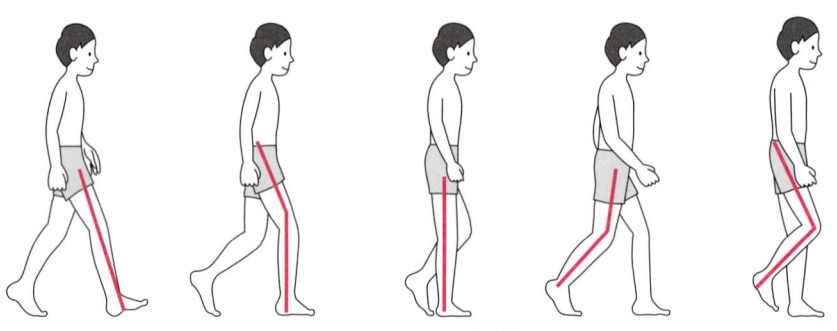

図1　立脚相における膝関節の動き

　また，歩行周期において各筋が働く時期を確認する（図2）．立脚初期に大殿筋や大腿四頭筋が，中期～後期においては下腿三頭筋が作用することがわかる．

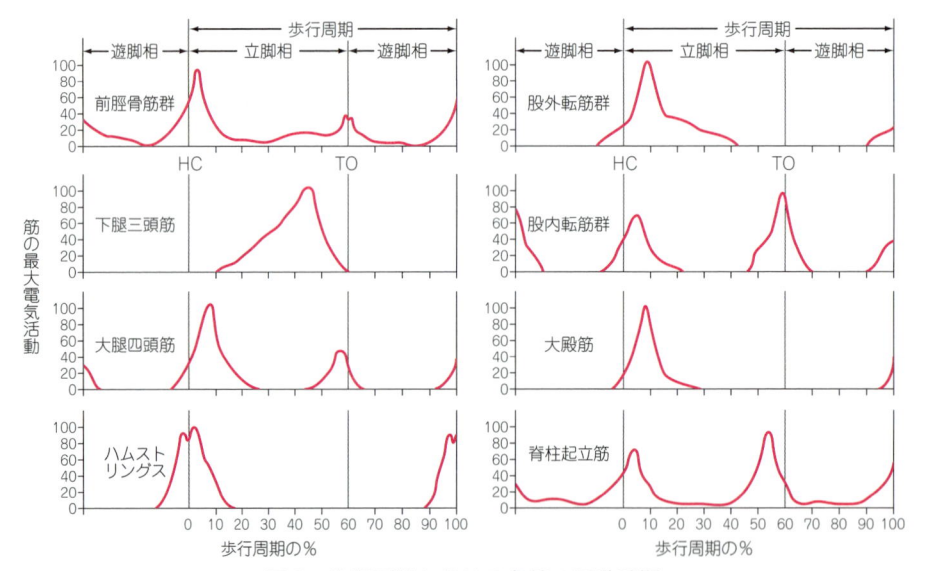

図2　歩行周期における各筋の活動時期
HC：踵接地，TO：爪先離地
〔Eberhart HD, et al.: The principal elements in human locomotion. In: PE Klopsteg, et al. (eds), *Human Limbs and Their Substitutes*. McGraw-Hill, New York, 1954 を一部改変〕

（2）足関節と膝関節の運動連鎖についての基礎知識を整理する

立位時や歩行立脚相のように足部が固定された（足底が接地した）状態においては，足関節の動きと膝関節の動きは連動している．

つまり，**足関節が底屈すれば膝関節には伸展方向への力が作用し**（図3a），**足関節が背屈（下腿が前傾）すれば膝関節には屈曲方向への力が作用**する（図3b）．

（3）脚長差についての基礎的知識を整理する

下肢長の測定については以下の方法がある（図4）．

- 棘果長（SMD）　➡ 上前腸骨棘〜内果．
- 転子果長（TMD）　➡ 大転子〜外果．

　一般に**左右の脚長差が3 cm以内**であれば歩行への影響はないとされている．

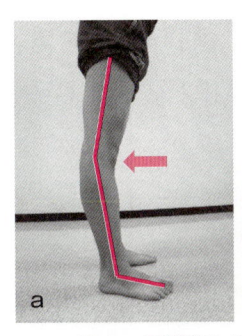

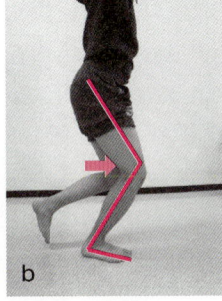

図3　足関節と膝関節の運動連鎖

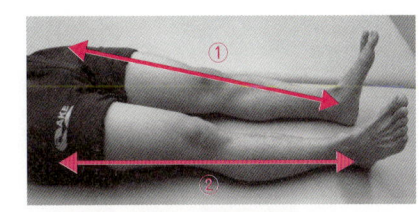

図4　脚長の測定
①SMD，②TMD．

プロセス② 歩行観察・分析と検査・測定を実施する

（1）いつからどんな症状があるのか，また，その経過について聴取する

（2）歩行を前額面と矢状面から観察する

関節の状態がわかるように膝・足部を露出して行う．立脚相における各関節の動きを三次元的にとらえ，正常と異なる点について分析する．

- **踵から接地**しているか．
- **足関節の背屈（下腿の前傾）**がみられるか．
- **重心線と膝関節軸との位置関係**はどうか．
- 遊脚相でも膝伸展位のままか．

（3）問診ならびに歩行分析結果から検査・測定項目を選定する

- 徒手筋力テスト（MMT）　➡ 股・膝・足関節で測定．
- 大腿・下腿周径を測定．
- 下肢長を測定．
- 関節可動域（ROM）テスト　➡ 膝・足関節で測定．
- 感覚検査．

I　身体障害——B　非中枢神経

> **プロセス ❸**　歩行分析結果と検査・測定結果との関連性を考察し，現象の原因をあきらかにする

(1) 事例からの聞き取り

幼少期から右脚が麻痺しており，普通に歩くことができなかった．また，成長とともに左右の脚の太さと長さの違いに気づくようになった．数年前から徐々に筋力が弱ってきて，歩きにくくなったように感じる．

(2) 歩行分析結果（図5）

- **足尖，足部外側から接地**する．
- **下腿軸の動きはわずか**である．
- **体幹前傾（股関節屈曲）位**となり，**重心線は膝関節軸の前方**を通っている．
- 遊脚相においても膝屈曲はみられず，**下垂足**がみられる．

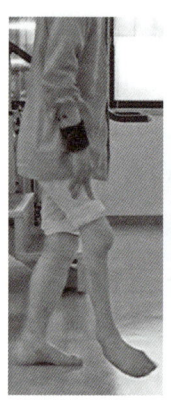

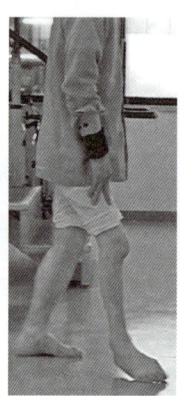

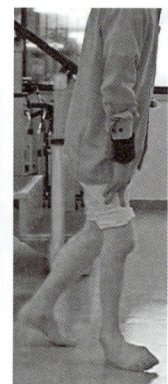

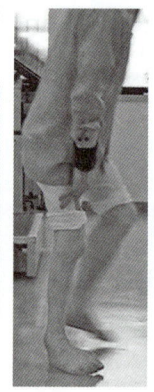

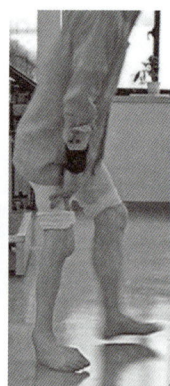

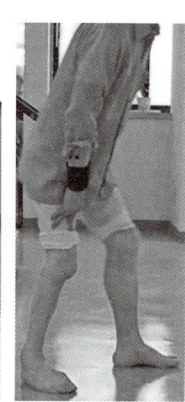

図5　歩行（遊脚相後期〜立脚相）

(3) 検査・測定結果

- MMT　　　➡ 股関節伸展 2，膝関節屈曲・伸展 2，足関節底屈・背屈 0．
- 周径　　　➡ 大腿（膝蓋骨上縁から 10 cm 上）で 11 cm，下腿（最大周径）で 4 cm の左右差がある（図6）．
- 下肢長　　➡ SMD にて右脚が 3 cm 短い（図6）．
- ROM テスト ➡ 膝関節伸展 −5°，足関節背屈 0°，底屈 40°．
- 感覚　　　➡ 異常なし．

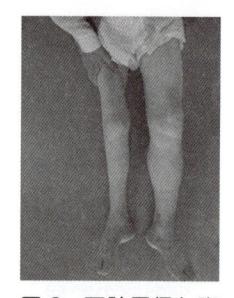

図6　下肢周径と脚長差

> 💡 **着眼点**…「検査結果の異常＝問題点」とは限らない．動作との関連性について優先順位をつけてよく考えてみる

【解説】歩行分析ならびに検査・測定結果から，「立脚相で膝を伸展したまま歩いている」現象の主原因は股・膝関節伸展筋，足関節底屈筋の筋力低下ならびに脚長差と考えられる．

①下肢筋力の影響

立脚相で体重を支持するためには，立脚初期〜中期においては股関節・膝関節の伸展筋

が，中期〜終期にかけては足関節底屈筋が働く必要がある．

　しかし，本事例ではこれらの筋力が著明に低下しているために支持することができず立脚相を通して膝関節を伸展位でロックさせ，かつ上肢を補助的に使用しながら膝折れを防いでいるのである．

② 足関節と膝関節の運動連鎖

　正常歩行の立脚相においては足関節が背屈方向へ動いて下腿軸が前傾する．しかしそれにより膝関節は屈曲しやすくなる．そのため，本事例では体幹の前傾により下腿軸の前傾を防ぐことによって膝折れを防ごうとしている（図3）．

③ 脚長差の影響

　右下肢長が短い場合は，反対側の脚を振り出す際につまずかないように右脚をできるだけ長くしようとするので膝関節伸展位になりやすくなる．

　脚長差が3cm以内であっても，筋力低下やROM制限などの他因子が合併する場合は歩行に影響を及ぼすことがある．

この事例のリハビリテーション処方箋の診断は **ポリオ** である．医療解説を参照しながら ▶p.84〜85，事例の症候の観察と検査の結果を統合しリハプログラムを作成する．

プロセス4　疾患の特徴を踏まえ事例のリハプログラムを作成する

　下肢筋の筋力低下，脚長差が「立脚相で膝を伸展したまま歩いている」ことの主原因と判断されたのでリハプログラムを作成する．

基本方針1：装具療法

　長下肢装具（KAFO）を用いて歩行機能の維持を図る．膝継手にはロックの解除が容易なスイスロックが推奨される（図7）．近年はカーボン製のものも使用されている．また，必要に応じて靴底に補高をして脚長差を補正する．

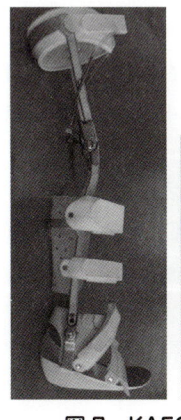

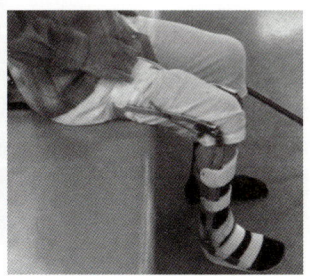

図7　KAFO（スイスロック膝継手）

基本方針2：過用性筋力低下に注意する

過負荷の筋力増強運動は逆に筋力低下を招くので現状維持を目的とし，翌日に疲労が残らない程度に行う．

> **CHECK!**
> ポリオ（poliomyelitis）の場合は運動療法のみで対処することは困難である．残存機能に着目し，適切な生活指導を行うとともに補装具を有効活用することが大切である．

【引用文献】
1) Eberhart HD, *et al.*：The principal elements in human locomotion. In：PE Klopsteg, *et al.*（eds），*Human Limbs and Their Substitutes*. McGraw-Hill, New York, 1954.

（髙木　聖）

医療解説：ポリオ

（1）概要

ポリオ（急性灰白髄炎，脊髄性小児麻痺）は，エンテロウイルスの1つであるポリオウイルスが主として脊髄前角細胞に感染することで生じる，急性の弛緩性麻痺を主症状とする疾患である．

（2）疫学

好発年齢は0～2歳である．欧米では1950年代前半，わが国では1960年頃に大流行した．その後のポリオワクチンの導入により，野生株による急性灰白髄炎の報告は1981年が最後である．

（3）症状

ポリオウイルスに感染した90～95％が無症状で経過する．4～8％は感冒症状のみの不全型である．0.5～1％が髄膜刺激症状を呈するが運動麻痺はない非麻痺型を呈する．弛緩性麻痺を生じるのは感染者の約0.1％とまれである．上下肢・体幹に運動麻痺を生じる脊髄型，咽頭や声帯に麻痺を生じ嚥下や呼吸に障害が生じる球・橋型，左右対称性，上行性に進行し球麻痺を起こしやすいLandry麻痺型，髄膜・脳炎型がある（表1）．麻痺を生じる患者のうち，85％が脊髄型である．知覚は正常である．

ポリオウイルスに感染後7日目頃に風邪症状を1～2日呈し，12～14日目頃に急性弛緩性麻痺が出現する（表1）．麻痺の部分は痛みを伴う．約50％が筋拘縮や運動障害などの永続的後遺症を残す．発症3～4か月頃から回復を認め，筋力増強運動により筋力が増加し，ほとんど正常に近い状態にまで回復することもある．

近年，症状が安定した10～50年後に，それまでに罹患した筋の部分に一致して，新たに筋萎縮が生じ，疲労感，息切れ，歩行障害などが出現する，ポリオ後症候群という病態が報告されている．

(4) 治療

有効な治療法はない．リハビリテーション，装具療法などの対症療法を行う．

表1　急性灰白髄炎診断の分類

特徴的症状	発熱・頭痛・項部硬直・背部痛・悪心嘔吐・筋痛・弛緩性麻痺
病型分類	①不顕性感染　②不全型感染　③非麻痺型感染　④麻痺型感染
病期分類	①潜伏期　②前駆期　③前麻痺期　④麻痺期 ＊①無症状 　②非特異的症状であり，臨床診断は困難 　③前駆期の発熱がいったん解熱，再び発熱し髄膜刺激症状を示すことがある 　④前麻痺期の解熱頃に突然現れる随意筋の弛緩性麻痺
麻痺型分類	①脊髄型　②Landry 型　③球・橋型　④髄膜・脳炎型 ＊①最も一般的な型であり，多くは非対称性．筋は弛緩，罹患部位の腱反射は消失する 　②左右対称性，上行性に進行．球麻痺を起こしやすい 　③咽頭や声帯に麻痺を生じ嚥下や呼吸に障害が生じる 　④項部硬直や意識障害などの髄膜炎や脳炎の症状を生じる

〔杉下智子：小児内科 2000；**32**：1640-1645 より改変〕

【引用文献】

1) 中川正法：医学と薬学 2012；**68**：385-392.
2) 蜂須賀研二：リハビリテーション医学 2002；**39**：642-647.
3) 杉下智子：小児内科 2000；**32**：1640-1645.

（長嶋雅子）

I 身体障害　　B 非中枢神経

3 歩くときに足を重たく感じる

事例 57歳　女性

　数年前から背中や腰に軽い痛みがあり，背中がまるくなり姿勢が悪くなってきたと家族から指摘されました．歩く際の足の振り出しでは，足を重たく感じるようになり，歩行速度も少し遅くなったような気がします．膝はときどき痛みますが，足部には痛みもしびれもありません．片脚立ちで靴下を履こうとするとふらつくことがあり，転ばないように気をつけています．最近は，買い物に行っても，重い荷物を持って帰るのがつらくなってきたので，娘と一緒に買い物に行くようにしています．家事でも，掃除機をかけたり，布団を片づけたりするのが億劫になってきました．

思考のポイント ～あなたが解決する課題

・事例の主訴から，姿勢アライメントの問題点をみつける．
・事例に必要な検査，測定項目，評価を選択し，実施する．
・検査，測定項目，評価の結果をもとに問題点を整理する．
・事例を取り巻く環境を考慮し，リハプログラムを作成，日常生活で実践，継続可能な指導を行う．

あなたが担当する事例の評価とリハプログラム作成までのプロセス

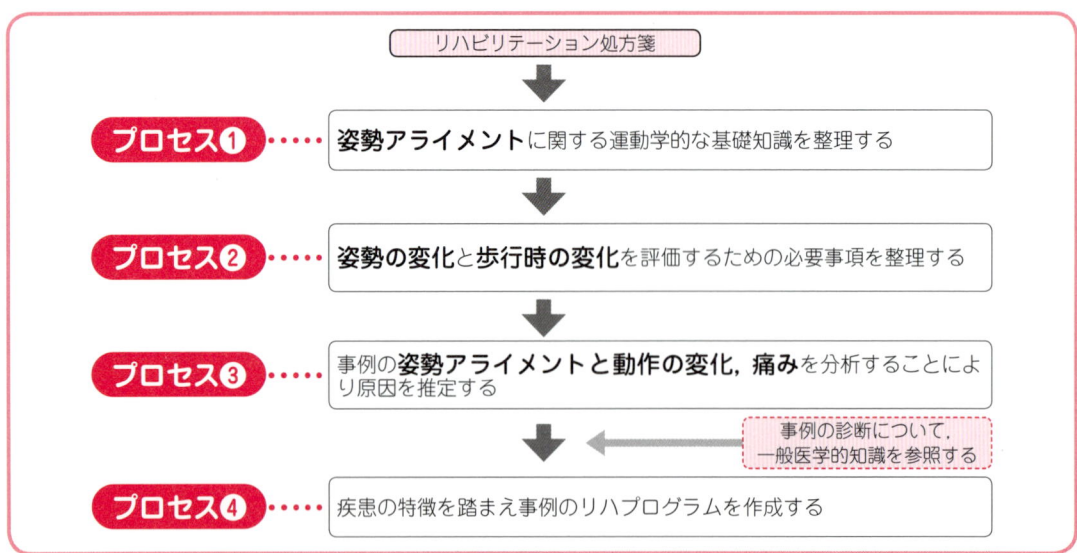

リハビリテーション処方箋

プロセス❶……姿勢アライメントに関する運動学的な基礎知識を整理する

プロセス❷……姿勢の変化と歩行時の変化を評価するための必要事項を整理する

プロセス❸……事例の姿勢アライメントと動作の変化，痛みを分析することにより原因を推定する

　　　　　　　　　　　　　　　　事例の診断について，一般医学的知識を参照する

プロセス❹……疾患の特徴を踏まえ事例のリハプログラムを作成する

プロセス ① 姿勢アライメントに関する運動学的な基礎知識を整理する

> 💡 **着眼点**…関節や脊柱の変形による姿勢の異常は，①骨・関節などの運動器の変形や関節可動域（ROM）の制限，②筋や神経系の機能障害，に伴って生じやすい

（1）立位姿勢では，おもにアライメントが問題となる

- 臨床においての観察 ➡ **①静的立位での異常**，**②バランス安定性**，に着目する．
- 通常の立位姿勢を側面および前面，後面から，頭部・体幹，四肢について観察する．
- 側面からの観察 ➡ **頭部と体幹の前・後屈**，**股関節および膝関節が屈曲位**かどうか，また**脊柱の弯曲の程度**にも注意する．
- 前/後面からの観察 ➡ **左右対称**であるか，**両足の間隔**，**上肢の位置や構え**にも注意する．

（2）基本的立位姿勢のアライメントが重心線に一致しているか確認する（図1）

- 左右方向のアライメント ➡ 重心線は背部から観察して，後頭隆起，椎骨の棘突起，殿裂，両膝関節内側の中心，両内果の間の中心を通る．
- 前後方向のアライメント ➡ 重心線は側面から観察して，耳垂，肩峰，大転子，膝蓋骨後面，外果の前方を通る．

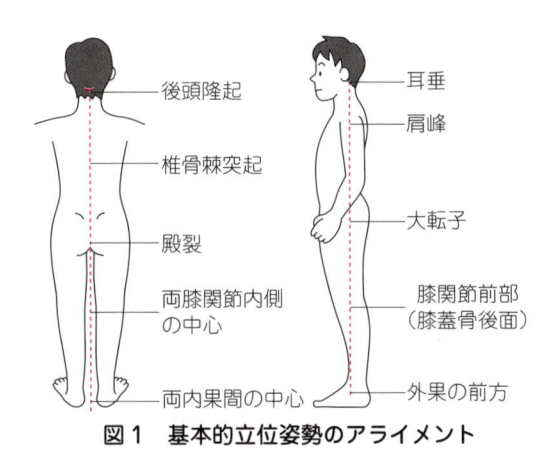

図1 基本的立位姿勢のアライメント

後面：後頭隆起／椎骨棘突起／殿裂／両膝関節内側の中心／両内果間の中心
側面：耳垂／肩峰／大転子／膝関節前部（膝蓋骨後面）／外果の前方

プロセス ② 姿勢の変化と歩行時の変化を評価するための必要事項を整理する

（1）姿勢の観察

加齢とともに脊柱後弯などのマルアライメントを呈することが多く，**脊柱のマルアライメントは歩行にも影響を及ぼす**（表1）．

表1 矢状面における一般的な姿勢の異常

姿勢変化	説明
頭部の前方突出	耳垂が第7頸椎の椎体より前方に位置
肩の前方変位	肩峰が第7頸椎の椎体より前方に位置または肩甲骨が前方に傾斜
胸椎後弯の増加または平坦化	矢状面の胸椎弯曲が過度または不十分
腰椎前弯の増加または平坦化	矢状面の腰椎弯曲が過度または不十分
骨盤の前方あるいは後方傾斜	上前腸骨棘と上後腸骨棘を結んだ線と水平線のなす角度が約10°から15°増加または減少
骨盤の前方あるいは後方変位	正常アライメントでは重心線が大転子を通ることから判断
膝の内反	矢状面において大腿と下腿を結んだ機能軸のなす角度が0°よりも小さい

・屈曲を代表とする脊柱のマルアライメント ➡ 股関節伸展や膝関節屈曲を伴う骨盤後傾によって代償されるが，**膝関節屈曲による代償は 20〜30°が限界**とされ，**これ以上になると膝に手を置くようになる**（図2）．

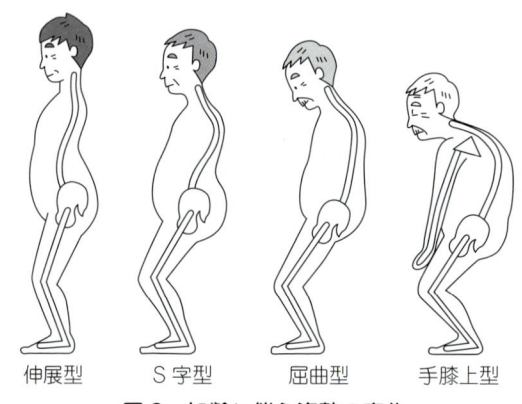

伸展型　S字型　屈曲型　手膝上型

図2　加齢に伴う姿勢の変化

（2）ROMテスト

特に股関節や膝関節の伸展，足関節の背屈の制限をきたすことが多く，評価が必要である．

正常歩行 ─ 股関節：屈曲約35°から伸展約10°
　　　　 ─ 膝関節：屈曲約70°から伸展約0°
　　　　 ─ 足関節：背屈約10°から底屈約20°

の可動域が必要とされる．

（3）筋力測定（MMTほか）

・姿勢保持に関与する**体幹の腹筋群と背筋群**を中心に，**体幹の筋力**を測定する．
・両下肢 ➡ **股関節，膝関節，足関節の粗大筋力**を測定する．
・両上肢 ➡ **肩関節，肘関節，手関節の粗大筋力と握力**を測定する．
・徒手筋力テスト（MMT）がむずかしい場合，上腕周径や下腿周径の計測は筋力を知る代替手

段となる（図3）．

周径の計測は疼痛などの影響を受けにくいため有用である．**非利き手の上腕周径が21.0 cm以下**，あるいは**下腿周径が31.0 cm以下**の場合は，サルコペニアの診断基準の1つである**筋肉量低下**に該当する．

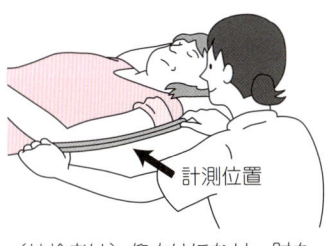

（被検者は）仰向けになり，肘を直角に曲げておなかの上に置く

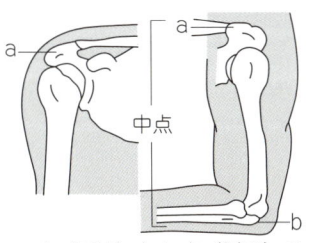

a点（肩峰）とb点（肘頭）の中点を定める

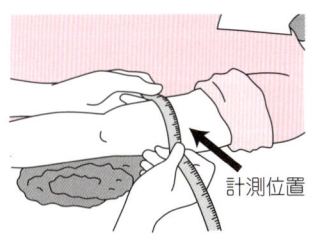

肘を伸ばした状態で皮膚を圧迫しないようにメジャーを閉めて計測

規定誤差：0.5cm以内

図3　上腕周径の計測方法（非利き手の周径を計測する）

（4）痛みの評価

腰背部や関節の痛みの有無，痛みの程度などを評価する．

多くの場合は多少なりとも痛みを伴い，痛みが歩行運動を妨げることも考えられる．

痛みは特に**腰背部や膝関節に出現**しやすい．

プロセス3　事例の姿勢アライメントと動作の変化，痛みを分析することにより原因を推定する

（1）姿勢アライメント

- 円背による姿勢の変化　　➡　**腹筋群の筋力低下**と**脊柱の可動域制限**による脊柱のマルアライメント．
- 背筋を伸ばしても，すぐ元に戻る　　➡　**脊柱の可動域制限**と**背筋群の筋力低下**．

（2）動作の変化

- 足を振り出す際，足が重たく感じる　　➡　**下肢筋力低下**．
- 歩行速度の低下　　➡　**股関節，膝関節，足関節の可動域低下，下肢筋力低下**．
- 片脚立ちでのふらつき　　➡　**バランス能力の低下**．
- 重い荷物の持ち運び困難　　➡　**上下肢筋力低下，握力低下**．
- 掃除機使用，布団の片づけ困難　　➡　**上肢筋力低下，握力低下**．

(3) ROM テスト
- 頚部 ➡ 伸展可動域の減少.
- 胸腰部 ➡ 伸展可動域の減少.
- 股関節 ➡ 屈曲角度の増大.
- 膝関節 ➡ 屈曲角度の増大.

(4) 筋力測定
- 体幹筋力の低下.
- 下肢筋力の低下.
- 上肢筋力と握力の低下.

(5) 疼痛評価
- 腰背部痛あり ➡ 数年来の**腰背部痛**.
- 膝痛あり ➡ **関節痛**.

上記より本症例は「ロコモティブシンドローム」の可能性があると考えられ，続けて以下の評価を行う．

(6)「ロコモティブシンドローム」の可能性の有無の評価

「ロコモティブシンドローム」の可能性の有無を**表2**の評価票を用いて評価する．

事例は**5, 6, 7の3項目**が該当した．

なおロコモティブシンドロームについては，他の評価法としてGLFS-25があり，合計25項目の質問について，障害がない0点から重度の障害がある4点までの5段階で調査し，合計0～100点満点で評価する．得点が7点以上であるとロコモ度1（移動機能の低下がはじまっている状態），16点以上であるとロコモ度2（移動機能の低下が進行している状態）と判定される．

表2 ロコモティブシンドロームのチェック項目

1. 家の中でつまずいたり滑ったりする
2. 階段をあがるのに手すりが必要である
3. 15分くらい続けて歩くことができない
4. 横断歩道を青信号で渡りきれない
5. 片脚立ちで靴下がはけなくなった
6. 2kg程度の買い物をして持ち帰るのが困難である（1Lの牛乳パック2個程度）
7. 家のやや重い仕事が困難である（掃除機の使用，布団の上げ下ろしなど）

上記全7項目のうち，一つでも該当すればロコモティブシンドロームの可能性ありと判断する
〔日本整形外科学会ホームページ（http://locomo-joa.jp）より〕

> この事例のリハビリテーション処方箋の診断は **ロコモティブシンドローム** である．医療解説を参照しながら ▶p.93〜94，事例の症候の観察と検査の結果を統合しリハプログラムを作成する．

プロセス 4　疾患の特徴を踏まえ事例のリハプログラムを作成する

姿勢アライメント，動作の変化，痛みを総合的に評価した結果，本事例はロコモティブシンドローム軽症と判断した．

> 💡 **着眼点**
>
> ① ロコモティブシンドロームの徴候と症状をみる際のポイント
> 1) 関節や脊柱の変形.
> 2) 関節や脊柱の可動域制限.
> 3) 下肢，体幹の筋力低下.
> 4) 関節や背部の痛み.
> 5) バランス能力の低下.
>
> ② バランスの評価
> ・開眼片脚立位時間の測定.
> ・Timed Up & Go（TUG）test の測定
>   ロコモティブシンドロームによる「運動器不安定症」の運動機能評価基準は，開眼片脚起立時間 15 秒未満，または TUG が 11 秒以上とされている.
>
> ③ ロコモティブシンドロームの重症度を判定するポイント
>   運動器障害が認められる場合，重症度を以下のように分類する.
> ・軽　　傷 ▶ 歩行が自力で可能.
> ・中等度 ▶ 歩行時に杖，歩行器などを必要とする.
> ・重　　症 ▶ 歩行時に人による介助を要する．または歩行ができない.

基本方針：ロコモティブシンドロームの進行予防と改善

a) 筋力増強運動の実施
- 歩行，移動動作に影響する下肢の筋，特に膝関節伸筋群，足関節背屈筋群，足関節底屈筋群等の筋力強化.
- 脊柱のアライメント/姿勢に関与する体幹の腹筋群，背筋群の筋力強化.
- 生活動作を実行する際に重要な，上肢筋力と握力の強化.
- 片脚立位保持に重要な中殿筋の筋力強化.

b) 立位バランス練習
- ロンベルグ（Romberg）立位，タンデム立位での両下肢支持による立位バランス練習.
- 開眼片脚立位練習→転倒しないよう注意する．机や椅子の背につかまって行っても構わない.

c) 歩行練習
　高齢者の場合は歩行練習時の転倒を予防するためにも，歩行補助具の利用が有効である．脊柱後弯変形が強い症例には，前方支持ができる四輪歩行車を使用する等，症例に合った歩行補助具の選択が必要となる.

d) 自主トレーニングとしてのバランス練習と筋力増強運動の指導
① バランス練習
- 片脚立ち ─┬─ 左右 1 分間ずつ，1 日 3 回行う.
　　　　　　├─ 転倒しないよう，必ずつかまるものがある場所で行う.
　　　　　　└─ 床につかない程度に，軽く片脚をあげる.

> **Point**
> 前傾姿勢にならないよう，姿勢をまっすぐにして行う．
> 支えが必要な人は，机に手や指をついて行う．指をついただけでできる人は，机に指をついて行う．

・四つ這い位で上肢や下肢を挙上する．
　例1：右上肢挙上→左上肢挙上→右下肢挙上→左下肢挙上などの単肢挙上．
　例2：単肢の挙上が可能となった後，対側の上下肢を同時に挙上する．
　例3：例2が可能となった後，同側の上下肢を同時に挙上する．

> **Point**
> 四つ這い位で膝に痛みがある場合は，無理をしないようにする．
> 簡単な動作（例1）ができるようになってから次の動作の練習に移行する（例2→例3）．

②下肢の筋力増強運動
・スクワット ─┬─ 大腿四頭筋の筋力増強運動．
　　　　　　　├─ 深呼吸をするペースで5〜6回繰り返して行う．1日3回実施する．
　　　　　　　└─ スクワットができない人は，椅子に腰かけ，机に手をついて，立位⇔着座動作を繰り返して行う．

> **Point**
> 動作の最中は息を止めない．
> 膝に負担をかけ過ぎないため，膝関節は90°以上屈曲させない．
> 大腿前面/後面の筋肉に力が入っているか，意識しながら行う．
> 支えが必要な人は，転倒予防として机に手をついて行う．

・つま先立ち ─┬─ 下腿三頭筋の筋力増強運動．
　　　　　　　├─ 両脚立位でつま先立ちとなり，ゆっくり踵を下ろす．
　　　　　　　├─ 立位や歩行が不安定な人は，椅子の背もたれなどにつかまって行う．
　　　　　　　└─ 自信がある人は，壁などに手をついて片脚で実施してみる．

> **Point**
> バランスが不安定な人は，机や壁に手をついて行う．
> つま先立ちになる際，踵をあげ過ぎると転倒しやすくなるので注意する．

③筋力増強運動とバランス練習
・フロントランジ ─┬─ 足を肩幅くらいに開いて立ち，足を前へ1歩踏み出してしゃがみ込み，元の位置に戻る．次いで，反対側の足を1歩前へ踏み出してしゃがみ込み，元の位置に戻る．これを繰り返して行う．
　　　　　　　　　└─ 1日の回数の目安として，できる範囲で5〜10回を2〜3セット行う．

> **Point**
> 足を大きく踏み出しすぎて，バランスを崩さないように注意する．

いずれの運動も，無理をしないで自分のペースで行うように指導する．

CHECK!
- ロコモティブシンドロームは早い時期からの予防が大切である．40歳になったら予防を始める．
- 片脚立ちはバランス練習だけでなく，下肢の筋力強化にも有効である．

【参考文献】
1) 仲田和正：医学のあゆみ 2011；**236**：482-486.
2) 日本整形外科学会編：第5章 予防と治療ロコモーショントレーニング（ロコトレ）．ロコモティブシンドローム診療ガイド 2010．文光堂，2010；94-100.
3) 橋立博幸：ステップ5 フレイルの理解を深める　3. フレイルとロコモティブシンドローム．島田裕之編：フレイルの予防とリハビリテーション．医歯薬出版，2015；172-177.

（青山満喜）

医療解説：ロコモティブシンドローム

(1) 概要

ロコモティブシンドロームは運動器の障害のために移動機能の低下をきたした状態と定義され，英語ではあるが，2007年日本整形外科学会によって国内外に対して提案された概念である[1]．加齢につれて発症する骨粗鬆症，変形性関節症，および変性性脊椎症から続発する脊柱管狭窄症などが含まれる[1]．これら加齢につれて生じる運動器疾患を無症状の段階で，あるいは初期症状の段階で予防あるいは進行を食い止めることを目的として，ロコモ度テストが日本整形外科学会のホームページに掲載されており，誰でも自己判定できるようになっている．似た概念として，2014年に日本老年医学会が提唱したフレイルがあり，ロコモティブシンドロームと異なり認知機能や栄養状態など含む範囲が広い．

(2) 疫学

ロコモティブシンドロームのおもな原因疾患の疫学は以下のとおりである．

骨粗鬆症[2]　　　：第2〜4腰椎　　　➡ 男性 3.4%，女性 19.2%．
　　　　　　　　　大腿骨頚部　　　➡ 男性 12.4%，女性 26.5%．
変形性膝関節症[2]：有病率（40歳以上）➡ 男性 42.6%，女性 62.4%．
変形性脊椎症[2]　：有病率（40歳以上）➡ 男性 81.5%，女性 65.5%．

(3) 臨床症状

ロコモティブシンドロームの症状は移動機能の低下のほか，原因疾患特有の症状を伴う．ロコモ度テスト[1]は立ち上がりテスト，ステップテスト，およびロコモ25から構成されている．このテストはロコモティブシンドロームの原因となる代表的疾患を初期の段階で検出するよう工夫されており，自己スクリーニングテストともいえるもので，医師の診察を受けなくても自分のロコモ度をチェックすることが可能である[1]．

(4) 治療

ロコモーショントレーニング（ロコトレ）[1]によりロコモティブシンドロームを予防する．ロコモティブシンドロームの症状が発生した場合は整形外科を受診し，場合によってはさらに専門的治療も受けることになる．

【引用文献】
1) 日本整形外科学会ホームページ．http://locomo-joa.jp
2) 吉村典子：臨床整形外科 2014；**49**：853-857．

（鈴木伸治）

I 身体障害　B 非中枢神経

4 遊脚相で，膝を伸展したまま歩いている

事例 85歳　女性

転倒して右大腿骨を骨折してしまいました．手術とその後の理学療法については次のように聞いています［右大腿骨顆部骨折術後（観血的整復固定術：外側広筋・腸脛靱帯切開，プレート・スクリュー固定，大腿外側面遠位部約 10 cm の創）．関節面に及ぶ骨折のため，術後 2 週間 knee brace 固定，その後 CPM*1・ROM 開始．荷重は術後 6 週から 1/3 荷重，1 週ごとに 1/2・2/3 荷重と進め術後 10 週より全荷重となる］．今は足を振り出しても膝が伸びたままで歩きづらい状態です．私はもともと高血圧があり，骨粗鬆症もあるといわれていました．

---

*1 CPM：continuous passive motion（持続的他動運動）．CPM は四肢に対し，器械を使ってゆっくりとした往復の関節可動域（ROM）運動を持続的・反復的に行う練習である．

思考のポイント 〜あなたが解決する課題

- 膝関節と隣接関節の機能評価と安静度を含めた事例の状態を把握する．
- 事例の示す姿勢・歩行を観察し，膝を伸展したまま歩く事例の問題点を抽出する．
- リハプログラム作成までのプロセスに必要な知識・経過・状態を整理する．

あなたが担当する事例の評価とリハプログラム作成までのプロセス

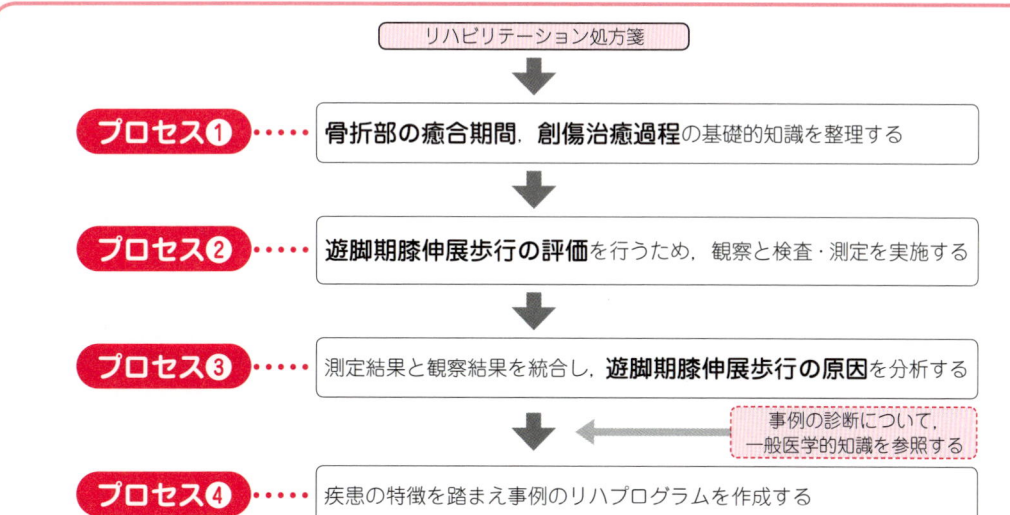

リハビリテーション処方箋
↓
プロセス❶ …… 骨折部の癒合期間，創傷治癒過程の基礎的知識を整理する
↓
プロセス❷ …… 遊脚期膝伸展歩行の評価を行うため，観察と検査・測定を実施する
↓
プロセス❸ …… 測定結果と観察結果を統合し，遊脚期膝伸展歩行の原因を分析する
↓（事例の診断について，一般医学的知識を参照する）
プロセス❹ …… 疾患の特徴を踏まえ事例のリハプログラムを作成する

I 身体障害——B 非中枢神経

プロセス1　骨折部の癒合期間, 創傷治癒過程の基礎的知識を整理する

(1) 骨癒合期間

- 骨折癒合過程 ■■➡ **炎症期・修復期・再生期** の3期に分けられる.
- 癒合条件　　 ■■➡ **骨折部の接合・固定, 十分な血流, 適切な圧迫**, があげられる.
- 癒合期間　　 ■■➡ 癒合条件によるが, 高齢者は通常より遅れる傾向にある[1]. Coldwellによると, 大腿骨顆上部の仮骨出現は6週, 骨癒合は12週, 機能回復は14週とされる. しかし, この期間はあくまで理想的な経過をたどった場合であり, 臨床の場面では, 骨折の程度やその後の固定方法等で骨癒合が延長することがある[2].

(2) 創傷治癒

- 創傷治癒過程 ■■➡ 炎症期・増殖期・成熟期に分かれそれぞれが独立することはなくオーバーラップしながら進んでいく (**図1**)[3].

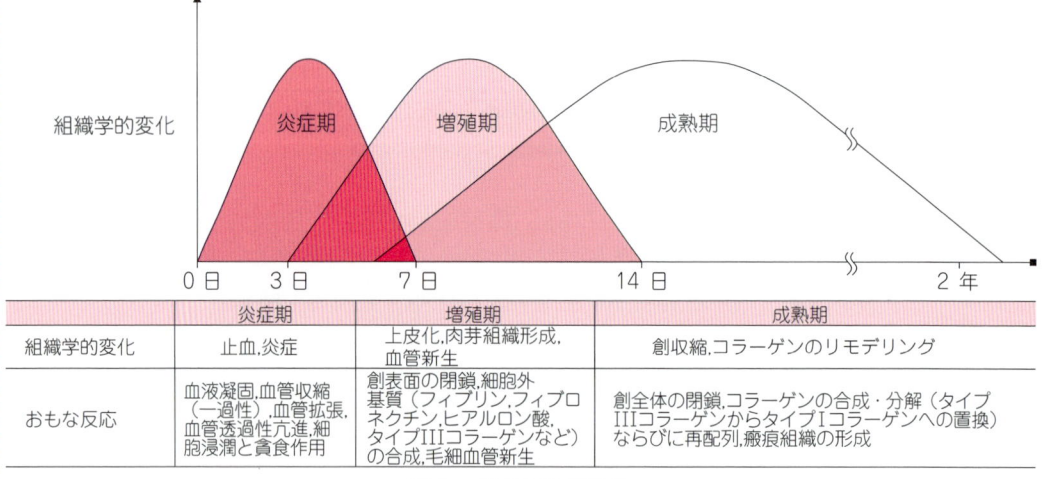

	炎症期	増殖期	成熟期
組織学的変化	止血,炎症	上皮化,肉芽組織形成,血管新生	創収縮,コラーゲンのリモデリング
おもな反応	血液凝固,血管収縮(一過性),血管拡張,血管透過性亢進,細胞浸潤と貪食作用	創表面の閉鎖,細胞外基質(フィブリン,フィブロネクチン,ヒアルロン酸,タイプIIIコラーゲンなど)の合成,毛細血管新生	創全体の閉鎖,コラーゲンの合成・分解(タイプIIIコラーゲンからタイプIコラーゲンへの置換)ならびに再配列,瘢痕組織の形成

図1　創傷の治癒過程

〔沖田 実:第1章 第2節 痛みと末梢組織. 松原貴子, 他, ペインリハビリテーション. 三輪書店, 2011:78-94より改変〕

(3) 創傷治癒過程での注意点

- 炎症症状 ■■➡ 炎症は, 手術時の関節内侵襲で起こる浮腫や出血による組織損傷に起因し, その後に滑膜の増生, 関節包や脂肪体の癒着・肥厚・線維化を生じる. 関節内骨折に対する骨接合術や滑膜の広範囲切除術など生体への侵襲の大きな観血的治療後の炎症反応は長期化しやすいことに留意する.
- 拘縮　　 ■■➡ 炎症期間の延長は, 関節内の二次的なコラーゲン線維の短縮を引き起こし, その柔軟性を失うことで, 拘縮をきたす. 延長が長引くほどその程度も著しいとされている[4].

プロセス ❷ 遊脚期膝伸展歩行の評価を行うため，観察と検査・測定を実施する

（1）膝伸展歩行に関する状況確認を行うための検査・測定項目

①生化学データ
　　白血球数・赤沈・CRP の確認　■▶炎症反応を示すものであり異常値でないかチェックする．

②視診・触診
・創部の確認　　　　　　　　　■▶部位・大きさ・状態を確認．
・炎症症状有無の確認　　　　　■▶発赤・腫脹・熱感・疼痛を確認．

③形態計測
　　膝関節・大腿・下腿の周径測定　■▶腫脹の有無や筋萎縮等の確認．

④疼痛検査
　　患側（右側）疼痛の有無を確認　■▶安静時・運動時・歩行時での疼痛検査．

⑤関節可動域（ROM）テスト
・膝関節および隣接関節である股関節屈曲・伸展，足関節背屈・底屈．
・歩行に必要な遊脚期膝関節屈曲可動域 60〜70°との比較．
・他動運動に対する抵抗感より拮抗筋の被動性を確認（筋緊張の確認）．
・安静度（固定・免荷期間），炎症期間等を考慮した可動域制限因子の推定．

⑥徒手筋力テスト（MMT）
・膝関節屈曲・伸展，股関節屈曲・伸展，足関節背屈・底屈．
・安静度（固定・免荷期間）を考慮した筋力低下の原因の推定．

⑦感覚検査
・膝関節の深部感覚（位置覚・運動覚）．
・患側下肢の表在感覚（末梢神経損傷の可能性）．

（2）歩行観察を通じた膝関節伸展歩行の質的評価

・全歩行周期，立脚相，遊脚相における歩行パターンの観察．
・double knee action の有無．
・歩隔の測定．
・痛みの有無．

プロセス ❸ 測定結果と観察結果を統合し，遊脚期膝伸展歩行の原因を分析する

　なぜ歩行時，膝関節が伸展位なのか観察した結果から考えてみる．

（1）検査結果
・生化学データ　■▶異常値なし．
・視触診　　　　■▶膝関節に熱感・腫脹の残存あり．

- 周径　　　　　　■▶ 関節腫脹を表す膝関節の周径が患側：右2cm＋．大腿部周径5cm左右
　　　　　　　　　　差なし．大腿部の筋群を表す大腿部10cm・15cmでは患側：右3cm－．
- 疼痛検査　　　　■▶ 右膝関節自動運動時屈曲70〜80°程度・他動運動時100°で疼痛出現．
　　　　　　　　　　歩行時は，荷重時に疼痛の訴えが出現する．安静時疼痛の訴えはなし．
- ROM　　　　　　■▶ 股関節伸展－5°，膝関節屈曲100°（その他に異常所見なし）．
- 右膝関節被動性　■▶ 右膝関節屈曲・伸展に抵抗感を確認．ハムストリングス，下腿三頭筋，
　　　　　　　　　　大腿四頭筋の筋緊張亢進が認められる．
- MMT　　　　　　■▶ 右膝関節伸展2レベル．右下肢その他は4レベル．左下肢5レベル．
- 深部感覚検査　　■▶ 位置覚軽度鈍麻，表在感覚検査■▶ 異常所見なし．

（2）歩行観察結果（図2）

- 遊脚期　　　　■▶ 正常歩行に必要な膝関節屈曲60〜70°に満たない**膝関節伸展位での歩行**
　　　　　　　　　となり，股関節**軽度外転歩行**となっている．
　　　　　　　　　問題：膝関節伸展位により股関節軽度外転の代償が出現している．
- 立脚期　　　　■▶ **膝関節運動が減少**しているのに加え**痛みの訴え**が出現し，**蹴り出しが弱く**
　　　　　　　　　右下肢立脚期の短縮を起こしている．
　　　　　　　　　問題：double knee actionの消失，股関節伸展不十分による蹴り出しの減退．
- 全歩行周期　　■▶ 歩行パターンはT字杖左上肢把持にて2動作揃え型を示し，歩隔は右下肢
　　　　　　　　　外転接地してやや拡大している．
- 立脚期に痛みの訴えがあるが，遊脚期には訴えはきかれない．

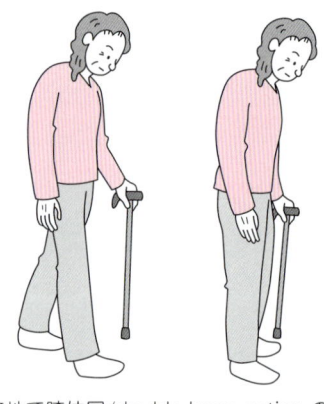

踵接地で膝伸展/double knee actionの消失　　股関節伸展不十分/蹴り出し減衰で2動作揃え型　　膝伸展位のため/股関節軽度外転位

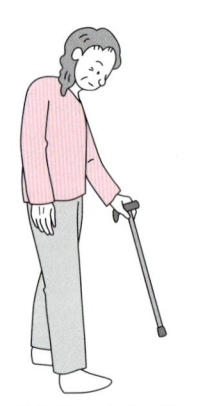

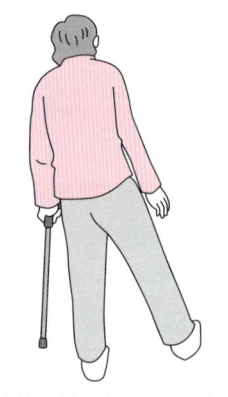

図2　事例の歩行状態

> **着眼点**
> - 本事例の年齢，手術による関節内に及ぶ組織侵襲は，術後の安静度として固定・免荷期間延長に影響し，炎症症状の治癒遅延や拘縮などの二次的障害も考慮する必要がある．
> - 評価結果でみられた膝関節屈曲可動性が，歩行においてみられず，遊脚期に膝関節伸展位歩行となっている原因を考察する．

（3）評価から考察した遊脚期に膝関節が伸展している原因

　左右の脚に周径差があり，腫脹・熱感などの炎症所見が認められ，この炎症症状が延長していることが，膝関節のROM制限や筋緊張亢進を出現させ，膝関節屈曲時および荷重時の疼痛へとつながったと考えられる．**この疼痛のために，逃避的な反応として，歩行時の遊脚期で関節運動を避ける伸展位での歩行になった**と考えられる．

　また，本事例における固定・免荷期間延長は廃用の原因となり，膝関節の筋力の低下を起こした．**筋力低下による歩行時の立脚初期における膝折れへの恐怖心から膝関節屈曲運動も減少した**と考えられる．

　以上から，**歩行遊脚期に関節可動性を発揮できないこと**が，「遊脚相で，膝を伸展したまま歩いている」現象の原因となったと考えられる．

👉 この事例のリハビリテーション処方箋の診断は **大腿骨顆上骨折** である．医療解説を参照しながら ▶p.100〜101，事例の症候の観察と検査の結果を統合しリハプログラムを作成する．

プロセス4　疾患の特徴を踏まえ事例のリハプログラムを作成する

　手術による侵襲とその後の炎症反応や，固定・免荷期間の安静による組織の変化や痛みによる防御的反応が起因となり膝関節伸展位歩行になったと判断したので，それに応じたリハプログラムを作成する．

基本方針
- ストレッチングによる筋緊張の抑制　➡　ハムストリングス，下腿三頭筋，大腿四頭筋．
- ROM運動（膝・股関節屈曲および伸展）の実施．
- 自動運動での膝関節運動　➡　筋緊張コントロール．
- 筋力増強運動の実施　➡　膝関節セッティング・抵抗運動の実施．
- DYJOC[*2]による膝関節荷重促通　➡　膝関節周囲筋の効果的な関節制御促通．
- 歩行練習　➡　遊脚期での外転歩行抑制や蹴り出しを意識．
- 疼痛コントロール　➡　アイシング，筋緊張緩和・促通．

[*2] DYJOC：動的関節制動訓練プログラムで，骨折や長期臥床などの原因で固有受容器からの情報が低下した関節に対し，関節周囲筋による効果的な関節制御機構の再構築を促す訓練方法．

> **ここでCHECK!**
>
> 膝関節周囲の骨折や人工関節置換術等は，その程度や術式により治療方針に大きな違いがあるため，経過のなかで安静度を確認して，対象者の状態把握に努めることが重要である．固定期間が長いと膝関節の拘縮へと移行しやすいことにも注意が必要である．遊脚期の膝関節伸展位歩行においては隣接関節や他部位への影響が出やすいことや立脚期でも股関節伸展減少といった正常から逸脱した歩行となりやすいため，歩行観察においてどの部位に影響しているかを見極める視点も大切である．

【引用文献】
1) 伊藤義広, 他：52章 骨折. 細田多穂, 他編, 理学療法ハンドブック（第3巻）. 改訂第3版, 協同医書出版社, 2000；149-170.
2) 玉井和哉：36章 骨折・脱臼. 内田淳正, 他, 標準整形外科学, 第11版, 医学書院, 2011；723-788.
3) 沖田 実：第1章 第2節 痛みと末梢組織. 松原貴子, 他, ペインリハビリテーション. 三輪書店, 2011；78-94.
4) 石井光昭：12章 末梢関節拘縮. 細田多穂, 他編, 理学療法ハンドブック（第1巻）. 改訂第3版, 協同医書出版社, 2000；333-349.

（櫻井博紀，後藤 聡）

医療解説：大腿骨顆上・顆部骨折（大腿骨遠位部骨折）

（1）概要
　大腿骨顆上・顆部骨折は大腿骨遠位端を中心に起こる大腿骨骨折である．膝屈曲位で前方から力が加わることが受傷機転となり，バイクによる転倒や高所からの転落といった高エネルギー損傷で起こる[1]．しかし骨粗鬆症がある場合は膝をついて転倒するといった軽微な外傷によっても発生する[1]．

（2）疫学
　木浪らによると，大腿骨遠位部骨折は大腿骨骨折全体の6％である[2]．

（3）臨床症状
　急性期には遠位骨片による膝窩動脈損傷を合併することがある．解剖学的整復と可及的早期の術後療法を心がけるが，治療後の経過は必ずしもよくなく，慢性期の合併症として阻血性骨壊死や外傷性変形性関節症が続発することがある[1]．

（4）治療
　膝窩動脈損傷を合併する場合は緊急手術となる．たとえ軽度な転位であっても膝関節運動のバイオメカニクスを著しく障害するため，骨片の解剖学的整復は重要で，転位が軽度な単独の顆部骨折であっても観血的整復術を行う[1]．単純骨折で膝窩動脈損傷などの合併がない場合は術前に直達牽引を行っておく．膝関節が損傷により開放していなければ，観血的整復術に関節鏡を用い経皮的骨接合術を行うことも有効とされている．術後療法は重要であり，術直後から大腿四頭筋

のセッティングを開始する．できるだけ早期に能動的ROM運動を開始する．部分荷重を数か月間続け，末梢骨片への血行に注意する．経過が良好でも数年間のフォローアップが必要である．

【引用文献】

1) Connoly JF：*DePalma's the management of fractures and dislocations：an atlas*. 3rd ed, W. B. Saunders, Philadelphia, 1981；1511-1540.
2) 木浪　陽，他：関節外科 2013；**32**（**suppl 2**）：132-141.

（鈴木伸治）

I 身体障害　B 非中枢神経

5　足を過度にあげて歩く，背伸びをして歩く

事例　60歳代　男性

仕事中に機械が倒れてきて，受け止めようとしたときに挟まれ，骨盤骨折（右腸骨骨折）をしました．その日のうちに創外固定，右下肢直達牽引を受け，また10日後に観血的整復固定術を受けました．受傷直後にはしびれはありませんでしたが，牽引中に徐々に右足の甲にしびれを感じ始めました．右足免荷から部分荷重，全荷重へと移行し，一人で歩行練習もできるようになりましたが，右足は垂れて，右足を高くあげ，左足で背伸びをして歩くようになりました．

思考のポイント　〜あなたが解決する課題

- 事例の示す機能面の異常所見，能力面の異常歩行から評価項目を列挙する．
- 評価結果から，異常所見と異常歩行の結びつけを行う．
- 予後予測に必要な知識と病態を整理する．
- 家庭復帰だけでなく，職場復帰も目指したリハプログラムを検討する．

あなたが担当する事例の評価とリハプログラム作成までのプロセス

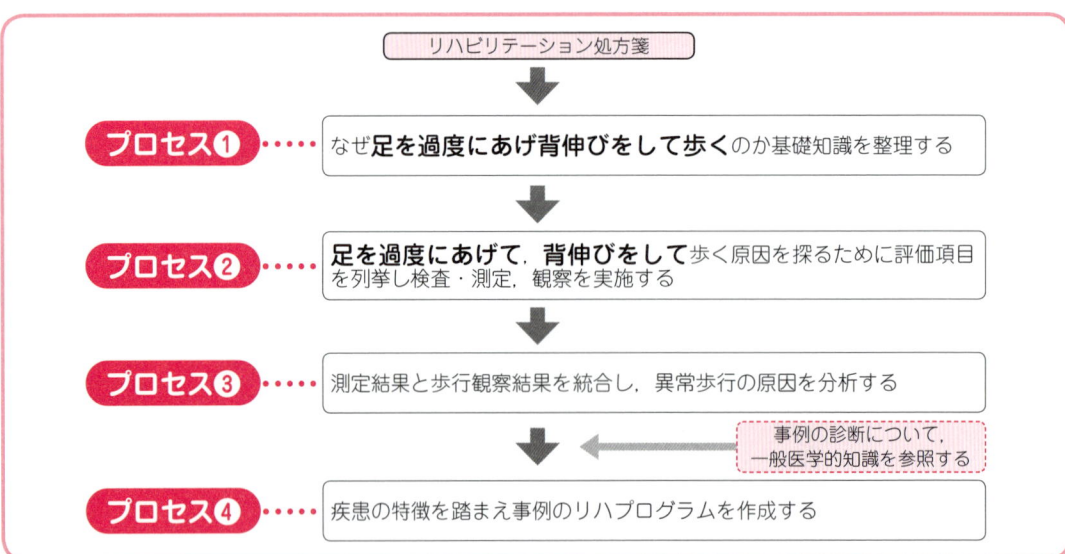

リハビリテーション処方箋
↓
プロセス❶　なぜ**足を過度にあげ背伸びをして歩く**のか基礎知識を整理する
↓
プロセス❷　**足を過度にあげて，背伸びをして**歩く原因を探るために評価項目を列挙し検査・測定，観察を実施する
↓
プロセス❸　測定結果と歩行観察結果を統合し，異常歩行の原因を分析する
↓（事例の診断について，一般医学的知識を参照する）
プロセス❹　疾患の特徴を踏まえ事例のリハプログラムを作成する

プロセス 1　なぜ足を過度にあげ背伸びをして歩くのか基礎知識を整理する

足を過度にあげる原因として，中枢神経性の麻痺（A　中枢神経「7　足を過度にあげて歩く．背伸びをして歩く」▶p.39〜44 参照），末梢神経障害，その他代謝運動などが含まれる．この項目では末梢神経障害について知識を整理する．

着眼点…末梢神経障害の分類を理解し，予後予測の指標とする

①末梢神経障害の分類[1]

末梢神経障害は，以下の2つに分けられる．

a) 末梢神経損傷　　　　➡ 外傷や絞扼によって起こる整形外科的な障害である．
b) 末梢性ニューロパチー ➡ 感染や代謝障害などが原因で起こる内科的な障害である．

②病理学的分類（図1）

損傷程度による分類（Seddon 分類）

a) 一過性神経伝導障害（neuropraxia）[2]

➡ 圧迫や牽引などにより神経線維に局所的な脱髄変性が起こり神経の伝導能力が障害される．軸索や内膜は損傷されず，神経の伝導障害も障害部位に限局している．原因が取り除かれれば障害は自然に修復され，伝導能力は元通りに回復する．予後も良好である．

b) 軸索断裂（axonotmesis）[2]

➡ 軸索の連続性が損なわれ，損傷部位から終末部に至るまでの軸索が完全に変性する Waller 変性に至り，運動・知覚および自律神経は完全麻痺を呈する．しかし，神経内膜・周膜の連続性は保たれ，原因が除去できれば軸索は元の経路に沿って再生し，完全回復が期待できる．軸索の再生は中枢側の健常軸索より末梢に向かって進み，その元の道を 1〜3 mm/day の速度でたどる．neuropraxia に比べると回復には時間がかかる．

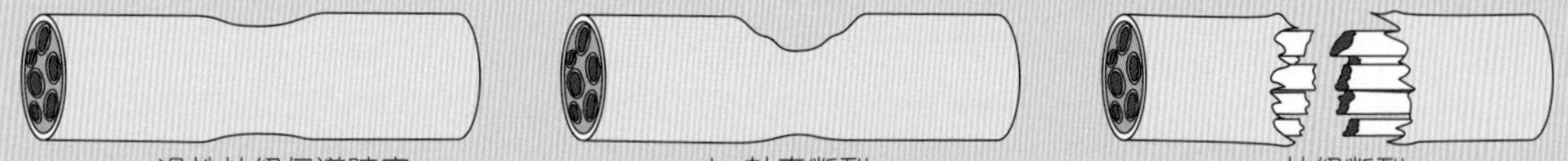

a. 一過性神経伝導障害　　　b. 軸索断裂　　　c. 神経断裂

図1　神経線維損傷後の変化

c) 神経断裂（neurotmesis）[2]

➡ 軸索の損傷のほか，神経被膜の損傷も伴った場合で，シュワン（Schwann）細胞の皮膜外への増殖，皮膜の線維芽細胞の反応性増殖が加わる．神経内膜の損傷では，シュワン細胞による架橋が形成され再生軸索がその間を通って末梢部にたどり着くが，再生軸索は損傷前の本来の神経内膜に戻れる可能性は少なく，異なった神経内膜をたどり，異なった終末部に到達することも多い（過誤支配，交差支配）．予後は極めて不良である．

プロセス❷ 足を過度にあげて，背伸びをして歩く原因を探るために評価項目を列挙し検査，測定，観察を実施する

（1）右遊脚期に右足を過度にあげる原因を推測し，評価項目を列挙する

- 足底部の腫脹による疼痛からの逃避運動 ➡ 問診・視診から足底の腫脹や疼痛の有無の確認．
- 深部感覚障害による測定障害 ➡ 感覚検査（深部感覚）．
- 右足関節底屈の筋力低下による蹴り出し不十分による代償運動
  ➡ 足関節底屈の徒手筋力テスト（MMT）．
- 右下垂足による右下肢の代償運動 ┬ 麻痺（中枢性・末梢性），拘縮の影響か判別する．
  └ 感覚検査，病的・腱反射，周径，足関節底背屈の関節可動域（ROM）テスト，足関節背屈のMMT．

（2）左立脚期の背伸びをして歩く原因を推測し，評価項目を列挙する

- 右遊脚肢の股・膝関節の屈曲制限に対する代償運動 ➡ 股・膝関節屈曲のROMテスト．
- 脚長差（右下肢延長）による左下肢の代償運動 ➡ 下肢長から脚長差の有無を確認．
- 右下垂足に対する左下肢の代償運動 ➡ （1）の右下垂足による右下肢の代償運動の検査と同様．

（3）歩行観察

全歩行周期を通じて評価する．

プロセス❸ 測定結果と歩行観察結果を統合し，異常歩行の原因を分析する

（1）検査結果

a）右足を過度にあげる原因追究のための検査結果

- 視診 ➡ 腫脹などの炎症症状はなし．
- 問診 ➡ 疼痛の訴えはなし．
- 感覚障害 ➡ **表在感覚が右下腿外側〜足背にかけて3/10の感覚鈍麻**．その他は異常所見なし．深部感覚は正常．
- 膝蓋腱反射，アキレス腱反射 ➡ 左右差はなし[*1]．
- 病的反射 ➡ 左右ともに陰性．
- 周径 ➡ **右下腿が左に比べ小さい**．
- ROMテスト ➡ **右足関節背屈制限**あり．
- 筋力 ➡ 足関節背屈はMMT右2左5，底屈は左右ともに5．

b）左足で背伸びをして歩く原因追究のための検査結果

- ROMテスト ➡ 右股関節・膝関節屈曲に制限はなし．

---

*1：末梢神経障害では通常，深部腱反射の減弱または消失を示すが，膝蓋腱反射，アキレス腱反射は反射中枢がそれぞれ大腿神経，脛骨神経であり，腓骨神経の異常を反映する検査にはなりえなかったと推測される．

・下肢長　　　　　　　　　➡脚長差はなし．

c）歩行観察（図2）

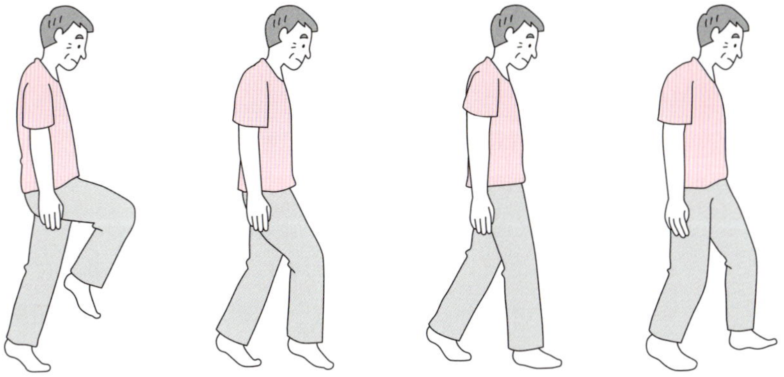

図2　歩行の様子

右足が過度にあがり左足で背伸び　　右足尖から接地　　すぐに全足底接地　　右股関節・膝伸展不十分

歩行パターンは2動作前型．上肢の振りは左右ともに少ない．右初期接地では，右足尖から接地し，その後すぐに全足底接地となる．右立脚中期〜立脚終期では，右股関節・膝関節伸展が不十分で，左の歩幅が小さい．

（2）統合と解釈

　以上により，下垂足は拘縮，中枢神経障害による麻痺でなく，**末梢神経障害による麻痺**と推測される．また，**表在感覚障害の領域と筋力低下の部位**から，**腓骨神経麻痺によるもの**と考えられる．それにより，右前脛骨筋の筋力低下，右足関節背屈制限が起こり，右遊脚期に右足を過度にあげ，左立脚期に背伸びをして歩行すると結論づけられる．このように足を異常に高くあげる歩容を鶏歩とよぶ．

（3）予後予測

　今回の腓骨神経麻痺は入院時の牽引による**一時的な神経の圧迫により，Seddon 分類の一過性伝導障害（neuropraxia）に陥り**，神経線維が一過性の機能的断裂状態になったと推測される．現在は右前脛骨筋の筋力も徐々に向上してきていることから，今後は回復が見込まれると考えられる．

この事例のリハビリテーション処方箋の診断は **腓骨神経麻痺** である．医療解説を参照しながら ▶p.107，事例の症候の観察と検査の結果を統合しリハプログラムを作成する．

I 身体障害──B 非中枢神経

プロセス 4　疾患の特徴を踏まえリハプログラムを作成する

　末梢神経障害の腓骨神経麻痺に起因する下垂足，その代償として「足を過度にあげて」「背伸びをして」歩くと判断できたので，リハプログラムを作成する．

基本方針1：下垂足に対する介入

- ストレッチング　　➡ 筋の柔軟性による足関節背屈可動域の改善．
- 筋力増強運動　　　➡ 足関節背屈筋力の向上．
- 干渉波　　　　　　➡ 物理療法も並行して実施し，筋力向上に努める．
- 知覚再教育　　　　➡ 感覚障害に対して，感覚入力をしていくことで新たに学習し直す．
- 装具療法　　　　　➡ 練習用のオルトップを用いて，下垂足を矯正する．足関節背屈筋の筋力改善に伴い，オルトップを外した歩行練習に移行する．

基本方針2：家庭復帰，職場復帰に対する動作練習

- 段差昇降練習　　　➡ 下垂足に対する足尖のつまずきの予防．
  （玄関上がり框，階段昇降）
- 応用歩行練習　　　➡ 仕事に必要な重い荷物を持ちながら，足元が見えない状態での運搬動作．
- 体力強化練習　　　➡ エルゴメーターなどを用い，仕事復帰に必要な体力を強化する．

基本方針3：リハビリ以外（病棟生活）の時間での練習やポジショニング

- 自主練習　　　　　➡ タオルを用いた足関節背屈筋の自動介助運動やストレッチングなど．
- ポジショニング　　➡ クッションや台を使用した腓骨神経圧迫の予防．

ここで CHECK!

　下垂足の代償動作による足をあげて背伸びする歩行から，二次的な機能・能力障害が出現することもあるため，それを踏まえた評価，リハプログラムの作成を行っていく必要がある．たとえば，足をあげる代償による股・膝関節屈筋群の筋緊張亢進による可動域制限などがあげられる．

【引用文献】
1) 川平和美編：標準理学療法学・作業療法学　専門基礎分野　神経内科学．第2版，医学書院，2003；235．
2) 細田多穂，他編：理学療法ハンドブック　疾患別・理学療法基本プログラム．改訂第4版，協同医書出版社，2010；190-191．

（櫻井博紀，荻須孝広）

医療解説：(総) 腓骨神経麻痺

(1) 概要

総腓骨神経はL4-S2神経根後枝で構成され，膝関節のすぐ近位の膝窩部上縁で坐骨神経から分岐し，膝外側の腓骨頭の後ろを巻きつくように走行する．骨と皮膚・皮下組織の間に神経が存在し，可動性が少なく外部からの圧迫により麻痺が生じやすい[1]．急性腓骨神経麻痺は圧迫性単発性神経障害である[1,2]．

(2) 疫学

全年齢に発症．詳細は不明である．原因は，仰臥位姿勢での下肢牽引やギプス固定による圧迫，ガングリオンなどの腫瘤，腫瘍，開放創や挫傷（けが），腓骨頭骨折があげられる．また，脛骨神経と比較して血流に乏しく，糖尿病，アルコール，ギラン-バレー (Guillan-Barré) 症候群では障害を受けやすい[1]．

(3) 症状

総腓骨神経の障害では，下腿外側から足背，第5趾を除く足趾背側の感覚障害（しびれ，感覚鈍麻）と，足関節から足趾の背屈ができず下垂足 (drop foot) となる．チネル (Tinel) 徴候（神経障害部をたたくとその支配領域に疼痛が放散する）陽性．浅腓骨神経の障害では，灼熱感，表在痛，しびれを有するが運動障害はない．深腓骨神経の障害（前足根管症候群）では，第1足趾間隙のしびれ，異常感覚がある（表1を参照）．腓骨神経麻痺は腰椎椎間板ヘルニアや坐骨神経障害との鑑別診断が必要であり，筋電図，X線，MRI，超音波検査を行う[2,3]．

(4) 治療

原因に応じた治療を行う．骨折や脱臼などの外傷や腫瘤によるものは早期手術，神経損傷のあるものでは，神経剝離，縫合，移植などを行う．原因不明，回復可能性のあるものは保存的治療（圧迫の回避・除去，局所の安静，薬剤内服，運動療法など）を行うが，回復しないものや麻痺が進行する症例は手術適応となる[1]．

表1 末梢神経障害による下垂足（障害部位の支配神経および筋と筋力低下との関係）

障害部位	運動神経支配領域	感覚神経支配領域	筋力低下
総腓骨神経	前脛骨筋，長腓骨筋，短腓骨筋，短趾伸筋，長母趾伸筋，長趾伸筋，第三腓骨筋，短母趾伸筋	腓腹筋外側および足背	足関節の背屈，回外，母趾の伸展
深腓骨神経	短趾伸筋，長母趾伸筋，長趾伸筋，第三腓骨筋，短母趾伸筋	母趾と第2趾との間隙	足関節の背屈，回外＞回内，母趾の伸展
浅腓骨神経	長腓骨筋，短腓骨筋	腓腹筋外側および足背	足関節の回外

〔祖父江 元，他：第18章 末梢神経疾患．廣瀬源二郎，他編，臨床神経内科学．改訂5版，南山堂，2006；496-503 および Baima J, et al.: *Curr Rev Musculoskelet Med* 2008；**1**：147-153 より引用〕

【引用文献】

1) 日高正巳：IX 足関節（症例43）．Saidoff DC, 他，理学療法のクリティカルパス〈下巻〉下肢－症例から学ぶグローバルスタンダード．エルゼビアジャパン，2005；112-123.
2) 祖父江 元，他：第18章 末梢神経疾患．廣瀬源二郎，他編，臨床神経内科学．改訂5版，南山堂，2006；496-503.
3) Baima J, et al.: *Curr Rev Musculoskelet Med* 2008；**1**：147-153.

（石垣英俊）

I 身体障害　　B 非中枢神経

6 歩くときに体幹が左右に動揺する

> **事例** 55歳　女性
> 　約3年前から歩いていると，ときどき，右股関節の前あたりが痛くなることがありました．現在もときどき痛くなりますが，特に日常の生活に支障はなく，趣味である旅行にも参加できています．先日，旅行に行った際に，友人から歩いているときに体が左右に揺れることを指摘されました．旅行から帰ってきて右足につっぱり感が残っています．

思考のポイント 〜あなたが解決する課題

- 事例の示す現象を検査・測定結果と姿勢・歩行分析を通じて評価する．
- 評価結果から事例の示す問題点を抽出する．
- リハプログラム作成までのプロセスに必要な知識と病態を整理する．

あなたが担当する事例の評価とリハプログラム作成までのプロセス

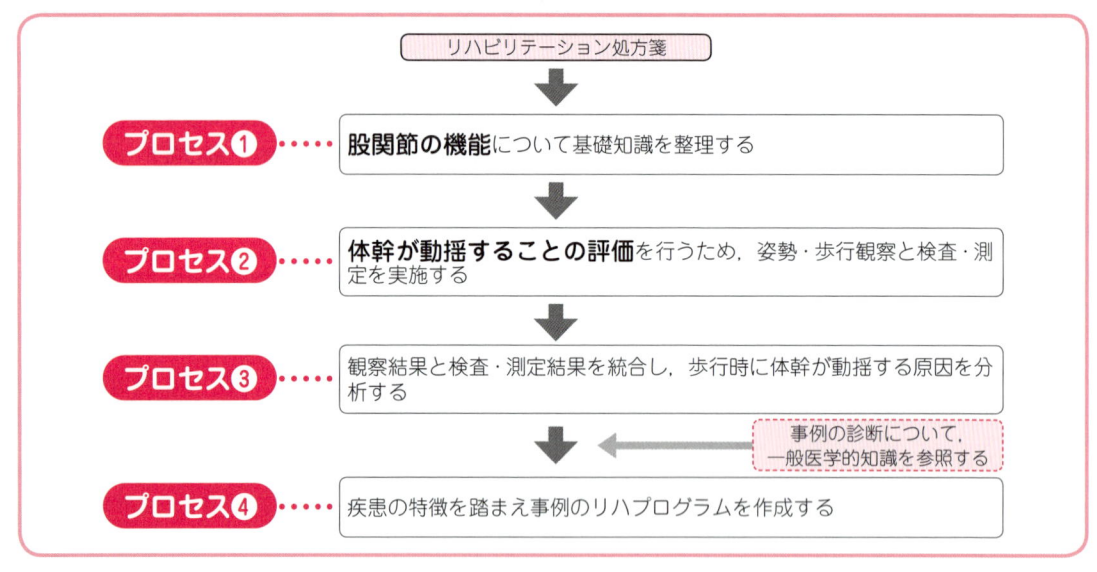

リハビリテーション処方箋
↓
プロセス❶　**股関節の機能**について基礎知識を整理する
↓
プロセス❷　**体幹が動揺することの評価**を行うため，姿勢・歩行観察と検査・測定を実施する
↓
プロセス❸　観察結果と検査・測定結果を統合し，歩行時に体幹が動揺する原因を分析する
↓　← 事例の診断について，一般医学的知識を参照する
プロセス❹　疾患の特徴を踏まえ事例のリハプログラムを作成する

プロセス 1　股関節の機能について基礎知識を整理する

(1) 股関節の機能・解剖について確認する
- 股関節は大腿骨頭と寛骨臼との間の臼状関節であり，多軸性関節である．
- 日常動作の多くは下肢の末端が固定された状態で行われるため，股関節は固定された大腿骨上で骨盤を安定させ，または骨盤をコントロールし目的の動作を可能にしている．

(2) 股関節のシーソーモデルについて確認する
- 歩行時の片脚支持期では，前額面で骨盤の水平位を保つために，股関節を支点とした内的トルクと外的トルクによりバランスを保持している．
- 片脚立位時の大腿骨頭中心を支点としたてこを想定すると，骨盤を水平に保つためには以下の式のとおり等しくなければならない（図1）．

　　股関節外転筋の力×内的モーメントアーム（D）
　　　　＝　　体重×外的モーメントアーム（D_1）

- 外的モーメントアームの長さは内的モーメントアームの約2倍であることから，股関節外転筋群には体重の2倍以上の重さを支える筋力が要求される．

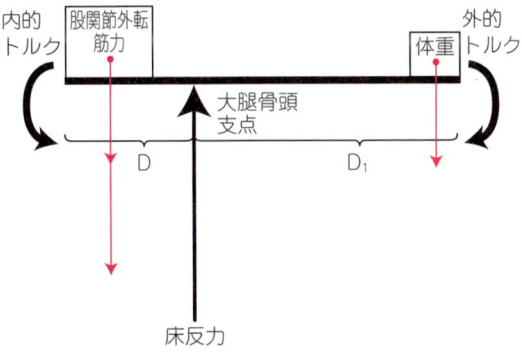

図1　股関節のシーソーモデル

(3) トレンデレンブルグ徴候とデュシェンヌ現象について確認する（図2）
- トレンデレンブルグ（Trendelenburg）徴候とデュシェンヌ（Duchenne）現象は股関節外転筋力の機能不全を原因とする現象である．
- トレンデレンブルグ徴候とは，片脚立位時に骨盤を水平位に保つことができずに健側の骨盤が患側の骨盤より墜下する現象である（図2a, c）．
- デュシェンヌ現象とは，歩行時の片脚支持期にかかる外転筋力の負荷を軽減するために体幹を患側へ傾斜させることで，モーメントアームを短くしバランスをとる代償動作である（図2b, c）．

I 身体障害——B 非中枢神経

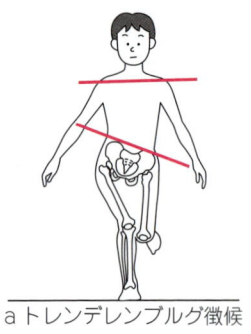

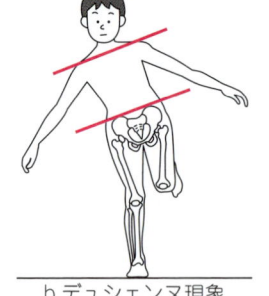

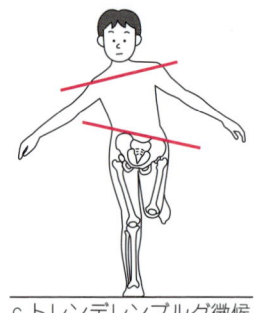

| a トレンデレンブルグ徴候 | b デュシェンヌ現象 | c トレンデレンブルグ徴候とデュシェンヌ現象 |

図2 トレンデレンブルグ徴候とデュシェンヌ現象

プロセス❷ 体幹が動揺することの評価を行うため，姿勢・歩行観察と検査・測定を実施する

(1) 歩行を観察する

・歩行は安定しているか？（肩・体幹・骨盤の位置は？）
　➡ 右下肢立脚期に**右側への体幹傾斜**を認めた．
・上肢の振りは？
　➡ **手の振りは小さく，上肢は外転しバランスをとるよう**であった．
・歩幅は？　歩隔は？
　➡ **右下肢立脚期は左に比べ短く，歩隔は肩幅程度**であった．

(2) 姿勢を観察する

・静的評価として片脚立位肢位の骨盤位置を観察する．
　➡ 体幹を正中位に保つように指示すると，**右下肢支持では左骨盤の墜下現象**を認めた．
・動的評価としてランジ動作[*1]のフォームを観察する．
　➡ 左下肢をゆっくり前方へ踏み出すように指示すると，**体幹は右側へ側屈しながら踏み出した**．

> 💡 **着眼点**…トレンデレンブルグ徴候は？　デュシェンヌ現象は？

(3) 検査・測定を実施する

・関節可動域（ROM）テスト ➡ **表1** 参照．
・徒手筋力テスト（MMT）　➡ **表1** 参照．
・疼痛評価：NRS[*2]─安静時痛（NRS：0/10）．
　　　　　　　├歩行中に**ときどき股関節の前部が痛む**ことがある（NRS：6/10）．
　　　　　　　└股関節の前部を伸ばすと，**つっぱり感**がある（NRS：4/10）．

[*1] ランジ動作：立位から足部を前方（他方向）に踏み出し，出した側の足部で十分に荷重しながら膝で緩衝し，元に戻るときは床反力を感じながら強く蹴り出す動作．
[*2] NRS：10段階ペインスケール（数値評価スケール：numerical rating scale）．

表1 ROMテストとMMTの測定結果

		右		左	
		ROM	MMT	ROM	MMT
股関節	屈曲	135	3p	135	5
	伸展	5p	4	20	5
	外転	30	3	40	5
	内転	20	4	20	5
	外旋	30	4	50	5
	内旋	40	4	40	5
膝関節	屈曲	140	5	140	5
	伸展	0	5	0	5

p：疼痛あり

- 身体計測 ➡ 身長：162 cm，体重：58 kg，BMI：22.1．
- 下肢長計測
  - 棘果長（SMD）：右 73.0 cm，左 73.0 cm．
  - 転子果長（TMD）：右 79.0 cm，左 79.0 cm．
- 周径計測
  - 大腿周径膝蓋骨上 5 cm：右 40.5 cm，左 41.5 cm．
  - 大腿周径膝蓋骨上 10 cm：右 46.0 cm，左 47.0 cm．
  - 下腿周径最大部：右 33.0 cm，左 34.0 cm．
- 股関節のX線計測 ➡ CE角[*3]：右 5°，左 25°．

プロセス❸ 観察結果と検査・測定結果を統合し，歩行時に体幹が動揺する原因を分析する

- 日常動作の多くは閉運動鎖（CKC）であり，股関節には重力に抗するための支持性が求められる．
- 支持性の低下により異常姿勢や異常動作が起こる．

  原因
  - ①構築的異常による原因
  - ②解剖学的異常による原因
  - ③疼痛による原因

  ①構築的異常による原因は？
  - 多軸性関節である股関節は構築的異常により関節の自由度を失う．
  - CE角の計測結果から，**右股関節の大腿骨頭と臼蓋の適合性が不良**である．
  - **右股関節が不適合であることに起因し，右股関節伸展，外旋の可動域制限が起こった**可能性がある．

  ②解剖学的異常による原因は？
  - SMDとTMDの測定結果から，下肢形態異常による脚長差の可能性はない．

[*3] center edge（CE）角：大腿骨頭の中心を通る垂線と，骨頭中心と臼蓋外上縁とを結んだ線とのなす角．正常は 25〜35°で 20°以下は股関節の適合性が低下している．

③疼痛による原因は？
・**右大腿前面の疼痛により右股関節の屈曲と外転筋力の筋出力が抑制され，筋力が発揮できなかった**可能性がある．

・股関節支持性の低下による二次障害の影響
　右下肢立脚期が左に比べ短いこと，大腿周径結果から，左下肢に比べ右下肢の運動量が減少し筋力低下の可能性がある．

・姿勢観察の静的評価からトレンデレンブルグ徴候，動的評価からデュシェンヌ現象の可能性がある．

以上より，

・歩くときに体幹が左右へ動揺するのは**トレンデレンブルグ徴候**と**デュシェンヌ現象**であり，股関節の前部痛，可動域制限，筋力低下を原因とした機能を補う代償動作であった可能性が高い．

・**股関節の適合性が不良**であることに起因している可能性が高い．

👉 この事例のリハビリテーション処方箋の診断は **変形性股関節症** である．医療解説を参照しながら ▶p.113，事例の症候の観察と検査の結果を統合しリハプログラムを作成する．

プロセス4　疾患の特徴を踏まえ事例のリハプログラムを作成する

　変形性股関節症に起因する股関節周囲の機能低下と判断できたので，リハプログラムを作成する．

基本方針1：股関節の可動性，支持性の改善
・ストレッチングによる筋緊張の抑制とROM改善（股関節屈筋，伸筋，外旋筋）．
・開運動鎖（OKC）による重錘やゴムバンドなどを使用した右股関節外転筋の筋力強化．
・閉運動鎖（CKC）による股関節周囲筋の協調的な収縮による支持性の改善．

基本方針2：歩行能力の改善
・トレンデレンブルグ徴候やデュシェンヌ現象に対し歩行動作の再学習．
・転倒予防を目的に杖などの歩行補助具の使用を検討．

> **ここでCHECK!**
> 　前額面での歩行観察では骨盤の位置や体幹の左右の揺れとともに，両上肢の外転角度にも注目し観察するとよい．左右の肩関節外転角度の違いは，姿勢保持を目的に行われる代償動作であるため，原因を追究するヒントとなる．

【参考文献】
1) Neumann DA：生体力学の原則．筋骨格系のキネシオロジー．嶋田智明，他監訳，医歯薬出版，2007：78-82.
2) 石井慎一郎：歩行の分析，動作分析 臨床活用講座―バイオメカニクスにもとづく臨床推論の実践．メジカルビュー社，2013：191-202.
3) 建内宏重，他：変形性関節症と人工関節置換術の理学療法．吉尾雅春，他編，標準理学療法学 専門分野 骨関節理学療法学．医学書院，2013：110-128.

（山本 武）

医療解説：変形性股関節症

(1) 概要
変形性股関節症は股関節に単純X線像で関節裂隙狭小化，軟骨下骨硬化，骨棘形成，および骨嚢腫がみられるものである．臼蓋形成不全を伴わない特発性と，臼蓋形成不全（あるいは股関節亜脱臼・脱臼），特発性大腿骨頭壊死，あるいは外傷の後に生じる二次性のものに分けられる．臼蓋形成不全（あるいは股関節亜脱臼・脱臼）によるものは単純X線像でさらに臼蓋の低形成や大腿骨頭の側方化が認められる．

(2) 疫学
稲葉ら[1]によると，変形性股関節症の有病率は1.0～4.3％である．わが国の変形性股関節症は圧倒的に臼蓋形成不全（あるいは股関節亜脱臼・脱臼）による二次性のものが多いが，最近では特発性変形性股関節症の発症が増加しつつある[1]．

(3) 臨床症状
一般に変形性股関節症の症状は歩行開始時痛で始まり，進行するとROMが制限され歩行困難となる．股関節周囲に炎症を伴うと安静時痛が出現する．臼蓋形成不全（あるいは股関節亜脱臼・脱臼）による二次性変形性股関節症の患者は，変形性股関節症発症前に墜下性跛行を呈することがある．

(4) 治療
保存的治療としては杖などの歩行補助具の使用や非ステロイド系抗炎症薬が用いられる．その他，患側の足部に重錘をつけ，健側の片脚起立による自己牽引や股関節外旋筋群強化などを行う運動療法もある[2]．臼蓋形成不全による変形性股関節症の手術治療としては，骨切り術がある．骨切り術はてこ比を改善し，股関節への応力を低減させるもので，キアリー（Chiari）骨盤骨切り術やボンベリ（Bombelli）大腿骨外反伸展骨切り術などがある．若年者で臼蓋形成不全がある場合は，変形性股関節症の予防を目的に寛骨臼回転骨切り術が行われる．特発性変形性股関節症や進行した変形性股関節症には全人工股関節置換術が行われる．

【引用文献】
1) 稲葉 裕，他：メディカルリハビリテーション 2010；**123**：6-10.
2) Sharmann SA：*Diagnosis and treatment of movement impairment syndromes*. Mosby, St. Louis, 2002；367-400.

（鈴木伸治）

I 身体障害　B 非中枢神経

7 歩くと膝がぐらつく

事例　63歳　女性

半年前から歩くときに左膝が痛くなりました．初めは軽い痛みでしたが，徐々に左膝の内側の痛みが強くなり，1か月ほど前から歩くと左膝がぐらぐらするようになりました．階段の昇り降りでも左膝に痛みがあります．座っていたり寝ていたりするときには，痛みはありません．

思考のポイント ～あなたが解決する課題

・事例の示す異常動作を観察し，必要な評価項目を選択して実施する．
・評価結果から事例の問題点を抽出する．
・リハプログラム作成までのプロセスを整理する．

あなたが担当する事例の評価とリハプログラム作成までのプロセス

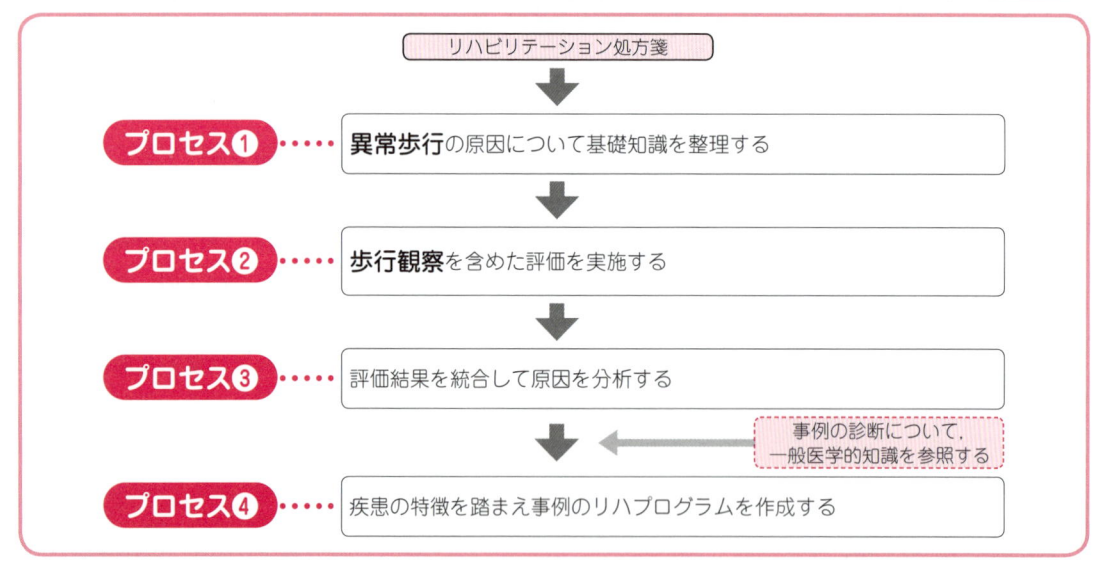

リハビリテーション処方箋
↓
プロセス①　**異常歩行**の原因について基礎知識を整理する
↓
プロセス②　**歩行観察**を含めた評価を実施する
↓
プロセス③　評価結果を統合して原因を分析する
↓　← 事例の診断について，一般医学的知識を参照する
プロセス④　疾患の特徴を踏まえ事例のリハプログラムを作成する

プロセス 1　異常歩行の原因について基礎知識を整理する

「歩くと膝関節がぐらぐらする」原因について基礎知識を整理する．

●歩行時に膝関節が不安定になる原因を理解する

- 膝関節の不安定性が認められる異常歩行としては，**膝折れ**や **thrust** があげられる．
- 歩行時に膝関節が不安定になる原因
  - 下肢の筋力低下（**図 1**）[1]．
  - 膝関節伸展可動域制限．
  - 疼痛．
  - 膝関節の支持性低下（膝関節の支持機構の破綻）．

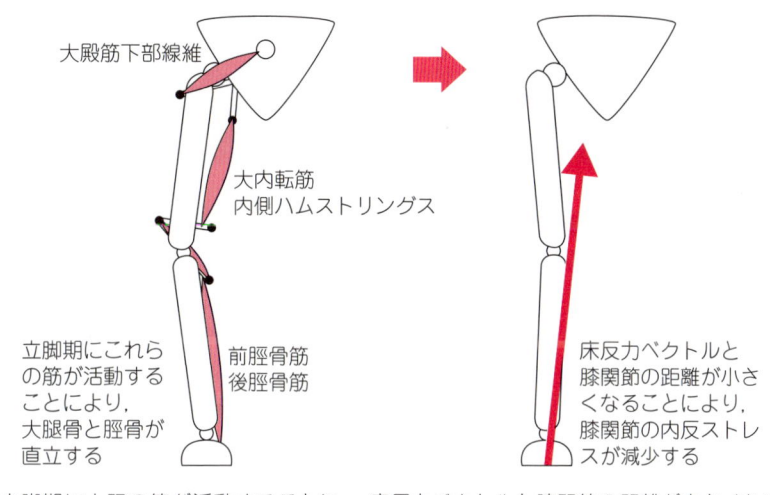

大殿筋下部線維
大内転筋
内側ハムストリングス
前脛骨筋
後脛骨筋

立脚期にこれらの筋が活動することにより，大腿骨と脛骨が直立する

床反力ベクトルと膝関節の距離が小さくなることにより，膝関節の内反ストレスが減少する

立脚期に上記の筋が活動することにより，大腿骨と脛骨が直立する．

床反力ベクトルと膝関節の距離が小さくなることにより，膝関節の内反ストレスが減少する．

図 1　立脚期に大腿骨と脛骨を直立させる筋
〔石井慎一郎：Ⅵ 歩行の分析 3 目視による動作分析．動作分析 臨床活用講座—バイオメカニクスにもとづく臨床推論の実践．メジカルビュー社，2013：191-202 より改変〕

プロセス 2　歩行観察を含めた評価を実施する

（1）膝関節の不安定性を評価する

- 徒手筋力テスト（MMT）　➡ 大腿四頭筋，大殿筋，内側ハムストリングス，大内転筋，前脛骨筋，後脛骨筋．
- 関節可動域（ROM）テスト　➡ 膝関節伸展．
- 疼痛評価（NRS）　➡ 歩行時の膝関節の疼痛．
- 前方引き出しテスト　➡ 前十字靱帯損傷．
- 後方引き出しテスト　➡ 後十字靱帯損傷．
- 外反・内反ストレステスト　➡ 内側・外側側副靱帯損傷．

(2) 姿勢・動作観察

- 立位観察　　　　　➡ 膝関節の変形が視診で確認できるか？（図2）
- 片脚立位観察　　　➡ 患側下肢を一歩前に出した状態から患側での片脚立位が可能か？（図3）

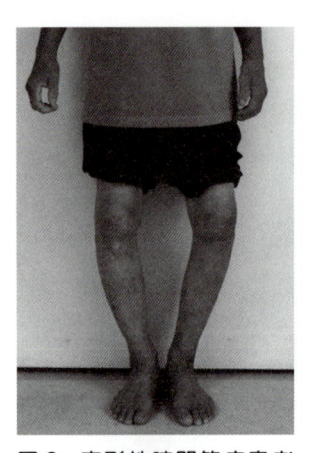

図2　変形性膝関節症患者の内反変形
両側性の患者であり、立位観察では左膝関節のほうが変形は強い.

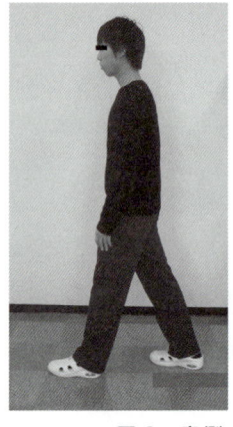

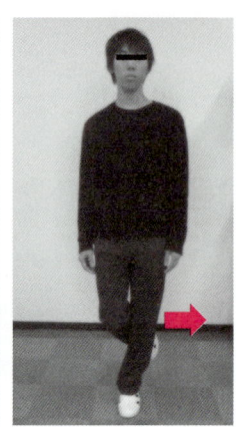

図3　患側での片脚立位
左脚立脚期の足底接地～立脚中期までを想定して、患側での片脚立位を行う. **この片脚立位観察で動揺性が認められた場合は、歩行においても動揺性が認められる可能性は高い.**

- 歩行観察 ─┬─ 左脚立脚期に、どの方向に動揺性が認められるか？
　　　　　 └─ 杖や装具を外して裸足で歩行すると、膝関節の不安定性が増大するか？

プロセス3　評価結果を統合して原因を分析する

「なぜ膝関節の動揺が出現したのか」を評価結果から考える.

(1) 評価結果

- MMT　　　　　　　　　➡ **左大腿四頭筋4，左大殿筋4，左内側ハムストリングス4，左大内転筋3**，左前脛骨筋5，左後脛骨筋5，右下肢は5であった.
- ROMテスト　　　　　　➡ **左膝関節伸展−5°**，右膝関節0°であった.
- NRS　　　　　　　　　➡ 歩行時に**左膝関節内側部で4点**であった. 右膝関節に疼痛はなかった.
- 前方・後方引き出しテスト ➡ 左右とも陰性であった.
- 外反ストレステスト　　➡ **左膝関節陽性**，右膝関節陰性であった.
- 内反ストレステスト　　➡ 左右とも陰性であった.
- 立位観察　　　　　　　➡ 膝関節の内反変形が認められた.
- 左片脚立位観察　　　　➡ **外側方向への不安定性**が認められた.
- 歩行観察　　　　　　　➡ **左脚立脚期に外側方向への不安定性**が認められた. なお、杖や装具は使用していなかった.

（2）統合と解釈

片脚立位・歩行観察より，外側方向への不安定性が認められた ■■▶ 膝折れ除外.

左膝関節の不安定性の原因は，①左大殿筋・左内側ハムストリングス・左大内転筋・左大腿四頭筋の筋力低下，②歩行時の左膝関節の疼痛，③左膝関節外側支持機構の破綻（外側側副靱帯損傷），により出現している可能性が考えられる.

経過，立位観察での内反変形と医療解説 ▶p.118 を踏まえて，①〜③が原因となる左膝関節の不安定性により，症状が出現していると考えられる.

この事例のリハビリテーション処方箋の診断は **変形性膝関節症** である．医療解説を参照しながら ▶p.118 ，事例の症候の観察と検査の結果を統合しリハプログラムを作成する.

プロセス4　疾患の特徴を踏まえ事例のリハプログラムを作成する

内側型変形性膝関節症に起因する lateral thrust（外側動揺）であると判断できたので，リハプログラムを作成する.

基本方針：筋機能改善と疼痛軽減による異常歩行の改善

- 左大殿筋と左大内転筋，左大腿四頭筋の筋力低下 ■■▶ 開運動鎖（OKC）訓練や閉運動鎖（CKC）訓練での筋力強化運動を実施する.
- 左膝関節の疼痛 ■■▶ ホットパックや低周波を実施する.
- 左膝関節の疼痛 ■■▶ モビライゼーションを実施する.
- 左膝関節の外側安定低下 ■■▶ 装具や杖の使用を検討する.

ここでCHECK!

内側型変形性膝関節症患者では，大腿骨に対する脛骨の外旋が増大するため，脛骨内旋運動を行うと，ROM改善や疼痛軽減に効果的である（図4）．階段昇降動作では昇段は健側（痛みのない足）から，降段は患側（痛みのある足）から一段ずつ行うよう指導する.

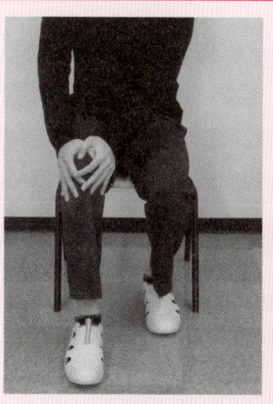

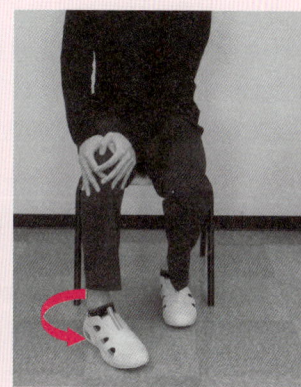

足部中間位　　　足部内転位

図4　端坐位での脛骨内旋自動運動
足部中間位から足尖を内側方向へ動かす．その際，膝関節が左右に動かないように自らの手で固定する.

【引用文献】
1) 石井慎一郎：Ⅵ 歩行の分析 3 目視による動作分析．動作分析 臨床活用講座—バイオメカニクスにもとづく臨床推論の実践．メジカルビュー社，2013；191-202．

(天野徹哉)

医療解説：変形性膝関節症

(1) 概要
　変形性膝関節症は股関節に単純 X 線像で関節裂隙狭小化，軟骨下骨硬化，骨棘形成，および骨嚢腫がみられるものである．内側型の変形性膝関節症が多く，ほとんどは原因があきらかでない特発性である．膝関節の内側は外側と形状が異なり，より重要な機能を担っているため，内側型変形性膝関節症は比較的まれな外側型変形性膝関節症に比べ重症となりやすい．

(2) 疫学
　吉村[1]は，わが国における 40 歳以上の変形性膝関節症の有病者数を男性で 860 万人，女性で 1,670 万人と推定している．変形性膝関節症は女性に多く，肥満を伴うことが多い．

(3) 臨床症状
　一般に変形性膝関節症の症状は歩行開始時痛で始まり，進行すると ROM が制限され歩行困難となる．初期から内外反不安定性が認められ，歩行時には膝関節不安定性による thrust がみられる．膝周囲筋の CT 画像では大腿四頭筋の筋萎縮が著しく，ハムストリングスの選択的脂肪化が認められる[2]．膝伸展筋力が屈筋筋力に比べ有意に低下し，膝関節屈曲拘縮がしばしばみられる．関節水腫や屈伸時の軋音なども生じる．

(4) 治療
　保存的治療としては大腿四頭筋のセッティングなどを指導する．また杖などの歩行補助具の使用や非ステロイド系抗炎症薬が用いられる．その他，大腿筋膜張筋から腸脛靱帯に沿ってテーピングし，外側の支持性を補うと症状が軽減することがある．膝サポーターは下方に脱落する問題がある．外側ウエッジ型足底板もしばしば用いられるが効果は一定ではない．手術治療としては，内反した膝関節を外反位に戻す高位脛骨骨切り術がある．脛骨をドーム状に骨切りし術後に創外固定を行う方法や，楔状骨切り術後にプレート固定する方法などがある．人工膝関節置換術には全人工膝関節置換術と傷んだ内側関節のみを置換する人工膝関節片側置換術とがある．

【引用文献】
1) 吉村典子：*The Bone* 2014；**28**：323-326．
2) 鈴木伸治, 他：臨床整形外科 1985；**20**：13-19．

(鈴木伸治)

I 身体障害　B 非中枢神経

8 椅子から立ち上がれない

事例 75歳　男性

　自宅の玄関で転倒し，起き上がれなくなりました．すぐに救急車で病院に搬送され，そのまま入院し，その翌日に右足の手術を受けました．手術の翌日から座る練習が始まりましたが，めまいのためしばらく立つ練習ができませんでした．手術後2週間が経過し，めまいが解消したため立つ練習が始まりましたが，椅子から立ち上がることができません．

思考のポイント ～あなたが解決する課題

- 事例の立ち上がり方を観察し，正常な立ち上がり方との違いをみつける．
- 正常な立ち上がり方を阻害している因子を予測する．
- 予測した因子の事例の動作への影響度を確認し，問題点を整理する．
- 疾患の特徴を踏まえたうえで，事例のリハプログラムを作成する．

あなたが担当する事例の評価とリハプログラム作成までのプロセス

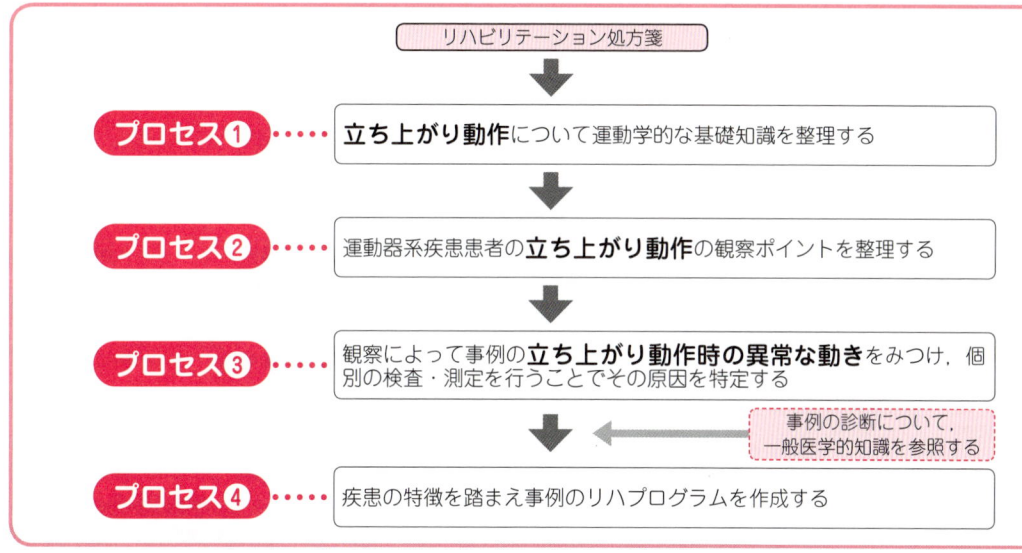

リハビリテーション処方箋

プロセス❶ …… 立ち上がり動作について運動学的な基礎知識を整理する

プロセス❷ …… 運動器系疾患患者の立ち上がり動作の観察ポイントを整理する

プロセス❸ …… 観察によって事例の立ち上がり動作時の異常な動きをみつけ，個別の検査・測定を行うことでその原因を特定する

　　　　　　　　　　　　　事例の診断について，一般医学的知識を参照する

プロセス❹ …… 疾患の特徴を踏まえ事例のリハプログラムを作成する

I 身体障害——B 非中枢神経

> **プロセス 1** 立ち上がり動作について運動学的な基礎知識を整理する

　立ち上がり動作は，①**足部を引き寄せる**，②**上体を前傾させる**，③**体を持ち上げる**，④**上体を起こす**，の4相に分けて考えると理解しやすい（A　中枢神経「9　椅子から立ち上がれない」▶p.51〜55 を参照）．この立ち上がり動作をさらに詳細に分析すると以下のようになる[1]．

（1）立ち上がり動作時の身体各部位の動き（図1）

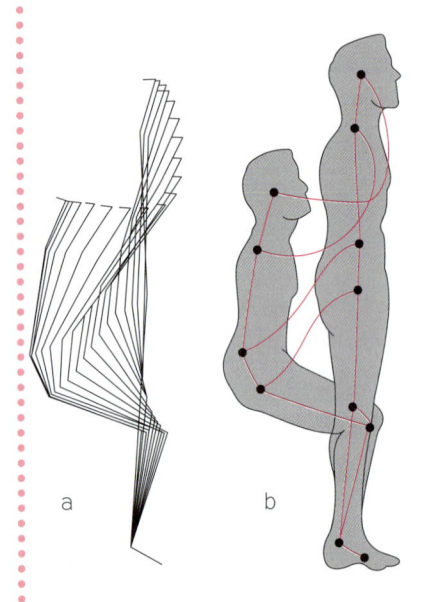

図1　立ち上がり動作時の各肢節の移動パターン（a）とデータポイントの移動軌跡（b）
a：各データポイント（耳珠，肩峰，腸骨稜中央部，大転子，大腿骨外側上顆，外果，第5中足骨頭）間を結んだ直線で，各肢節の動きを示している．図は21のサンプルから構成されている．
b：各データポイントの矢状面上の移動軌跡を示している．なお，実験時の椅子の高さは46cmである．
〔Nuzik S, et al.：*Phys Ther* 1986；**66**：1708-1713 より〕

（2）立ち上がり動作時の身体各部位の肢位（表1）

表1　立ち上がり動作時の身体各部位の肢位

	坐位時肢位	運動方向	運動方向が切り替わるときの経過時間率と肢位	運動方向	立位時肢位
頭部	前傾 2°	前傾	30%：前傾 6°	後傾	後傾 4°
頚部	前傾 27°	前傾	35%：前傾 37°	後傾	前傾 30°
体幹部	前傾 10°	前傾	45%：前傾 42°	後傾	後傾 2°
骨盤	後傾 26°	前傾	50%：前傾 12°	後傾	前傾 1°
股関節	屈曲 45°	屈曲	40%：屈曲 69°	伸展	伸展 3°
膝関節	屈曲 85°	伸展		伸展	屈曲 2°
足関節	背屈 13°	背屈	45%：背屈 20°	底屈	背屈 7°

※Nuzik S, et al.：*Phys Ther* 1986；**66**：1708-1713 を参考にして算出した角度を示す．頭部，頚部，体幹部，骨盤は床への垂線に対する傾斜角度を，股関節，膝関節，足関節は関節角度を示す．経過時間率（%）は立ち上がり動作時間全体のうちの動作開始後時間の割合を示す．

プロセス② 運動器系疾患患者の立ち上がり動作の観察ポイントを整理する

　運動器系疾患の場合，正常な動作を阻害する因子として注目すべき点は，**身体各部の可動性と筋力**である．したがって，立ち上がり動作を観察することで，体幹部および下肢関節の可動性制限と下肢筋力の低下を予測できる点が重要である．

(1) 体幹部および下肢関節の可動性制限の観察ポイント

　プロセス①で示したように，身体各部位の**屈曲方向への可動性が最も必要となるのは，「足部を引き寄せる」「上体を前傾させる」段階**である．また，**伸展方向への可動性が最も必要となるのは「上体を起こす」段階**である．したがって，この時期における異常な動きを見定めることが大切である（図2）．

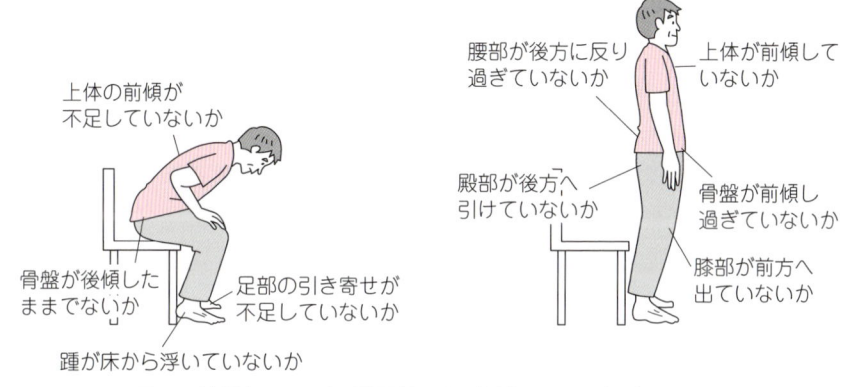

図2　体幹部および下肢関節の可動性制限の観察ポイント

※その他のポイント
- 可動性の低下が片側のみの場合 ■■▶ **全身のねじれや横方向への傾きおよび動きの左右差**に注目して観察する．
- 可動性の不足を補うために，**反動を利用して体を持ち上げようとする場合**や**上肢を前方へ伸ばしながら体を持ち上げようとする場合**がある．

(2) 筋力低下の観察ポイント

　身体各部に十分な可動性があるにもかかわらず立ち上がり動作ができない場合，筋力低下が原因となっている場合が多い．**下肢筋力を最も必要とするのは，「体を持ち上げる」段階**である．したがって，この時期における異常な動きを見定めることが大切である（図3）．

※その他のポイント
- 筋力低下が片側のみの場合 ■■▶ **健側方に傾いたり平行棒に寄りかかったりする**ときがある．
- 健側方に傾くとき ■■▶ 患側下肢で体重を支えられず転倒することがあるので注意する．

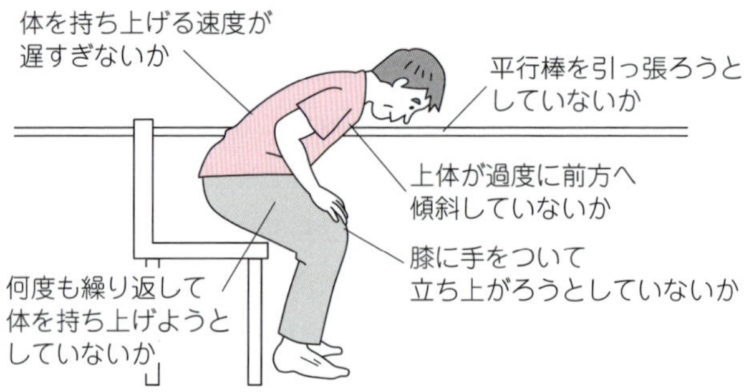

I 身体障害——B 非中枢神経

図3 筋力低下の観察ポイント
- 体を持ち上げる速度が遅すぎないか
- 平行棒を引っ張ろうとしていないか
- 上体が過度に前方へ傾斜していないか
- 膝に手をついて立ち上がろうとしていないか
- 何度も繰り返して体を持ち上げようとしていないか

> **CHECK!**
> 立ち上がれない原因は可動性低下と筋力低下だけではない．正常な立ち上がり動作を行うためには，バランス能力も必要であるし，身体各部を順序よくかつタイミングよく動かす能力も必要となる．したがって，**立ち上がり動作時のふらつきやぎこちなさにも注目して観察**する必要がある．

プロセス3 観察によって事例の立ち上がり動作時の異常な動きをみつけ，個別の検査・測定を行うことでその原因を特定する

(1) 観察による異常な動きの発見（本事例の例）
①足部は両側を揃えたまま，十分に引き寄せられている．
②上体を前傾させるときに，**股関節の屈曲と骨盤の前傾が不足**しており，上体を十分に前傾できていない．
③体を持ち上げるときに，**平行棒を引っ張りながら**また**反動を利用しながら**行っている．さらに，**体全体がやや左方に傾いている**．平行棒を使用しないと，起立位に移行できない．
④体がある程度持ち上がれば，続けて上体を起こすことができる．ただし，起立位において**上体がわずかに前傾**しており，**体全体がやや左方に傾いている**．

(2) 正常な立ち上がり動作を阻害する因子を予測し，それを確認するために必要な検査・測定項目を選択し，実施する

a) 予測される阻害因子
①右側を中心とした股関節の屈曲・伸展可動性の低下．
②右側を中心とした下肢の伸展筋力の低下．
③体幹の伸展筋力の低下．

b）検査・測定項目

①股関節の関節可動域（ROM）テスト
- 股関節屈曲 ➡ 右 60°，左 110°．
- 股関節伸展 ➡ 右－10°，左 10°．

②下肢および体幹部の伸展筋の徒手筋力テスト（MMT）
- 膝関節伸展 ➡ 右 4，左 4．
- 股関節伸展 ➡ 右 3，左 4．
- 体幹伸展 ➡ 4．

c）検査・測定の結果をもとに予測した因子の事例の動作への影響度を整理する．

　検査・測定の結果，**右股関節の可動域制限**と，**右の股関節を中心とした両下肢および体幹部の筋力低下**が存在することがわかった．筋力については，立ち上がり動作に重要となる膝関節伸展力が中等度保たれていることから，体を持ち上げ起立位に移行することは可能な程度であると判断できる．したがって，最も問題となるのは，**右股関節の屈曲可動域が立ち上がり動作に必要な 69°**（表 1）**に達していない**ことである．なお，起立位にて上体が前傾し体全体が左方に傾くことには，右股関節の伸展可動域の低下と右股関節の伸展筋力の低下の二つが影響している．

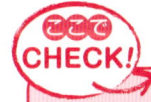

CHECK！

　いくつかの報告によると，高さ 40 cm の椅子から立ち上がるためには，膝関節を 90°屈曲した坐位において，下腿部下端で体重の約 30% に相当する等尺性膝関節伸展筋力が必要とされる[2,3]．

　この事例のリハビリテーション処方箋の診断は **大腿骨近位部骨折** である．医療解説を参照しながら ▶p.124，事例の症候の観察と検査の結果を統合しリハプログラムを作成する．

プロセス 4　疾患の特徴を踏まえ事例のリハプログラムを作成する

（1）疾患の特徴からプログラム作成に考慮すべき点
①手術をすれば股関節の堅牢性が得られるため，積極的に運動できる．
②手術方法によっては，脱臼への注意が必要となる．
③患者が高齢である場合が多いため，患部だけではなく健側も含めた全身的なアプローチが必要となる．

（2）本事例のリハプログラムの例
①ROM 運動 ➡ 徒手による ROM 運動．

- ②起立・歩行練習 ■■➡ 平行棒や杖を利用した起立・歩行練習．
- ③筋力増強運動 ■■➡ 左股関節伸展筋力を中心とした，両下肢および体幹部全体の筋力増強運動．

【引用文献】

1) Nuzik S, et al.：*Phys Ther* 1986；**66**：1708-1713.
2) 大森圭貢，他：理学療法学 2004；**31**：106-112.
3) 村永信吾：昭和医学会雑誌 2001；**61**：362-367.

（磯貝　香）

医療解説：大腿骨近位部骨折

（1）概要

　高齢者に多い大腿骨近位部の骨折であり，骨粗鬆症や転倒時に手が出ないことなどが発生原因と考えられている．大腿骨近位部骨折は大腿骨頸部の骨折を大腿骨頸部骨折，転子部の骨折を大腿骨転子部骨折とよび区別する．大腿骨頸部骨折では骨折部位が関節包内であることや外骨膜がないことから仮骨形成しにくく偽関節となりやすい．また大腿骨頸部骨折は大腿骨頭壊死を起こしやすい．対照的に，大腿骨転子部骨折は骨癒合が得られやすく，大腿骨頭壊死を起こすことはほとんどない．

（2）疫学

　大腿骨近位部骨折の発生頻度および受傷状況に関する全国調査（萩野　浩：厚生科学研究 1998〜2001年）より，大腿骨近位部骨折の有病者数は2040年まで増加し，全国の有病者数は2010年で女性12万1千人，男性3万2千人，2040年で女性20万人，男性4万6千人になると推計される．また発生年齢では，60歳代から増加し，70歳代で急激に増加する[1]．高齢になればなるほど大腿骨転子部骨折の発生が増加する[1]．

（3）臨床症状

　受傷時直後より受傷部位に疼痛があり，起立や歩行が不能となることが多い．大腿骨頸部骨折では皮下血腫はほとんど生じないが，大腿骨転子部骨折では皮下血腫が認められる．

（4）治療

　ほとんどが高齢者であることから，比較的短期間の安静でも様々な合併症が続発するので早期離床が鍵となる．このため手術が第一選択となる．大腿骨頸部骨折の手術治療には人工骨頭置換術やコンプレッションヒップスクリュー（CHS）が用いられる．大腿骨転子部骨折にはCHSのほか種々のメタルが用いられるが，人工骨頭が用いられることはほとんどない．手術の際にも脂肪塞栓や静脈血栓塞栓症など重篤な合併症が発生することがある．

【引用文献】

1) Hagino H, et al.：*Bone* 1999；**24**：265-270.

（鈴木伸治）

I 身体障害　B 非中枢神経

9 腕があがらない

事例 50歳　男性

5か月ほど前より左肩に痛みがありました．初めは肩こりかと思い，貼り薬で対処していましたが，徐々に腕があがらなくなってきて，仕事や日常生活に支障が出るようになってきました．今は，安静時の痛みは減ってきましたが，肩を動かすと痛くて腕をあげることができません．

思考のポイント ～あなたが解決する課題

- 事例が示す痛みを評価し原因を探る．
- 評価の結果から，肩関節の運動制限の問題点を抽出する．
- リハプログラム作成までのプロセスに必要な知識と病態を整理する．

あなたが担当する事例の評価とリハプログラム作成までのプロセス

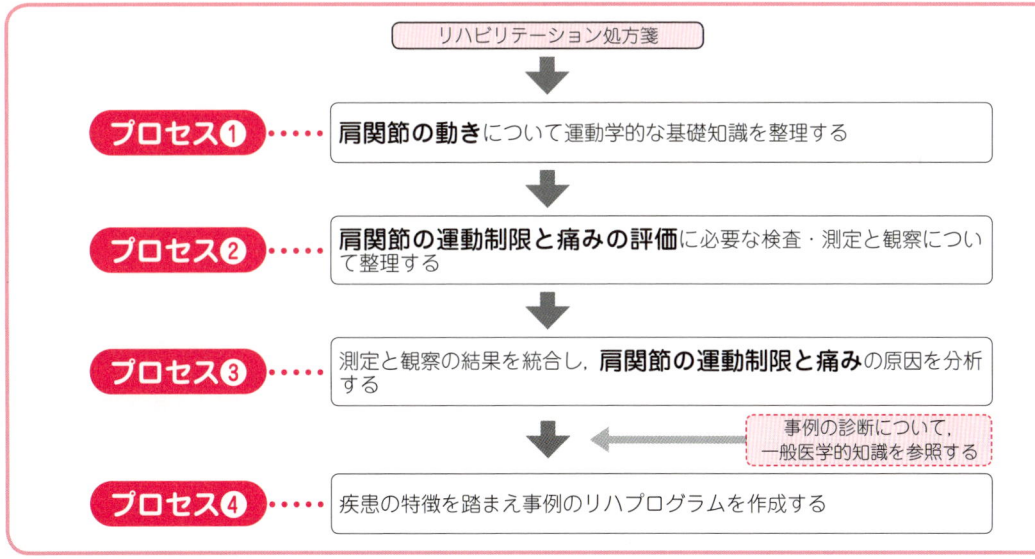

リハビリテーション処方箋
↓

プロセス❶……肩関節の動きについて運動学的な基礎知識を整理する

↓

プロセス❷……肩関節の運動制限と痛みの評価に必要な検査・測定と観察について整理する

↓

プロセス❸……測定と観察の結果を統合し，肩関節の運動制限と痛みの原因を分析する

↓　← 事例の診断について，一般医学的知識を参照する

プロセス❹……疾患の特徴を踏まえ事例のリハプログラムを作成する

I 身体障害――B 非中枢神経

プロセス 1　肩関節の動きについて運動学的な基礎知識を整理する

(1) 解剖学的基礎知識

- 肩関節　➡ 肩甲骨関節窩と上腕骨頭とで形成される多軸性の球関節．関節窩は浅くて狭く，上腕骨頭の 1/3〜2/5 を入れるほどしかない．そのため，関節の安定性を向上させるために，線維軟骨性の関節唇，関節包，靱帯，筋，腱が補強をしている（**図1**）．
- 肩関節の靱帯　➡ 烏口上腕靱帯，関節上腕靱帯，烏口肩峰靱帯がある．
- 回旋筋腱板　➡ 肩甲下筋，棘上筋，棘下筋，小円筋の 4 筋の腱が上腕骨や小結節の周辺にまとまって付着し，1 つの腱板を形成する[1]．
　(rotator cuff)

(2) 運動学的基礎知識

- 肩甲-上腕リズム ─┬─ 肩関節外転 30°，屈曲 60°以上で，外転・屈曲の角度が 2°増すごとに肩甲骨が 1°上方回旋するとされる．
　　　　　　　　　└─ 肩関節屈曲 60°以上で，外転角度が 2°増すごとに肩甲骨が 1°上方回旋するとされる．

現在では，外転初期から肩甲骨の運動が起こることがわかっている[2]．

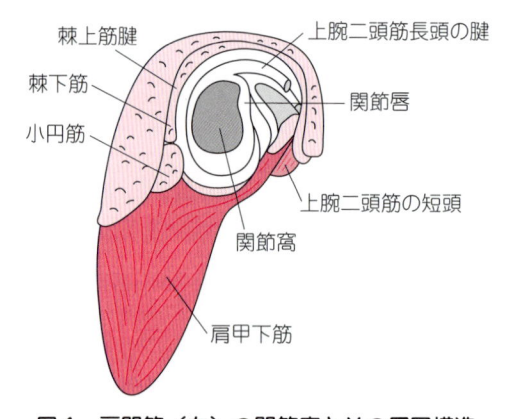

図 1　肩関節（右）の関節窩とその周囲構造

プロセス 2　肩関節の運動制限と痛みの評価に必要な検査・測定と観察について整理する

(1) 肩関節の運動制限に関する状況確認を行うための検査・測定項目

- 痛みの評価 ─┬─ 疼痛誘発テストにより痛みの原因を推定する（**表1**）．
　　　　　　　├─ 触診により，筋や結合組織の緊張程度や疼痛を発現している部位の大きさ，性状，痛覚閾値の程度を確認する．
　　　　　　　└─ 痛みの程度の評価（マクギル〈McGill〉疼痛質問表，視覚的アナログスケール，語句評価スケール，数値評価スケールなど）．

- 関節可動域（ROM）テスト ── 肩関節（自動，他動）．
  └ 他動運動，自動運動時に発生する痛みを確認する（角度，部位，種類）．
- 徒手筋力テスト（MMT） ── 棘上筋，棘下筋，肩甲下筋，三角筋，僧帽筋，上腕二頭筋などで行う．

表1　疼痛誘発テスト

検査名	検査法	障害
棘上筋腱炎テスト（図2）	被検者は肩関節90°外転位から自動外転する．検者はそれに抵抗を加える	棘上筋腱の炎症
ヤーガソン（Yergason）テスト（図2）	坐位，肘関節90°屈曲位．検者は被検者の肘を固定し，前腕を回内する．被検者は検者の抵抗に抗し前腕を回外する	上腕二頭筋腱の不安定と上腕二頭筋長頭の腱鞘炎
ドロップアームテスト	検者が他動的に被検者の肩関節を90°外転させ，手を離しゆっくりとおろすように指示する	腱板損傷，肩峰下滑液包炎
ホーキンス（Hawkins）テスト	肩関節90°屈曲位で検者が他動的に肩関節を内旋する	腱板損傷

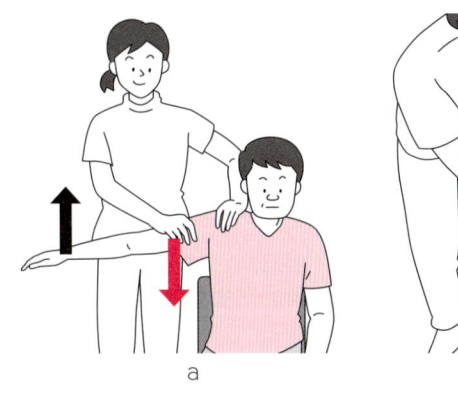

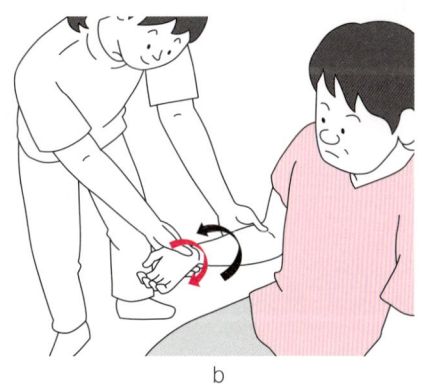

図2　疼痛誘発テスト
a：棘上筋腱炎テスト，b：ヤーガソンテスト
図中の黒矢印は被検者の運動方向を，赤矢印は検者の抵抗方向を示す．

(2) 肩関節運動の動作観察を通じて，肩関節運動制限を質的に評価する

a) 肩甲上腕リズム（図3）

肩関節運動を行ったときに，肩甲骨の移動方向と移動量，上腕骨と肩甲骨が動くタイミングを観察する．

> 💡 **着眼点**…左右を同じ関節角度で比較すると評価しやすい

b) 肩関節運動時の代償動作の観察

肩関節の運動時にどのような代償動作が観察されるか確認する．

I 身体障害——B 非中枢神経

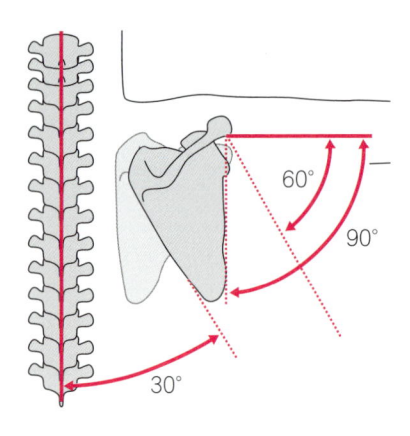

図3 肩甲上腕リズム
肩関節外転時に上腕骨と肩甲骨はおおよそ2：1の割合で運動するといわれている．たとえば，上腕が90°外転しているときは，肩関節で60°の外転が起こり，肩甲骨では30°の上方回旋が起こっている．
肩関節の疾患では，しばしば肩甲骨が早期に運動し始め，肩甲上腕リズムが崩れる所見がみられる．
〔坂井建雄，他監訳：1.15 上肢帯と肩関節の運動．上肢．プロメテウス解剖学アトラス 解剖学総論/運動器系．医学書院，2011：237 より改変〕

プロセス3　測定と観察の結果を統合し，肩関節の運動制限と痛みの原因を分析する

（1）検査・測定結果

- 痛みの評価 ➡ **棘上筋腱炎テスト，ドロップアームテスト，ホーキンステストで陽性**．
- 触診 ➡ **大結節近位部付近に圧痛**が認められた．
- ROM ➡ **肩関節全運動方向において制限**がみられた．**最終域で痛みが生じた**．
- 棘上筋の筋力 ➡ 3 レベル．

（2）肩関節運動の観察結果

- 肩関節屈曲や外転時 ── **肩甲骨を挙上する代償動作**がみられた．
  └ **左肩甲骨の上方回旋の動きが少ない**．

以上より

- 疼痛誘発テスト，触診による圧痛から，**棘上筋腱に炎症が生じている**可能性が高いと判断される．
- 肩関節の可動域制限や肩甲上腕リズムの破綻がみられたことから，**肩関節の拘縮**が疑われる．

☞ この事例のリハビリテーション処方箋の診断は **肩関節周囲炎** である．医療解説を参照しながら ▶p.129，事例の症候の観察と検査の結果を統合しリハプログラムを作成する．

プロセス4　疾患の特徴を踏まえ事例のリハプログラムを作成する

肩関節周囲炎に起因する肩関節の運動制限および痛みと判断できたので，リハプログラムを作成する．

基本方針1：痛みの軽減への対応

- 物理療法による痛みの軽減（炎症の程度により寒冷か温熱かを選択する）．
- 痛みが生じない適切な代償動作の指導．

・睡眠時のポジショニングの指導．

基本方針 2：ROM 制限・筋力低下の改善
・愛護的な ROM 運動．
・疼痛自制内での自動運動．
・自主トレーニングとしてストレッチングを指導．

【引用文献】
1) 野村 嶬：3 関節と靱帯．野村 嶬編，標準理学療法学・作業療法学 専門基礎分野 解剖学．第 4 版，医学書院，2015；115-119．
2) 中村隆一，他：4 四肢と体幹の運動．基礎運動学．第 6 版補訂，医歯薬出版，2003；208-209．

（縣　信秀）

医療解説：肩関節周囲炎（五十肩）

（1）概要
　肩関節周囲炎は肩関節周囲の炎症の総称であり，腱板炎，肩峰下滑液包炎，石灰沈着性腱板炎などの総称である．日常生活における肢位による影響で上腕骨頭が関節窩に対して前方に亜脱臼気味に位置すると，腱板が肩峰あるいは烏口肩峰アーチの下を通過するスペースが狭くなる．その結果，腱板の肩峰下あるいは烏口肩峰アーチ下の通過障害が繰り返し起こり（インピンジメント症候群），腱板炎が生じる．石灰沈着性腱板炎は腱板に塩基性リン酸カルシウム結晶が沈着し炎症を起こすものであるが原因はわかっていない．腱板炎も石灰沈着性腱板炎も肩峰下滑液包に波及し肩峰下滑液包炎となる．急性期の疼痛が軽減した後も比較的高度な関節拘縮が持続するものを凍結肩（フローズンショルダー）とよぶ．

（2）疫学
　詳しい疫学的調査は少ないが，全人口の約 1%[1]と推定される．

（3）臨床症状
　疼痛，可動域制限，筋力低下などを生じる．腱板病変部位が肩峰あるいは烏口肩峰アーチを通過する際に疼痛が出現し，通過後に疼痛が軽減するペインフルアークが認められる．

（4）治療
　急性期には局所の安静を保つようにする．肩峰下滑液包にステロイド薬を局注したり，抗炎症薬を服用させたりする．石灰沈着性腱板炎には H_2 受容体拮抗薬であるシメチジンが有効な場合がある．急性期の症状が落ち着けば，腱板が肩峰あるいは烏口肩峰アーチの下を通過するスペースが拡大するような運動療法を行いながら ROM の改善を図る．インピンジメント症候群が持続すると後に腱板断裂の原因となるため，肩峰下の骨切り術が行われることがある．

【引用文献】
1) 山本敦史：関節外科 2011；**30**：1210-1212．

（鈴木伸治）

I 身体障害　　B 非中枢神経

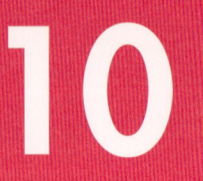

10 頸〜手にかけての異常感覚，手に力が入らない

事例　50歳　男性

1か月ほど前より頸から手にかけてしびれと痛みが出てきました．また，手に力が入らないことがよくありました．頸を曲げて下を向いているとその症状が減りますが，逆に上を向くと痛みが強くなり上を見ることができません．

思考のポイント　〜あなたが解決する課題

- 事例が示す頸〜手にかけての異常感覚を評価し原因を探る．
- 評価の結果から，頸〜手にかけての異常感覚の問題点を抽出する．
- リハプログラム作成までのプロセスに必要な知識と病態を整理する．

あなたが担当する事例の評価とリハプログラム作成までのプロセス

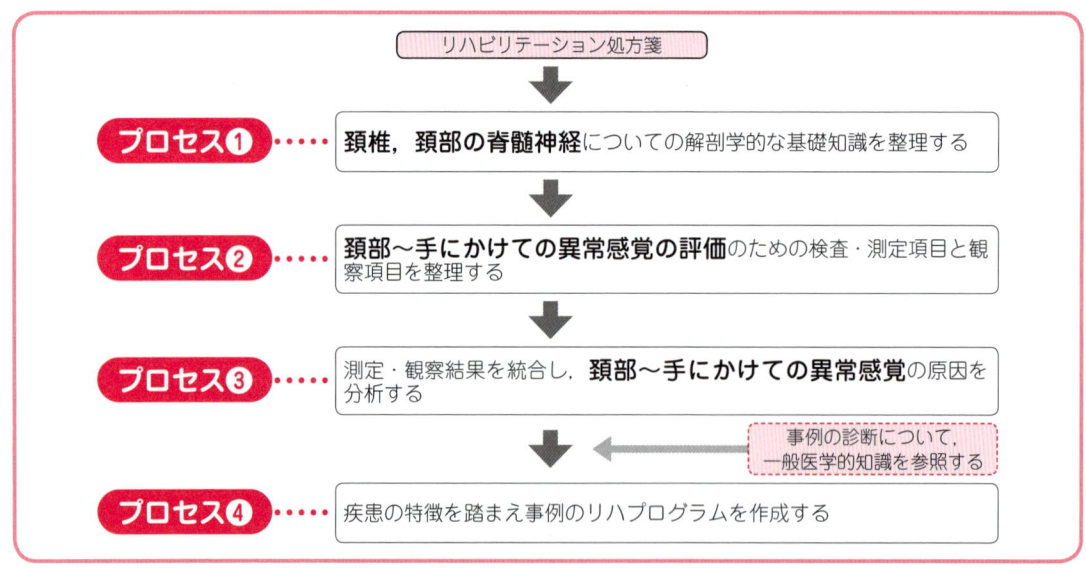

リハビリテーション処方箋
↓
プロセス❶　……　**頸椎，頸部の脊髄神経**についての解剖学的な基礎知識を整理する
↓
プロセス❷　……　**頸部〜手にかけての異常感覚の評価**のための検査・測定項目と観察項目を整理する
↓
プロセス❸　……　測定・観察結果を統合し，**頸部〜手にかけての異常感覚**の原因を分析する
↓　←　事例の診断について，一般医学的知識を参照する
プロセス❹　……　疾患の特徴を踏まえ事例のリハプログラムを作成する

プロセス 1　頚椎，頚部の脊髄神経についての解剖学的な基礎知識を整理する

●解剖学的基礎知識

- 頚椎
  - 頚椎の特徴は横突起に横突孔をもつことである．この孔は椎骨動脈・静脈の通り道になっている．
  - 横突起の先端は，前結節と後結節に分かれて突出しており，この両者の間には脊髄神経溝がみられ，ここを椎間孔から出た脊髄神経が通る（図1）．
- 脊髄神経
  - 脊髄の前面の外側部から前根が，後面の外側部からは後根が出て，これらは椎間孔で合流して脊髄神経になる．後根には前根と合流する直前に，脊髄神経節（後根神経節）が存在する．
  - 前根は，脊髄の前角にある運動ニューロンの軸索である運動神経線維からなる．
  - 後根は，感覚ニューロンの感覚神経線維からなる．
- 皮膚分節（デルマトーム）　1つの脊髄分節から出る感覚神経に支配される皮膚領域のこと（図2）．

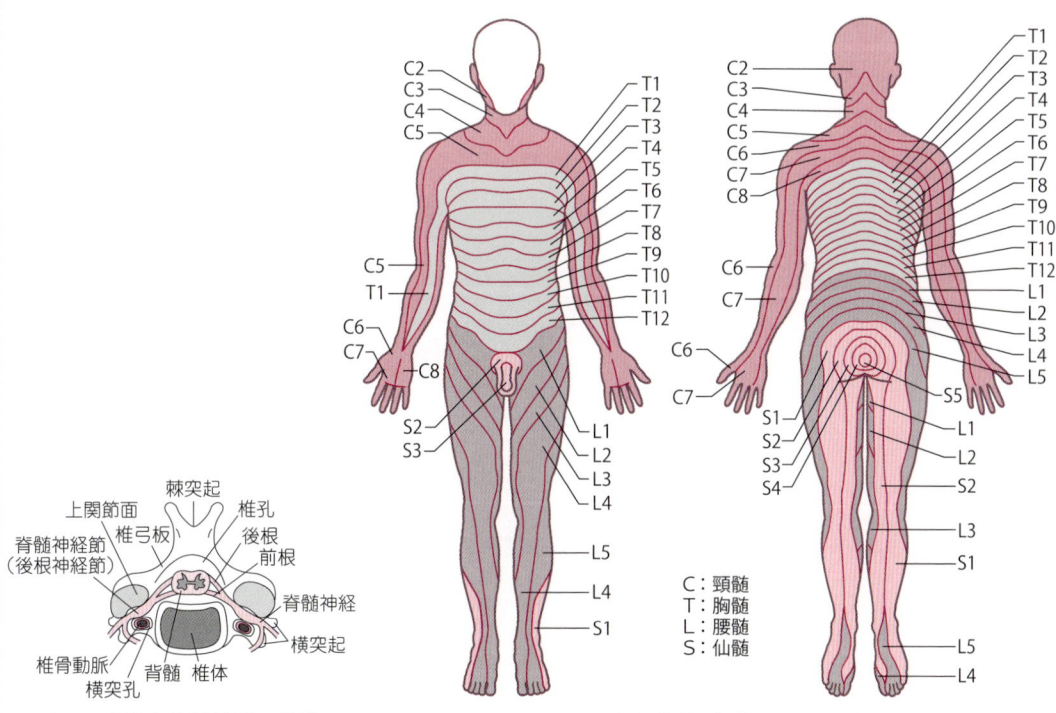

図1　頚椎と脊髄神経の構造

図2　皮膚分節（デルマトーム）

C：頚髄
T：胸髄
L：腰髄
S：仙髄

プロセス 2　頚部〜手にかけての異常感覚の評価のための検査・測定項目と観察項目を整理する

(1) 頚部〜手にかけての異常感覚に関する状況確認のための検査・測定項目

- 疼痛の評価
  - 疼痛誘発テストにより痛みの原因を推定する（**表1**）．
  - 痛みの程度の評価（マクギル〈McGill〉疼痛質問表，視覚的アナログスケール，語句評価スケール，数値評価スケールなど）を行う．
- 知覚の評価
  - 知覚検査（腱反射，表在感覚，深部感覚）を行う．
- 関節可動域（ROM）テスト
  - 頚椎可動性を評価する．
  - 他動運動，自動運動時に発生する痛みを確認する（角度，部位，種類）．
- 筋力測定
  - 徒手筋力テスト（MMT；上腕二頭筋，上腕三頭筋，三角筋など），握力を測定する．

表1　疼痛誘発テスト

検査名	検査法	障害
スパーリング（Spurling）テスト（図3）	患者は腰かけ坐位．検者は患者の後方に位置し，患者の頚椎をやや伸展し，その後斜め後方に側屈し，側頭部に片手を置き，頚椎を下方に圧迫する	頚部神経根圧迫
ジャクソン（Jackson）テスト（図3）	患者は腰かけ坐位．検者は患者の後方に位置し，患者の頚椎をやや伸展位にして前頭部に両手を置き，頚椎を下方に圧迫する	頚部神経根圧迫
イートン（Eaton）テスト	患者の頭部を他動的に側屈させながら，上肢を牽引する	頚部神経根圧迫

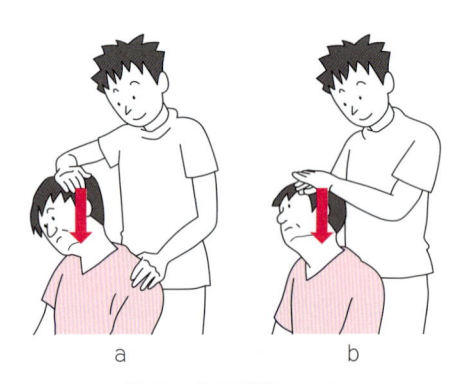

図3　疼痛誘発テスト
a：はスパーリングテスト，b：はジャクソンテスト
図中の赤矢印は被検者の手の運動方向を示す．

(2) 動作観察から，頚部〜手にかけての異常感覚を質的に評価する．

●姿勢・日常生活活動（ADL）の観察
- 立位時，坐位時の脊柱の弯曲を確認する．
- ボタンの掛けはずしや，書字，箸の使用などの手指の巧緻運動がどの程度可能であるのかを評価する．

プロセス 3　測定・観察結果を統合し，頚部〜手にかけての異常感覚の原因を分析する

(1) 検査・測定結果

- 疼痛誘発テスト　➡ **スパーリングテスト，ジャクソンテスト，イートンテストともに陽性**を示した．
- 感覚検査　➡ **上腕二頭筋反射低下，母指や示指の表在感覚の低下**が認められた．
- 頚部の ROM　➡ **頚部伸展方向と，右回旋に制限**がみられた．また**伸展・回旋時に上肢への放散痛**が生じた．
- 上腕二頭筋，上腕三頭筋，三角筋の MMT
  ➡ **4 レベル**であった．
- 握力　➡ **右 40 kg，左 20 kg** であった．

(2) 姿勢・ADL の観察結果

- 常時，頚部を屈曲し，左回旋の姿勢をとっている．
- 書字，ボタン掛けはスムーズにできない．

以上より，

- 疼痛誘発テストから**神経根症状が生じている**可能性が高いと判断された．
- 感覚検査，MMT による筋力低下から，**C5〜7 レベルでの神経根症状**の可能性が高いと判断された．
- 頚部の ROM で右回旋の制限があったことや，左の握力の低下から，**左側の神経根が圧迫されている**可能性が高いと判断された．

👉 この事例のリハビリテーション処方箋の診断は **頚椎症** である．医療解説を参照しながら ▶p.134，事例の症候の観察と検査の結果を統合しリハプログラムを作成する．

プロセス 4　疾患の特徴を踏まえ事例のリハプログラムを作成する

頚椎症性神経根症による頚〜手にかけての異常感覚と判断できたので，リハプログラムを作成する．

基本方針 1：異常感覚の改善

- 痛みの生じない生活動作の指導（頚部を伸展しないなど）．
- 睡眠時のポジショニングの指導．
- 物理療法（牽引療法，温熱療法など）．

基本方針 2：ROM 制限・筋力低下の改善

- 頚部周囲の筋のセルフストレッチの指導．
- 疼痛自制内での自動運動．

（縣　信秀）

医療解説：頚椎症

（1）概要

中高年に起こる頚椎の退行変性である．椎間の不安定性を補おうとする骨の増殖反応によりできる骨棘などにより椎間孔が狭小化し神経根が圧迫されたり，脊柱管が狭小化し脊髄が圧迫されたりすると，それぞれ頚椎症性神経根症，頚椎症性脊髄症として神経症状が出現する．

（2）疫学

50歳代が好発年齢であり男性の発症が女性の約2倍である[1]．整形外科外来を受診する患者の5.6％に頚椎症がみられるという報告がある[2]．その他，詳細な疫学調査はほとんどされていないようである．

（3）臨床症状

神経症状を伴う場合が重要である．頚椎症性神経根症では障害される神経根領域に運動および知覚障害がみられ，またジャクソン（Jackson）サインやスパーリング（Spurling）サインがみられる．頚椎症性脊髄症は中心型脊髄損傷としての症状が出現する．すなわち上肢の運動麻痺から始まり，運動麻痺は下肢に比べ上肢に強い．温・痛覚が障害され触覚が保たれる解離性知覚解離が認められる．頚椎症は中高年での発症率が高いため，中高年で発症する筋萎縮性側索硬化症（ALS）や脊髄サルコイドーシスとの鑑別が重要となる[3]．鑑別のポイントは，ALSでは軽度の球麻痺，舌萎縮，頚部屈曲力低下，傍脊柱筋の萎縮がみられることで[3]，脊髄性サルコイドーシスでは，症状が下肢から出現するなどの相違がある[3]．

（4）治療

頚椎症性神経根症は安静や頚椎カラーの装着などの保存的治療によって軽快することが少なくない．手術的治療としては，頚椎症性神経根症に対しては前方固定術が行われ，頚椎症性脊髄症に対しては棘突起縦割式（東大式）頚椎椎弓形成術などの脊柱管拡大術が行われる．

【引用文献】

1) 田中雅人，他：岡山医学会雑誌 2010；**122**：67-71.
2) 田岡祐二，他：総合リハビリテーション 1989；**17**：163-168.
3) 安藤哲朗：臨床神経 2012；**52**：469-479.

（鈴木伸治）

11 腰から足にかけて痛み・しびれがある

I 身体障害　B 非中枢神経

事例　60歳代　男性

2年ほど前から，歩いていると200mほどで左腰から足にかけての痛み・しびれ，脱力感が出てきて足を引きずって歩くようになりました．5分ほど座って休憩するとまた歩けるようになりますが，連続して歩くのがむずかしいです．日常生活の基本的なことは自分でできていますが，高い場所に物を持ち上げたりするのは痛み・しびれが出てきてなかなかできません．仕事は定年退職し，妻と旅行に行きたいと思っているのですが長い距離を歩くことに不安があります．

思考のポイント　～あなたが解決する課題

- 事例の示す症状を機能面および姿勢動作分析から評価する．
- 評価結果から，痛み・しびれの要因となる問題点を抽出する．
- 原因分析・リハビリテーションに必要な知識と病態を整理する．
- 二次障害の予防，社会参加も考慮してリハプログラムを検討する．

あなたが担当する事例の評価とリハプログラム作成までのプロセス

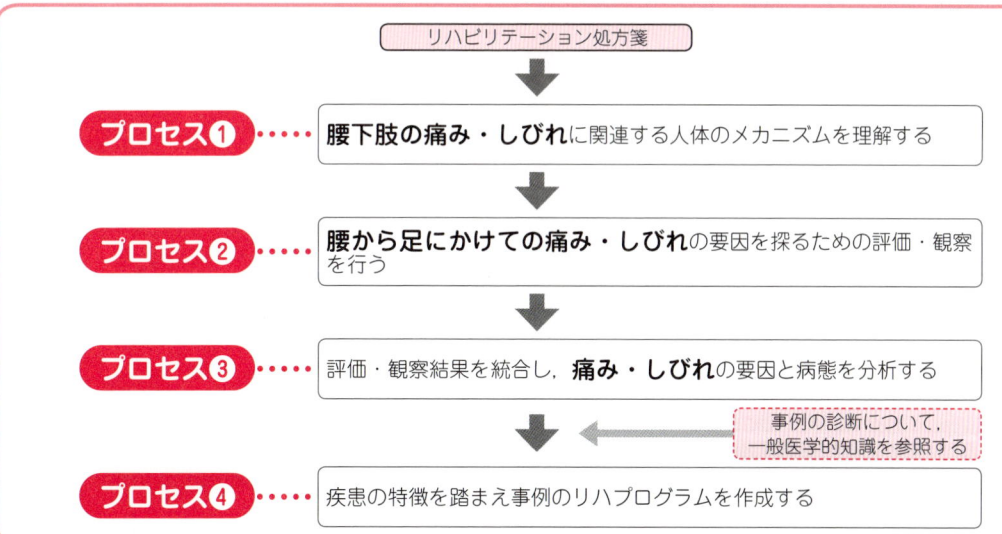

リハビリテーション処方箋
↓
プロセス❶……腰下肢の痛み・しびれに関連する人体のメカニズムを理解する
↓
プロセス❷……腰から足にかけての痛み・しびれの要因を探るための評価・観察を行う
↓
プロセス❸……評価・観察結果を統合し，痛み・しびれの要因と病態を分析する
↓　←　事例の診断について，一般医学的知識を参照する
プロセス❹……疾患の特徴を踏まえ事例のリハプログラムを作成する

プロセス 1　腰下肢の痛み・しびれに関連する人体のメカニズムを理解する

（1）神経障害レベルと症状の生じる部位（表1）[1]

表1　神経障害レベルと症状の生じる部位

障害神経	感覚	筋力	深部腱反射
L4	下腿・足内側部	前脛骨筋	膝蓋腱反射
L5	下腿前外側部・足背部	長趾伸筋	
S1	下腿・足外側部	長・短腓骨筋	アキレス腱反射

〔立野勝彦：第10章　脊椎の疾患．標準理学療法学・作業療法学　専門基礎分野　整形外科学．第2版，医学書院，2006；85-86より〕

- 神経障害のレベルにより症状の生じる部位が異なる．
- 障害神経の支配を受ける部位の感覚・運動が障害される．
- 神経・血管が，骨や椎間板の変性・脊椎の靱帯肥厚などにより圧迫を受けると，その機械的刺激により侵害受容器が刺激され痛みを引き起こす．

（2）姿勢の違いによる脊髄硬膜外圧の違い（L4，L5レベル，図1[2]）

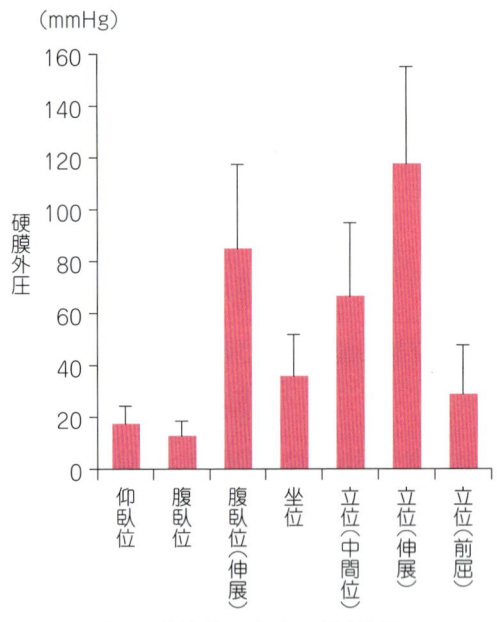

図1　各姿勢における硬膜外圧

〔高橋啓介，他：日本整形外科学会雑誌 1997；**71**：S1403より〕

脊髄硬膜外圧は仰臥位では低く，腹臥位で体幹を伸展させた場合は高くなる．また，立位においても体幹伸展で高くなり，逆に，前屈では低くなる．

つまり，**体幹の伸展（骨盤前傾・腰椎前弯）により圧が高くなり，脊髄への圧迫が生じやすい**ことがわかる．

(3) 骨盤・腰椎の動きを誘導する筋作用を整理する（図2）

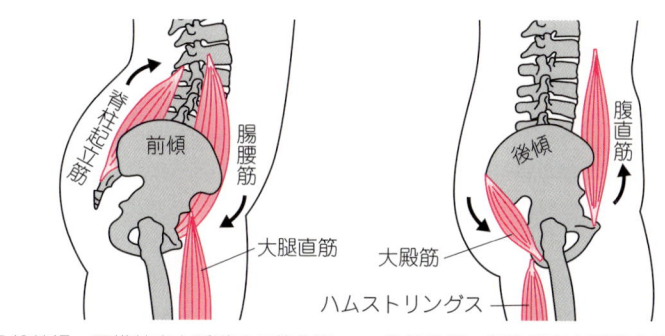

骨盤前傾・腰椎前弯を誘導する筋作用
・股関節屈筋群の緊張
・脊柱起立筋の緊張

骨盤後傾・腰椎後弯を誘導する筋作用
・股関節伸筋群の緊張
・腹筋群の緊張

図2　骨盤・腰椎の動きと筋収縮

プロセス2　腰から足にかけての痛み・しびれの要因を探るための評価・観察を行う

腰部疾患の鑑別，障害部位に関して推測する．

(1) 腰から足にかけての痛み・しびれの要因を評価する検査項目

・痛み・しびれの評価の検査項目
　問診 ▶ 視覚的アナログスケール（VAS）*1，痛みの出現（安静・動作時，部位，性質など）．
　疼痛誘発テスト ── 痛みが出現する姿勢・動作の確認．
　　　　　　　── 体幹伸展で誘発 ▶ 脊柱管狭窄症．
　　　　　　　── 体幹屈曲で誘発 ▶ 椎間板ヘルニア．
　　　　　　　── 姿勢関係なし ▶ 末梢動脈疾患．

・整形外科学的テスト（図3）
　ケンプ（Kemp）テスト ▶ 脊柱管狭窄症：陽性，椎間板ヘルニア：陰性．
　straight leg raise（SLR）テスト*2 ▶ 脊柱管狭窄症：陰性，椎間板ヘルニア：陽性．

---

*1 VAS（visual analogue scale）：痛みの程度を測る尺度．10 cm の線で痛みなし（0）〜想像できる最高の痛み（10）でどの程度かを示してもらう．
*2 SLR テスト：背臥位，下肢伸展位で股関節を屈曲していく．

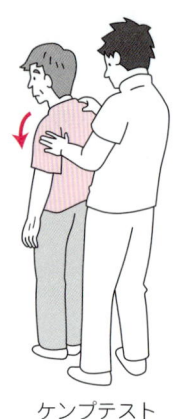

ケンプテスト
腰椎を斜め後方に伸展させる．
痛みを訴えれば陽性で神経根圧迫が疑われる．脊柱管狭窄症：陽性，椎間板ヘルニア：陰性

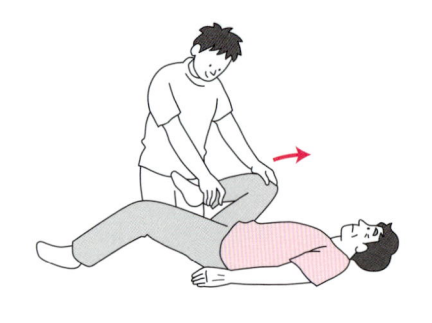

トーマステスト
片方の股関節・膝関節を屈曲させる．
反対側の膝が持ち上がれば陽性で，同側の股関節屈曲拘縮が疑われる．

図3　整形外科学的テスト

　　　　トーマス（Thomas）テスト，エリー（Ely）テスト[*3]，オーバー（Ober）テスト[*4]など
- 筋緊張検査 ■■➡ 筋緊張の異常が認められる部位の確認．
- 関節可動域（ROM）テスト
　　　　　　■■➡ 指床間距離（FFD），体幹・下肢での可動性の確認．
- 感覚検査　■■➡ デルマトームで障害部位の推測，深部感覚異常の有無の確認．
- 徒手筋力テスト（MMT）
　　　　　　■■➡ 筋力低下の有無から支配神経レベルとの関係を確認．筋萎縮は周径で．
- 腱反射　　■■➡ 中枢・末梢性区別，神経支配レベルとの関係を確認．
- 足部の動脈拍動の触知
　　　　　　■■➡ 末梢動脈の閉塞の有無を確認．
- 身体組成　■■➡ 身長・体重・BMIなどを確認．
- 画像所見　■■➡ 組織の変性や神経の圧迫などを確認．

(2) 姿勢・歩行観察を通して痛み・しびれの要因を評価する
- 姿勢──矢状面で，**股・膝関節軽度屈曲位，骨盤前傾位，腰椎前弯が強い**．
　　　　└前額面で，**左肩下がり，左下肢やや外転・外旋位，右荷重位**．
- 歩行──杖なしでの自立歩行．歩幅は狭い．
　　　　├全周期を通して**体幹前屈位で，右上肢はやや外転位**．
　　　　└左右ともに**立脚中期〜立脚終期で体幹伸展**し，**骨盤前傾・腰椎前弯が増強**．そのため，**股関節・膝関節伸展が不十分で歩幅が小さい**．

[*3] エリーテスト：伏臥位で膝関節を屈曲していく．大腿直筋の短縮をみる．
[*4] オーバーテスト：側臥位で膝関節屈曲，股関節伸展位で股関節を内転していく．腸脛靱帯・大腿筋膜張筋の短縮をみる．

プロセス 3 評価・観察結果を統合し，痛み・しびれの要因と病態を分析する

(1) 検査結果

- 問診 ➡ 安静時痛なし．連続歩行300 m程度で，左腰部〜下腿・足部内側に痛み・しびれが生じ，**間欠性跛行**となる．ショッピングモールでカートを押しての歩行では痛みは出現しない．
- 疼痛誘発テスト ➡ **体幹伸展で症状が誘発**．
- 整形外科学的テスト
  - ケンプテスト ➡ 左側陽性．
  - SLRテスト ➡ 左右60°（ハムストリングス，下腿三頭筋のつっぱりにて制限）．
  - トーマステスト，エリーテスト ➡ ともに左側＋．
  - オーバーテスト ➡ 左右とも陽性．
- 筋緊張検査 ➡ 特に**左側の腰部脊柱起立筋・股関節屈筋群の筋緊張が亢進**．
  また，殿筋群・ハムストリングス・下腿三頭筋・前脛骨筋でも筋緊張が亢進．
- ROMテスト ➡ SLR 60°，股関節屈曲拘縮＋．FFD－20 cm．**腰椎の可動性は低下**．
- 感覚検査 ➡ **表在覚が左足部内側で7/10の感覚鈍麻**．深部感覚は正常．
- MMT ➡ 左足関節背屈・内返し4，股関節伸展4，体幹屈曲3．
- 腱反射 ➡ 左膝蓋腱反射やや低下．
- 足部の動脈拍動触知 ➡ 足背動脈・後脛骨動脈とも拍動左右差なし．
- 身体組成 ➡ 身長160 cm，体重77 kg，BMI 30，腹囲110 cm．
- 画像所見 ➡ **L4左側での狭窄**が認められる．

(2) 姿勢，歩行観察結果

- 姿勢観察 ➡ 骨盤前傾・腰椎前弯が強く，**腰椎伸展位方向のストレスがある**．
- 歩行観察 ➡ **立脚相での骨盤前傾・腰椎前弯の増強**がみられ，**歩行により腰椎伸展方向のストレスが加重されている**．

> 💡 **着眼点**…骨，靱帯などの退行性変化だけでなく，アライメント異常による影響にも着目することが必要

以上より，「腰から足にかけての痛み・しびれ」の要因として，

- 問診，疼痛誘発テスト，整形外科学的テスト，画像所見から**脊柱管狭窄症の可能性が高い**と判断された．
- 障害部位としては，問診，感覚検査，筋力検査，腱反射から**左L4神経症状**が考えられた．
- 姿勢，歩行から，骨盤前傾・腰椎前弯の増強がみられた．股関節屈筋群の緊張が高く屈曲拘縮があり，腰部脊柱起立筋の緊張が高いことから，これらの筋作用により前述症状が引き起こされていると考えられた．

➡ 以上より，**歩行時に腰椎伸展方向のストレスが加重され，神経・血管が圧迫されること**

により，その支配領域である腰から足にかけての痛み・しびれが生じ，間欠性跛行となったと考えられた．

☞ この事例のリハビリテーション処方箋の診断は **腰部脊柱管狭窄症** である．医療解説を参照しながら ▶p.141，事例の症候の観察と検査の結果を統合しリハプログラムを作成する．

プロセス 4 ：疾患の特徴を踏まえ事例のリハプログラムを作成する

　脊柱管の狭窄による神経・血管の圧迫，および骨盤前傾・腰椎前弯増強でのアライメント異常による圧迫が，「腰から足にかけての痛み・しびれ」に関与すると判断できたので，リハプログラムを作成する．

基本方針1：骨盤前傾・腰椎前弯の緩和
- ストレッチング ➡ 股関節屈筋群，脊柱起立筋の柔軟性改善．
- ROM運動 ➡ 腰椎椎間関節の屈曲誘導，股関節屈曲・伸展・内外転・内外旋．
- 筋力増強運動 ➡ 股関節伸筋群，腹筋群の促通．

基本方針2：二次障害の予防および社会参加の促進
- ストレッチング ➡ 殿筋群，膝屈伸筋群，下腿筋群の柔軟性改善．
- 筋力増強運動 ➡ 股関節屈筋群，背筋群，下腿筋群．
- 自転車エルゴメーターなど腰部屈曲位での有酸素運動．
- 上記の自主トレーニング指導．
- 姿勢・歩行指導 ➡ 立位で踏み台などの使用，歩行で杖などの使用．
- 栄養・生活指導 ➡ 食事バランス，運動習慣，小旅行など．

CHECK!
　痛みがあると，疼痛回避行動をとることで健側へ荷重するなど健側の過負荷が生じたり，痛み部位以外も筋緊張持続により可動性が低下するなど二次性障害が生じることがあるため，それを踏まえて評価，リハプログラムを作成していく必要がある．さらに，姿勢・体型も痛みに影響を及ぼすことから，姿勢・栄養・生活指導にも配慮する必要がある．

【引用文献】
1) 立野勝彦：第10章 脊椎の疾患．標準理学療法学・作業療法学 専門基礎分野 整形外科学．第2版，医学書院，2006；85-86．
2) 高橋啓介，他：日本整形外科学会雑誌 1997；**71**：S1403．

（櫻井博紀）

医療解説：腰部脊柱管狭窄症，PAD

(1) 概要
　腰部脊柱管狭窄症とは，中高年に起こる腰椎の退行変性を基盤とし，椎間の不安定性を補おうとする骨の増殖反応によりできる骨棘などによって脊柱管，椎間孔，あるいは神経根管が狭小化し神経根や馬尾神経が圧迫され，神経性間欠跛行が出現するものである．このため血管性間欠跛行を生じる末梢動脈疾患（PAD）との鑑別が重要である．

(2) 疫学
　和歌山県の地域住民約 1,000 名の全脊柱 MRI 撮像と整形外科専門医による直接検診の結果，臨床的症状を伴う腰部脊柱管狭窄症は 9.3% であった[1]．

(3) 臨床症状
　神経性間欠跛行が特徴的である．神経根の圧迫によるものでは圧迫された神経根領域の運動障害や感覚障害が歩行によって増強する．また馬尾神経の圧迫によるものでは下肢のほか，会陰部の感覚障害や膀胱直腸障害が歩行によって増強する．いずれも歩行をやめて椅子に腰かけ，腰椎を前屈させると軽減する．これは本来前弯している腰椎を前屈させることによって脊柱管のスペースが拡大することにより神経組織の圧迫が軽減するためであると考えられている．これに対し，PAD による血管性間欠跛行では姿勢の変化による症状の変化はみられない．

(4) 治療
　神経根の圧迫によるものでは安静などの保存的治療が有効なことが少なくない．馬尾神経の圧迫の場合は，放置すると馬尾神経の損傷が不可逆的変化となり回復困難となるため手術的治療が第一選択といえるが，馬尾神経を圧迫するほどの脊柱管部の狭窄はむしろ少ない．手術的治療は圧迫部位の神経除圧術および脊椎固定術である．

【引用文献】
1) 橘爪　洋，他：*J Spine Res* 2014；**5**：1271-1275.

（鈴木伸治）

I 身体障害　　C 脳性麻痺

1 道具を使うときに手を固く握りこんでいる

事例 8歳　男児

　発達支援学校に通う男児．生後から四肢の運動麻痺があります．発語は可能．知的障害があります．歩行困難で平地は車椅子駆動，長距離は介助で移動，床上はずり這いで移動します．車椅子やトイレへの移乗は這い上がるようにして可能です．食事は全介助で，スプーンを使用すると握りこんでしまい，肘が伸びず皿まで届きません．また，反対側の手が引けてしまいテーブルから落ちてしまいます．ひらがなが読めるようになってきたので，学校ではひらがなでの表出方法を模索しています．ペンを持って文字盤を押そうとしますが，握りこんでしまいなかなか届きません．

思考のポイント ～あなたが解決する課題

- 手を固く握りこんでくる原因と運動発達障害を呈する疾患を理解する．
- 児の運動機能の全体像を把握する．
- 道具を使うときどのような上肢や手指の使い方をしているか評価する．
- 握りこまない姿勢の工夫や自助具・補助具の工夫ができないか考える．

あなたが担当する事例の評価と支援プログラム作成までのプロセス

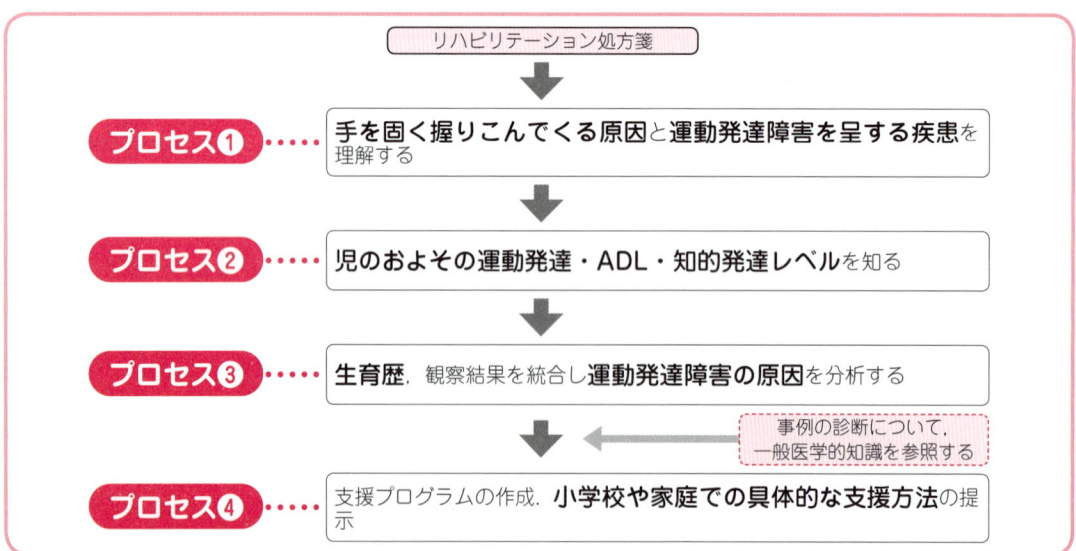

リハビリテーション処方箋
↓
プロセス①　手を固く握りこんでくる原因と運動発達障害を呈する疾患を理解する
↓
プロセス②　児のおよその運動発達・ADL・知的発達レベルを知る
↓
プロセス③　生育歴，観察結果を統合し運動発達障害の原因を分析する
← 事例の診断について，一般医学的知識を参照する
↓
プロセス④　支援プログラムの作成．小学校や家庭での具体的な支援方法の提示

1 道具を使うときに手を固く握りこんでいる

> **プロセス 1** 手を固く握りこんでくる原因と運動発達障害を呈する疾患を理解する

- **手の把持動作の発達** ■■➡ 新生児〜生後 3〜4 か月までは手掌把握反射（**図 1**）の影響により随意的把持動作はみられないが，3〜4 か月以降，随意的に握り・つまみ動作が可能になり，手指の巧緻性が発達する（**図 2**）．

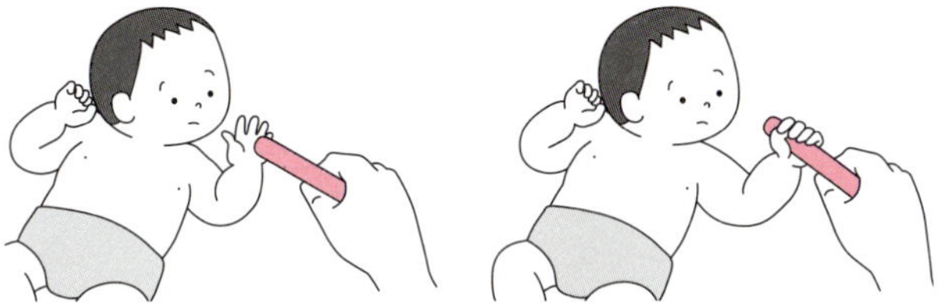

図 1　手掌把握反射
手掌の尺側から刺激すると，手指を曲げてくる．

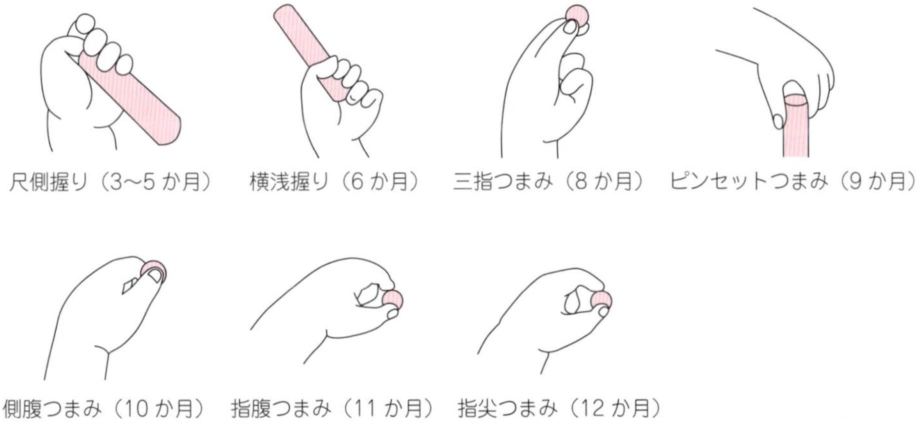

尺側握り（3〜5 か月）　　横浅握り（6 か月）　　三指つまみ（8 か月）　　ピンセットつまみ（9 か月）

側腹つまみ（10 か月）　　指腹つまみ（11 か月）　　指尖つまみ（12 か月）

図 2　握り・つまみ動作の発達

- **手掌把握反射が残存すると，握りこんだものを離しにくくなる．**
- **錐体路障害** ■■➡ 随意運動時に，筋緊張の亢進や，上肢では母指内転，手指屈曲，手関節屈曲，前腕回内といった異常姿勢が顕著となり，自分の意思に反して手を固く握りこんでしまう可能性がある．
- 運動は「体を動かそう」という大脳前頭葉に生じた意志が運動野に伝えられることに始まる．そこで発生した神経インパルスは，脊髄前角細胞に伝えられ，末梢神経を介して最終的に筋に収縮刺激として伝えられる．その間に大脳基底核と小脳が介在して筋緊張や運動の調整が行われている．**その経路のいずれが傷害されても運動機能に障害（麻痺）が生じる**ことになる．
- 原則的には，①**大脳から脊髄前角細胞に至るまでの経路の障害であれば緊張は亢進して痙直型麻痺**となり，②**脊髄前角細胞以降の障害であれば低下し，筋力低下をきたして弛緩型麻痺**

となる．また介在する経路が傷害されると運動調節に支障をきたし，③**大脳基底核の障害であればアテトーゼ型**，④**小脳の障害では失調型**の麻痺を生じる．
- **実際には，これらが複合して現れることも多い**ため留意が必要である．
- 麻痺はその分布（図3）により**四肢麻痺，両麻痺，対麻痺，片麻痺**に分類される．
- 麻痺をきたした上肢の状態は上記①～④の状態によって異なり，①の痙直型では原始反射である把握反射の残存や屈曲パターンの増強がみられる．実際には肘関節は屈曲・回内，手関節は尺屈・掌屈，母指内転・手指屈曲位となる．②の弛緩型，④の失調型では低緊張の肢位が多く，③のアテトーゼ型では手指をばらばらにくねらせるような動きがみられる．

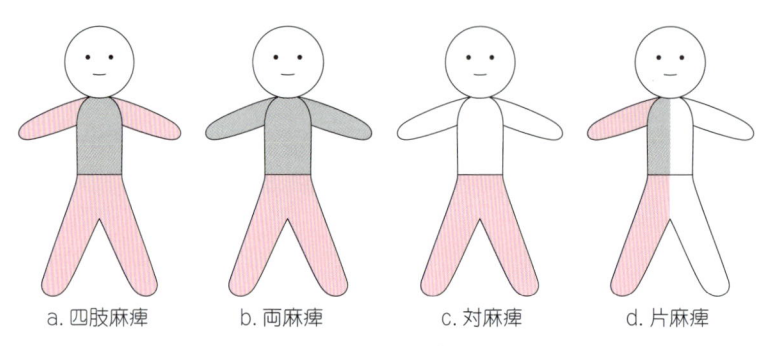

a. 四肢麻痺　　b. 両麻痺　　c. 対麻痺　　d. 片麻痺

図3　麻痺の分類
灰：軽度の麻痺　ピンク：重度の麻痺

プロセス❷　児のおよその運動発達・ADL・知的発達レベルを知る

（1）運動発達障害の状態を評価する（粗大運動・巧緻運動）

- 粗大運動　➡ 寝返り，床坐位，端坐位，四つ這い（移動），姿勢の変換，バランス．
- 巧緻運動　➡ 卓上（テーブルつき車椅子）で，上肢の運動機能（できること）をみる．
- 運動中の四肢・体幹 ➡ 不自然な動き（分離できていない）や上肢や手指の使用パターンを観察する．
- 原始反射・姿勢反射をみる．
  　移動状況　➡ 寝返り・臥位から坐位への姿勢変換・坐位姿勢の観察．

> 💡**着眼点**…何ができて，どんな方法で行っているのか？
> 　特徴を自分で真似してみると，運動のパターンや左右差がわかる

（2）日常生活活動（ADL）

- ここでは食事場面に限定 ➡ 現在の食事場面の様子・使用している器やスプーンの形状．
- 知的発達レベル　　　➡ 言葉や文字の理解の程度・現在の学校での学習習得度．

プロセス 3　生育歴，観察結果を統合し運動発達障害の原因を分析する

- 粗大運動（寝返り，図4）
  - **上肢が主導で，左方向への寝返りのほうがスムーズ．**
  - 上肢は体幹に引き込まれるようになり，床面を支持できていない．
  - 下肢の分離した動きはほとんどみられない．
  - 上・下肢とも顕著な運動障害あり．
  - **下肢のほうに麻痺が強い．**
  - **不随意運動はみられない．**

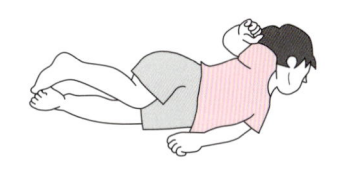

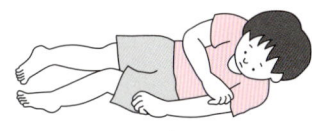

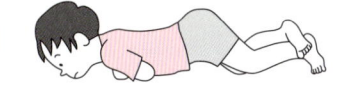

図4　寝返り

- 巧緻運動：卓上で筒状の物を保持しての肘の屈曲・伸展動作（図5, 6）．
  - 左右とも筒を保持すると，**回内位で握りこんでしまい（回内尺側握り）肘を前に出せなくなる．**
  - 特に母指の内転が強く，筒に当たって痛そう．
  - 肘を伸展すると手指も伸展し筒を持続的に握っていられない．
  - **特に右上肢の運動麻痺が顕著．**
  - 筋緊張の亢進がみられる．異常姿勢が顕著で分離した運動が少ない．
  - **測定障害はみられない．**

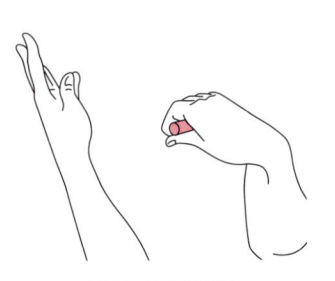

図5　巧緻運動
右：回内・掌屈位・母指の握り込み．
左：肘伸展位で手指伸展．

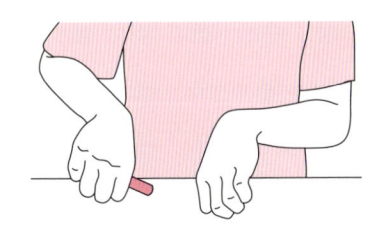

図6　握りこむと肘が前に出ない

- 原始反射，
  姿勢反射
  - 手掌を小指側から刺激すると，**母指内転・手指の屈曲が強まる**．
  - 床坐位で右方向に倒れそうになっても，**保護伸展反応がみられない**．
  - 寝返り時，頚部の回旋に合わせて**非対称性緊張性頚反射（ATNR）**がみられた（図7）．
  - 靴をはかせようとしたら，**クローヌスが出現**した．
  - **原始反射の出現**と**姿勢反射の異常**がみられる．

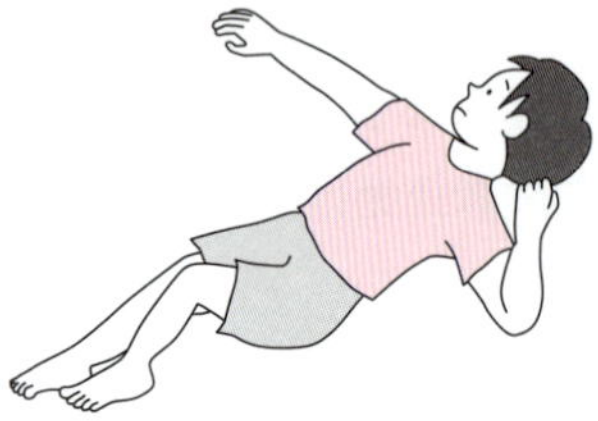

図7　ATNR様の姿勢

以上の結果からの総合判断として，**生後から続く運動麻痺**で，**筋緊張の亢進**，**分離運動の障害**，**原始反射の残存**，**姿勢反射の異常**から脳性麻痺であること，**上下肢とも麻痺があり，不随意な運動や測定障害がみられない点**から，**脳性麻痺の痙直型四肢麻痺**であると考察した．「ひらがな」の学習をしていることから言語領域では5歳程度の知的機能と考えた．

食事動作では，姿勢の調節と，食器・スプーンの工夫，痙縮の軽減で，左上肢で食事の一部摂取が可能と見立てた．

☞ この事例のリハビリテーション処方箋の診断は**脳性麻痺（痙直型）**である．医療解説を参照しながら ▶p.148～149，事例の症候の観察と検査の結果を統合し支援プログラムを作成する．

プロセス4　支援プログラムの作成．小学校や家庭での具体的な支援方法の提示

脳性麻痺の痙直型四肢麻痺に起因する，「道具を使うときに手を固く握りこんでいる」状態と判断して，支援プログラムを作成した．
- 運動の遂行時，筋緊張の亢進で母指の内転が強く痛みが生じたり，肘伸展の可動域が得られない場合，医師と相談しA型ボツリヌス毒素や筋弛緩薬との組合せを検討しながらアプローチを進めていく．
- 学校生活の中心が車椅子坐位でカットアウトテーブルを使用しているので，具体的に食事動作の改善とトーキングエイドのキーボード操作（ひらがなの学習）につなげることを考えた．

1 道具を使うときに手を固く握りこんでいる

基本方針1：道具を使用する際に，過剰な努力を必要としない上肢・手指の使用方法の獲得を目指す

- 坐位姿勢の安定性が得られ，一側上肢の引き込みが強くならないように，腋窩にロールを入れて，体幹が支持しやすいポジショニングを考えた（図8）．
- 運動優位側の，上肢の分離運動の練習（肩関節：伸展，外転，外旋，肘関節：伸展方向への運動）
- 食器からおはじきをすくい，口元へ移す練習（図8）．
- ひらがなの学習のために，左手部で太柄の棒を保持し，トーキングエイド（図9）のキーボードを押す練習．

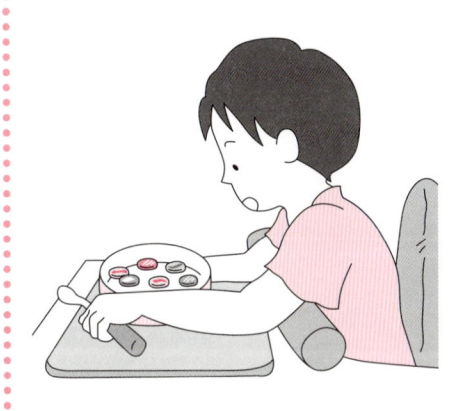

図8 坐位のポジショニングと食事動作の練習イメージ

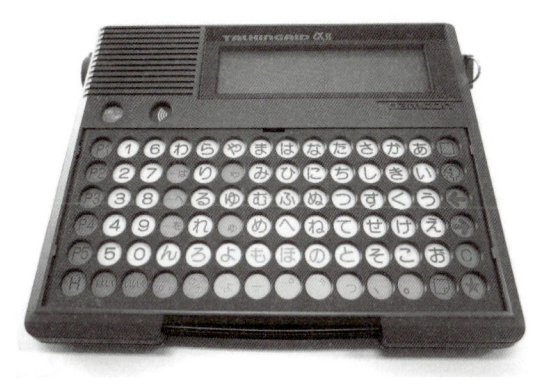

図9 トーキングエイド

基本方針2：自助具・補助具の活用

- 手関節・手指の運動機能を補助する自助具の選定
    - 柄の太いスプーン，口に入りやすい角度の調整（図10）．
    - 食器の選定 ➡ すくいやすい皿，動きにくい皿（図11）．

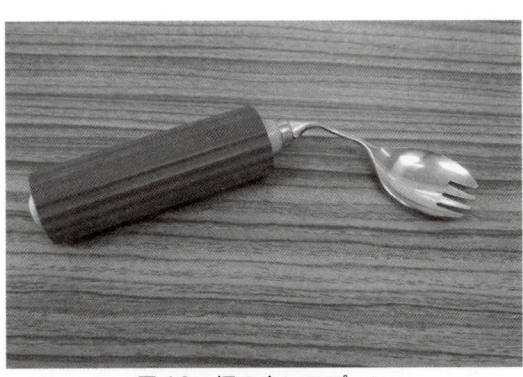

図10 柄の太いスプーン
角度の調整が可能．

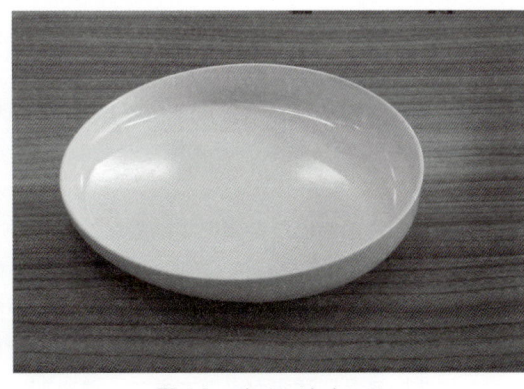

図11 すくいやすい皿

基本方針3：二次性障害の予防（関節可動域の維持，粗大運動能力の向上・維持）

- 他動的な関節可動域（ROM）運動，伸展，回旋運動，上肢の回外運動を中心に行う．
- 粗大な基本運動能力の維持・向上（寝返り・移動・坐位バランス　等）．

> **ここでCHECK!**
>
> 脳性麻痺の痙直型四肢麻痺では，獲得できる上肢運動機能は麻痺の程度によって限られてくる．現在までに獲得している機能を最大限生かせるように，坐位時の体幹を安定させる姿勢の工夫，自助具・補助具の工夫をして，こどもが行いやすい方法をみつけるのがポイントである．また，痙縮が強く目的の姿勢や運動が得られにくい場合，医師と相談しA型ボツリヌス毒素や筋弛緩薬との組合せなどを検討していくことが考えられる．

【参考文献】
1) 上杉雅之監修：イラストでわかる人間発達学．医歯薬出版，2015．
2) 新田　收，他編：知りたかった！PT・OTのための発達障害ガイド．金原出版，2012．
3) Eva Bower 著：脳性まひ児の家庭療育．第4版，医歯薬出版，2014．

（遠藤浩之，小貫睦巳）

医療解説：脳性麻痺（痙直型四肢麻痺）

（1）概要

　脳性麻痺に関して，わが国では1968年の厚生省脳性麻痺研究班会議での以下の定義が汎用されている．「脳性麻痺とは受胎から新生児期（生後4週間以内）までの間に生じた脳の非進行性病変に基づく，永続的なしかし変化しうる運動および姿勢の異常である．その症状は満2歳までに発現する．進行性疾患や一過性運動障害または将来正常化するであろうと思われる運動発達遅延は除外する」．その原因としては脳室周囲白質軟化症，低酸素性虚血性脳症，脳血管障害，子宮内感染などがあり，リスク因子として早産，低出生体重，多胎，新生児仮死などがあげられる．

（2）疫学

　脳性麻痺の発生率は周産期医療を取り巻く状況により変化するが，近年のわが国の報告では1,000出生に対しおよそ2人程度とされる．

（3）臨床症状

　発生リスクの高い早期産児では虚血になりやすい領域が脳室周囲にあり，脳室周囲白質軟化症を起こしやすい[1]．この際，下肢に向かう神経線維がより脳室に近い部位を走行することから症状は下肢に現れやすく，上肢にも症状が現れる四肢麻痺では大脳の広汎な領域が障害されているため手足だけでなく脊柱側弯や股関節脱臼など体幹部の変形拘縮，知的障害やてんかんなどを合併しやすいことに注意が必要である．痙直型麻痺にみられる代表的な症状は，①巧緻運動の障害と筋力低下，②筋緊張亢進，③腱反射亢進（時にクローヌスを伴う），④病的反射（バビンスキー

〈Babinski〉反射など）出現であり[2]，上肢には母指内転，手指屈曲，手関節屈曲，前腕回内といった異常姿勢がみられることが多い．

(4) 治療

上肢機能に対する治療法では作業療法による回外運動，日常生活活動の改善が報告されている．またA型ボツリヌス毒素や筋弛緩薬との組合せでさらなる機能改善がみこめる．その際，坐位保持装置による坐位姿勢の改善は上肢操作性向上のために強く勧められる[3]．成長によって変化していく児の状態に作業療法士，理学療法士，医師が連携をとって対応することが重要である．

【引用文献】

1) Takashima S, *et al.*：*Arch Neurol* 1978；**35**：11-16.
2) Duns P著，半田　肇監訳：運動系．Peter Duus 神経局在診断．第4版，文光堂，1999；44-51.
3) 日本リハビリテーション医学会監修：上肢機能に対するアプローチ．脳性麻痺リハビリテーションガイドライン．第2版，金原出版，2014；108-111.

（宮本　健）

I 身体障害　　C 脳性麻痺

2 意思を伝える手段がなく困っている

事例 23歳　男性

事例は日常的に，屋内の移動は時間がかかるがずり這いで移動し，食事場面や余暇活動は車椅子坐位で過ごしています．ATNR様の不随意運動が頸の回旋に合わせて起こり，上肢の不用意な動きが著明です．このため車椅子上では，上肢の危険回避のためにアームレストに腕を固定するようにベルトを取りつけています．自分で声を出すことはできませんが，声かけや話をする際にきちんと視線を合わせてきます．モロー(Moro)反射が強く残存しており，近くで手を叩いたりものを倒したりすると大げさにびくっと反応してしまいます．

思考のポイント　～あなたが解決する課題

・日常の観察から事例の知的能力がどのくらいかをおおまかに判断し，コミュニケーションについて，どのような要素が障害されて意思を伝えられないのかを評価する．
・事例の障害を総合評価し支援がほしいポイントを整理する．
・整理できたポイントより，どんな手段や機器を駆使すれば意思疎通が図れるのか実践する．

あなたが担当する事例の評価と意思の疎通の獲得に向けたアプローチまでのプロセス

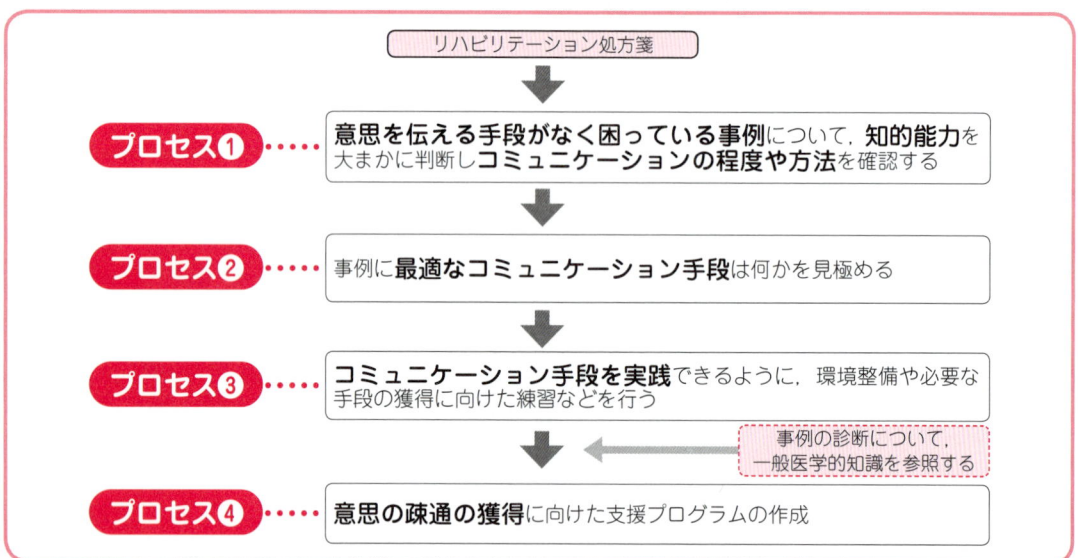

リハビリテーション処方箋
↓
プロセス❶……意思を伝える手段がなく困っている事例について，知的能力を大まかに判断しコミュニケーションの程度や方法を確認する
↓
プロセス❷……事例に最適なコミュニケーション手段は何かを見極める
↓
プロセス❸……コミュニケーション手段を実践できるように，環境整備や必要な手段の獲得に向けた練習などを行う
↓　←事例の診断について，一般医学的知識を参照する
プロセス❹……意思の疎通の獲得に向けた支援プログラムの作成

プロセス1　意思を伝える手段がなく困っている事例について，知的能力を大まかに判断しコミュニケーションの程度や方法を確認する

（1）運動能力の評価

- 粗大運動能力尺度（GMFM） ➡ ラッセル（Russell D）らによりつくられた，脳性麻痺のこどもたちの運動機能レベルを正常な発達基準と比較する評価法．
- 粗大運動能力分類システム（GMFCS） ➡ パリサノ（Palisano R）らによって提唱された，脳性麻痺児の粗大運動および移動能力の障害の程度を分類する指標．
- 不随意運動の種類の評価
- 日常生活観察から

（2）知的能力の評価

- こどものための機能自立度評価法（WeeFIM） ➡ 成人用のFIMをモデルとして小児用に改変した18項目の観察式日常生活活動（ADL）評価法．
- デンバー式発達スクリーニング検査Ⅱ ➡ 発達遅滞やその疑いがあるこどもを早期に発見するために開発されたスクリーニング検査．
- 日常生活観察

> 留意点…本事例の検査は対象の状況に応じて検査法の選択が必要である．成人であっても成人の検査法が適用できない場合もある．単に検査結果を得るというのだけではなく，その評価を行いながら，対象者のコミュニケーション能力の本質を探るように意識して検査することが大切である

プロセス2　事例に最適なコミュニケーション手段は何かを見極める

- GMFCSの結果，この事例はレベルⅤであった．不随意運動の種類は**アテトーゼ**と考えられた．また知的能力はWeeFIM，デンバー式発達スクリーニング検査Ⅱの「言語」では正確な結果が得られなかったが，デンバー式発達スクリーニング検査Ⅱの「個人―社会」や全体の観察により，**おおむね知的能力は保たれひらがなも読めており，極端な精神遅滞はみられず**，あっても軽度と考えられた．
- 日常生活観察からは，事例は視線がしっかりしており，**Yes-Noに対して頚を動かして反応し意思の疎通をとることはできそう**であった．ただしNoについて頚を横に回すのは不随意運動のために確実に自分の意思で行えないときがあり，工夫が必要である．

I 身体障害——C 脳性麻痺

プロセス 3　コミュニケーション手段を実践できるように，環境整備や必要な手段の獲得に向けた練習などを行う

・知的障害はないかあっても軽度
　➡ **本人のやりたいことや希望を可能な限り探り**，希望を実現するための手段を探す．
・視線がしっかりしており，Yes-No のコミュニケーションがとれそうである
　➡ 会話のなかでこちらが主導して Yes-No で応えさせるようにしていく．
・No のような頚を横に回す動作はアテトーゼの特徴でむずかしい
　➡ 頚をかしげるなど，**本人が自分の意思でできる動作を約束事として取り決めてその動作を No として会話をする**．
・もっと具体的な会話ができないかを模索する　➡ 透明文字盤を使用する．
・さらに高度なコミュニケーション手段の検討 ➡ パソコンやコミュニケーションエイド等 ICT 機器の操作方法を模索する．

この事例のリハビリテーション処方箋の診断は **脳性麻痺（アテトーゼ）** である．医療解説を参照しながら ▶p.155，事例の症候の観察と検査の結果を統合し支援プログラムを立案する．

プロセス 4　意思の疎通の獲得に向けた支援プログラムの作成

（1）コミュニケーション手段の例

a）透明文字盤[1]を活用する（図1）
①文字盤を対象者の顔の視線の先に置き，その視線の中心にくるように文字盤を動かす．
②注目している文字を読み上げるか，指でさし示して Yes-No サインで確認する．
③今回の事例は頚を横に回せないので，No は頚を左右どちらかに倒す等の取り決めをしておく．

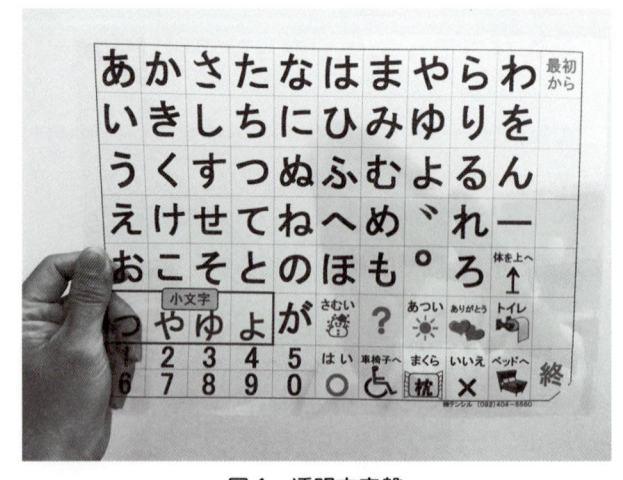

図1　透明文字盤

b）意思伝達装置を使用する（図2）

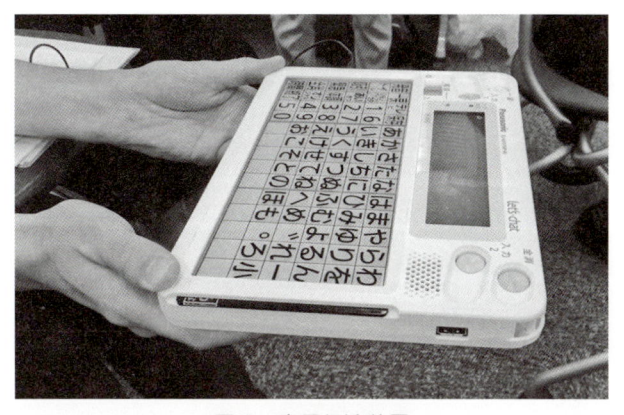

図2　意思伝達装置
写真の意思伝達装置は種々の入力スイッチを接続できるので，アテトーゼで入力の動作が限定されるような今回の事例でも使いこなすことができる可能性がある．

（2）意思の疎通の普段の生活での利用に向けたアプローチ

意思の疎通は，透明文字盤の使用と意思伝達装置を使って何とか可能となりそうである．これらを日常的に使用して，対象者の活動や参加の場面を少しずつ増やしていく．

a）透明文字盤での意思の疎通

Noの動作の取り決めがうまくいき，透明文字盤を使って簡単な会話はできるようになった．残された問題は，慣れた介助者でないと意思の疎通に時間がかかりすぎ実用的でない点と，こみいった内容の会話では透明文字盤でも大変だということである．

b）意思伝達装置の使用

前述の意思伝達装置を試してみたが，アテトーゼによる不随意運動の影響でスイッチ操作がむずかしく，装置についている入力装置ではうまく使いこなせなかった．そこで入力装置には頸の動きでスイッチのOn-Offが操作できるOAK*（図3）を使い，これとiPadのアプリのコミュニケーションエイド（図4）とを組み合わせて使ったところ，頸をかしげることでこみいった内容の会話文を作り，機械で読み上げることができるようになった．さらにインターネットを駆使し，様々なSNSを活用することで多くの仲間や支援者とつながることができた．これで事例は意欲的となり，積極的に車椅子で出かけるようになった．

---

*OAK：東京大学先端科学技術研究センターの開発したアプリである．ゲーム機の外部入力装置として開発・販売されているKinectセンサーをスイッチ操作用の入力デバイスとして用いる．瞬きや口や舌の動き，頭部の動きなどをセンサーのカメラでとらえ認識し，様々な動作をスイッチとすることが可能なシステムである．詳細は以下を参照．http://www.ttools.co.jp/product/hand/oak/index.html

Ⅰ　身体障害——C　脳性麻痺

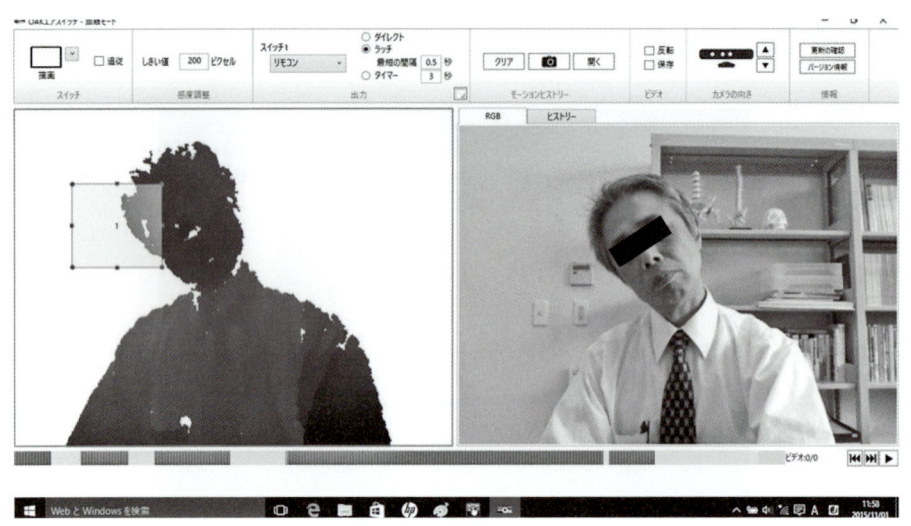

図3　OAK

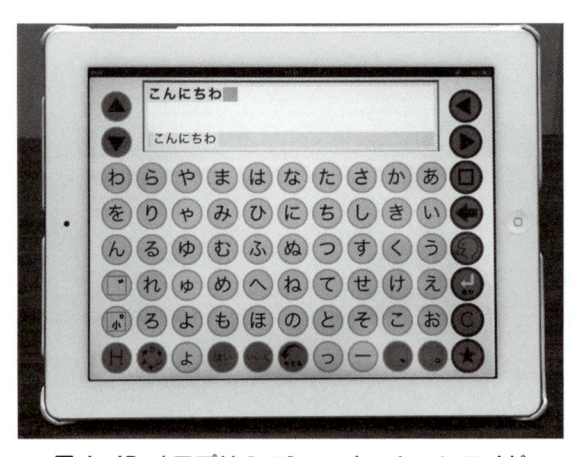

図4　iPad アプリのコミュニケーションエイド

CHECK!

- 意思伝達装置のような高価で汎用性の高くない機器は対象者がうまく使いこなせなければ無用の長物になってしまう．OAKのような安価でカスタマイズしやすい機器を組み合わせて使えば，アテトーゼによる不随意運動に対してターゲットとなる動作でスイッチをコントロールでき，コミュニケーション機能を獲得することができる．
- 現在は支援を必要としている対象者に対し，支援者の工夫や創意でその障害を解決しやすい時代である．高価な機器を使わずとも安価な代替機器がどんどん作り出されており，生体センシング技術も発達してきている[2]．障害の内容は個々の対象者によって千差万別であるが，それらにわれわれ支援者が一つひとつ向き合うことで問題点を明確にすることが可能である．対象者ができないからといってすぐに諦めるのでなく，どうすればできるようになるのか，解決の糸口を見つけようとする心がけを普段からもつようにしてほしい．

【引用文献】
1) 東京都立神経病院ホームページ（透明文字盤の使い方）
   http://www.byouin.metro.tokyo.jp/tmnh/institutions/group-c/pdf/toumei.pdf
2) 小貫睦巳, 他：理学療法科学 2015；30：811-815.

（小貫睦巳, 遠藤浩之）

医療解説：脳性麻痺（アテトーゼ）

（1）概要
　脳性麻痺（受胎から新生児期〈生後4週以内〉までの間に生じた脳の非進行性病変に基づく, 永続的なしかし変化しうる運動および姿勢の異常）のうち, 筋緊張の変動（安静時は低緊張, 運動時や情緒的緊張時に過緊張）を認める型であり, おもに大脳基底核（視床外側腹側核, 被殻, 淡蒼球）の障害で発症する.

（2）疫学
　脳性麻痺の有病率は1～2/1,000人とされ, そのうち10～20％がアテトーゼ型とされる.

（3）症状
　筋緊張は随意運動の試みや情緒的緊張で変動し, 安静時や睡眠時に低下, 運動時は亢進する. 頚部体幹の不安定性, 斜頚や非対称性緊張性頚反射（ATNR）などの左右非対称性を示すことが多い. 乳幼児期に粗大運動発達の遅れ（頚定の遅れや坐位不可, 両上肢機能障害など）, 不随意運動（アテトーゼ）と称される筋緊張の変動（筋の過剰収縮, 過剰連合運動, 頚部体幹不安定など）等で気づかれ, 頭部MRIなどの画像検査で大脳基底核に信号異常を認めれば診断される. 原因として, 低酸素性虚血性脳症や新生児核黄疸などがある. 鑑別として大脳基底核病変を呈する代謝性疾患や神経伝達物質病などがあげられる.

（4）治療
　現時点で根本的な治療法はない. リハビリテーションで身体機能の向上, 維持を図り, 生活能力の向上を目指す. 核黄疸のハイリスク新生児では, 新生児高ビリルビン血症の治療を行い, 脳性麻痺の発症を予防することが重要である. 対症療法として内科的治療（薬物療法）やボツリヌス療法, フェノールブロック療法, バクロフェン髄腔内投与療法, 整形外科的治療等が検討される.

（遠藤雄策）

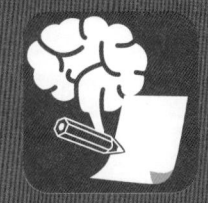

II 高次脳機能障害

II 高次脳機能障害

1 右側を向いていることが多く，歩くときに右側に寄っていってしまう

事例 65歳　女性

2年前に脳梗塞を患い左半身に軽い麻痺が残っています．知人からよくいわれるのですが，話をしているときに顔が少し右のほうを向いているようです．前を向くようにいわれればそちらを向くことができます．しかし，左のほうから話しかけられると左のほうに顔を向けられません．また，歩いているときは，左側にある机に左足がよくぶつかります．

思考のポイント ～あなたが解決する課題

- 事例の示す運動を観察し，姿勢・動作分析を通じて，検査・測定項目をあげる．
- 検査・測定結果から右側を向いてしまう理由を考える．
- リハプログラムを考える過程に必要な知識と病態を整理する．
- リハプログラムの作成を行う．

あなたが担当する事例の評価とリハプログラム作成までのプロセス

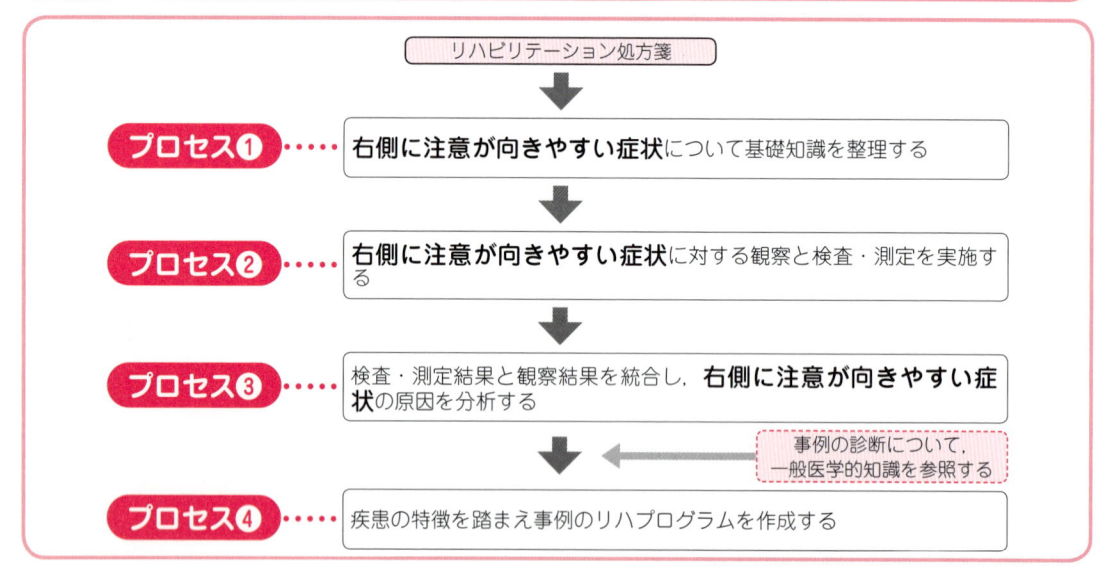

リハビリテーション処方箋
↓
プロセス❶ …… **右側に注意が向きやすい症状**について基礎知識を整理する
↓
プロセス❷ …… **右側に注意が向きやすい症状**に対する観察と検査・測定を実施する
↓
プロセス❸ …… 検査・測定結果と観察結果を統合し，**右側に注意が向きやすい症状**の原因を分析する
↓ ← 事例の診断について，一般医学的知識を参照する
プロセス❹ …… 疾患の特徴を踏まえ事例のリハプログラムを作成する

プロセス1　右側に注意が向きやすい症状について基礎知識を整理する

右側を向いていることが多く，歩くときに右側に寄っていってしまう事例について観察し，症状の意味を確認する．

●**想定される原因の主要なもの→視野障害および左半側空間無視**

①半側空間無視（USN）■■▶ **病巣の反対側にある対象物に気づかない現象**[1]．左半側無視が右半側無視に比べて多く認められる．日常生活活動（ADL）場面では，右側半分だけを食べて食事を終えてしまうとか，新聞や雑誌も左側に読み進められなかったり，絵を描く際にも左側を描き忘れたりしてしまう．

②方向性注意障害説[2]

注意機能を全般性の注意と方向性の注意との2つに分けたうえで，**半側空間無視を後者の方向性の注意障害**であるとする説である．しかもその機能が左右の大脳半球で異なっており，左半球が対側である右空間に対する注意機能を有するのに対して，右半球は左右の空間に対する注意機能を有するため，**右半球損傷では左空間に対する注意が低下する**とされる（**図1**）[3]．

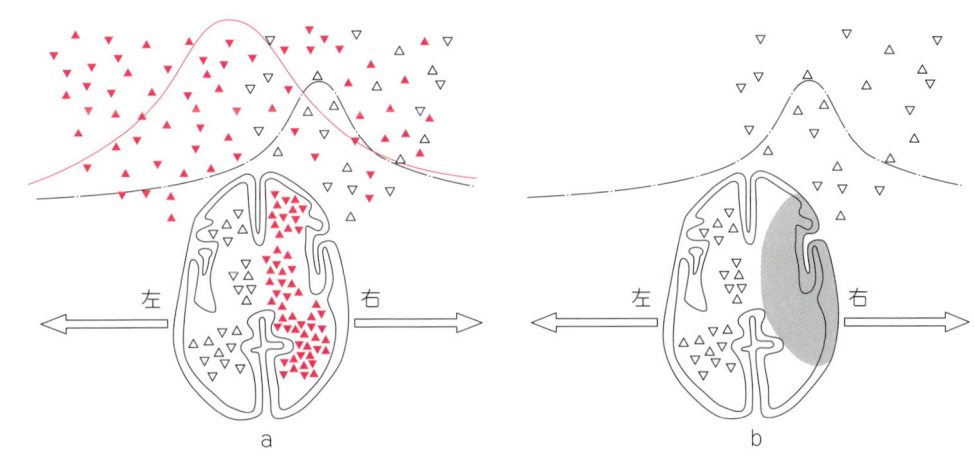

図1　方向性注意機能の半球差の仮説

a：右半球は赤い三角の分布および実線（――）の釣鐘状のグラフで示したように，左右空間に注意を向けられる．一方，左半球は，白い三角または点線（―・―）のグラフで示したように，おもに右空間への注意機能しかもたない．
b：右半球に損傷を受けると，白い三角と点線（―・―）のグラフで示された左半球による右空間への注意機能しか残らず，左半側空間無視が生じる

〔石合純夫：第5章．高次脳機能障害学．医歯薬出版，2010；141より〕

プロセス2　右側に注意が向きやすい症状に対する観察と検査・測定を実施する

(1) 観察

a) ベッドサイド（臥床している）

・臥床している患者がどの方向を向いているか．

- 左側からの問いかけに，どのように反応するか．
- 左側から声をかけ，左側を向くように指示する．
- 右側から手を差し伸べて握手した後，左側から手を出して握手を求める．
- 指示に応じられる患者であれば，眼前に5本の指を呈示して何本か尋ねる．
- ベッド周りに人がいる場合，何人いるのか確認する．
- 30 cmくらいの紐を眼前に水平に呈示し，真ん中をつかんでもらう．

b）訓練室（車椅子上）

ベッドサイドでの観察事項以外に以下の点も観察する．
- 自分の左手・左足を触れるか．
- ブレーキをかけたり，はずしたりできるか．
- 部屋の左の空間にある物の確認ができるか．

（2）「右側に注意が向きやすい症状」を調べるための検査・測定項目

簡易検査
- 線分抹消試験　➡ 25 mmの短い線分を使用，40本描かれている．
- 線分二等分試験　➡ 200 mmの線分を使用．
- 模写試験　➡ デイジー，ヒマワリのような花，家と木が並んだ絵，立方体．
- 描画試験　➡ 時計，人，蝶など．

※半側空間無視の検査セット

　Behavioral inattention test（BIT）：BIT行動性無視検査日本版

> 💡 **着眼点…日常生活に着目**
>
> 　半側空間無視のある患者は，左に注意が向かないことから，日常生活を観察していれば気づく点が多い．おかしいなと思ったら，右側から話しかけた後，左側から話しかけると注意が左側に向くかどうかがわかる．

プロセス3　検査・測定結果と観察結果を統合し，右側に注意が向きやすい症状の原因を分析する

なぜ右側に注意が向きやすいのか，観察と検査・測定を行った結果から考えてみる．

（1）観察結果

　左側に十分に注意が向けられる場合や左側への反応が素早い場合は，半側空間無視ではなく，視野障害なども考慮に入れる必要がある．しかし，あきらかに左側への注意が向かない，十分でないなどの症状がある場合は，半側空間無視を考え，どの程度障害されているのかを知るために検査・測定を行う．

事例の結果：

　座っているときに少し右側を向いている．前を向くようにいわれれば前を向くことができる．左のほうから話しかけると左のほうに顔を向けられない．歩いているときは左側にある机に左足がぶつかる．

（2）検査・測定結果

- 線分抹消試験 ➡ 左側に1本でもやり残しがある場合は，半側空間無視を疑う．
- 線分二等分試験 ➡ 左半側空間無視の場合は，印が右側にずれる．中央点から左右5 mm以内を正常，6〜10 mm以内を疑陽性，11 mm以上ずれた場合を陽性とする[2]．
- 模写試験 ➡ 模写した絵が全体的に右にずれていないか．左側の花の絵に葉や花弁の脱落がないか．右側の花の左側の葉に脱落がないか．あれば，半側空間無視を疑う．
- 描画試験 ➡ 時計の文字盤の数字が右側に寄っているか．寄っていれば，半側空間無視を疑う．

事例の結果：

- 線分抹消試験 ➡ 用紙の左側にある線分を見落とした（図2）．
- 線分二等分試験 ➡ 中央点より右側に1 cmずれて印をつけた（図3）．
- 模写試験 ➡ 左側の葉の模写ができなかった（図4）．
- 描画試験 ➡ 時計の文字盤の数字が右側に偏って描かれていた（図5）．

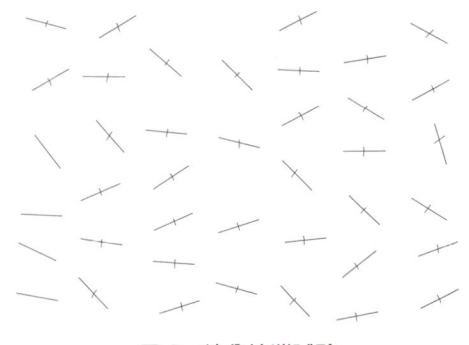

図2　線分抹消試験

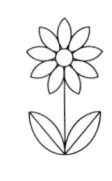

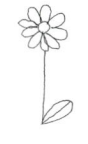

図3　線分二等分試験

図4　模写試験

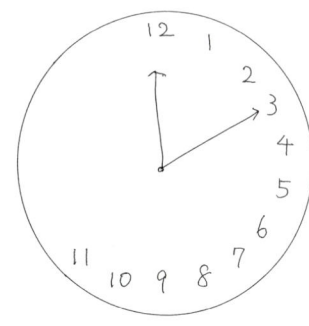

図5　描画試験

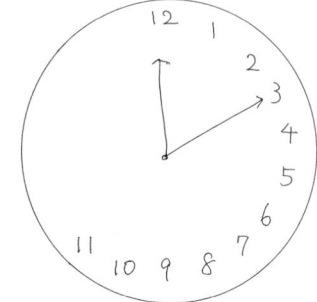

着眼点…評価結果の考え方

基本的に半側空間無視の検査・測定で使用するテストバッテリーは，健常者であれば，すべてミスなくできるものである．ミスがみられる場合は，半側空間無視を疑うが，一つのテストバッテリーだけではなく，多くの観点から（たとえば ADL でみられる現象など）判定を行うことが必要となる．また，視野障害の場合は見えないことに対して気づく．たとえば，1回目の検査場面でエラーがあった場合は「もう一度よく見てください」と促すと修正することができる．半側空間無視の場合は，気づかないことが多い．

この事例のリハビリテーション処方箋の診断は **脳梗塞後の高次脳機能障害** である．医療解説を参照しながら ▶p.164，事例の症候の観察と検査の結果を統合しリハプログラムを作成する．

プロセス 4　疾患の特徴を踏まえ事例のリハプログラムを作成する

半側空間無視があると判断できたので，リハプログラムを作成する．

基本方針：右側に注意が向きやすい症状からの脱出

a) 無視する左側を意識できるようにアプローチする
- 左側に目印（赤い目印）や手がかり（目立つ置物）を用いて左側への注意を促す．
- 右側から順に左側に向け，置いてあるものの数を数えさせる（追視をさせる）．
- 失敗した箇所を指摘し，対象者と一緒になって確認する．
- 左上肢の運動を左方向に行わせ，それを視覚的に確認させる．
- 右上肢の運動を左方向に行わせ，それを視覚的に確認させる．
- 体幹を左側に回旋させる．

b) 感覚と運動のメカニズムに基づいて，半側空間無視そのものを減らそうとするアプローチ
- プリズム順応 ➡ 視界が右に10°シフトするプリズム眼鏡をかけて，感覚と運動に対して意図的にずれを生じさせるアプローチ法（図6）[3]．

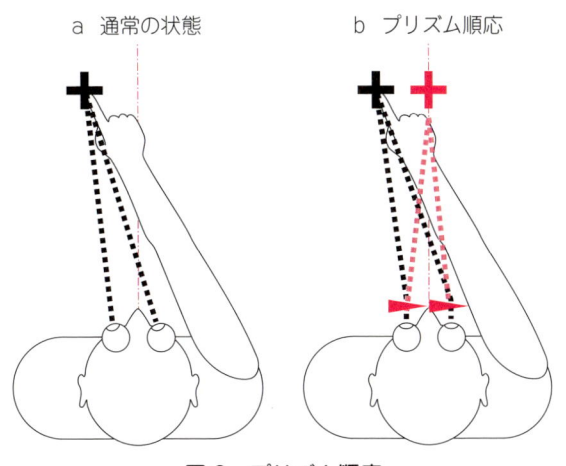

1 右側を向いていることが多く，歩くときに右側に寄っていってしまう

a 通常の状態　　b プリズム順応

図6　プリズム順応
通常の状態では，aのように標的の見える方向と位置が一致した条件で到達運動が順応している．bのように外界のものが10°右方へ移動して見えるプリズム眼鏡をかけると，10°左側にある標的が真正面に見える．この視覚条件下で，素早く標的を指し示す動作を50回繰り返し，新たな順応状態を作り出す．
〔石合純夫：第5章．高次脳機能障害学．医歯薬出版，2010；147より〕

ここでCHECK!

　半側空間無視のある人は，意外とその症状に気づいていない人が多く，気づかせようとするが，なかなか理解してもらえないことが多い．それが，治療や訓練を妨げることになる．治療や訓練はまだ確立されていないが，まずは起こっている現象をきちんととらえ，日常生活にどのように影響しているのかを考えてほしい．

【引用文献】
1) 太田久晶：第6章　評価の実際．半側空間無視．鈴木孝治，他．高次脳機能障害マエストロシリーズ3　リハビリテーション評価．医歯薬出版，2008；47-49.
2) 能登真一：第2章　高次脳機能作業療法の実践　Ⅶ　半側空間無視に対する作業療法．標準作業療法学 専門分野 高次脳機能作業療法学．医学書院，2012；106-116.
3) 石合純夫：第5章．高次脳機能障害学．医歯薬出版，2010；121-147.

（山田英徳）

医療解説：高次脳機能障害

（1）概要

病巣が皮質を含む脳梗塞（アテローム血栓性，心原性）や大脳半球皮質を連絡する神経経路の離断などの脳損傷により，急性期以後に合併する認知障害全般を高次脳機能障害とよぶ．症状としては失認，失行，失語，記憶障害，注意障害，半側空間無視，遂行機能障害などを含み，日常生活および社会生活に制約を呈する．

（2）疫学

脳梗塞の頻度は100〜200人/10万人，40歳以上では600人前後/10万人．高次脳機能障害者数は寝たきりに近い例まで含めると全国で30〜50万人と推定される．

（3）臨床症状

脳梗塞の場合，閉塞血管の支配領域により様々な高次脳機能障害が出現する．認知障害として，失認（感覚路を通じて対象を判定できない：視覚失認，聴覚失認，触覚性失認，身体失認，相貌失認など），失行（運動麻痺や感覚障害がなく動作の内容を理解しているのに行為ができない），失語（「話す」「聞く」「読む」「書く」機能の障害），注意障害（注意の集中，持続，配分，転換の障害），遂行機能障害（目標達成のため，状況変化に合わせて行動を計画し効果的に実行する能力の障害），記憶障害，半側空間無視（損傷側と反対側の刺激への気づき，反応が障害される：右半球損傷による左半側空間無視が中心）などを認める．

行政用語としては，社会的行動障害（自発性低下，抑うつ，脱抑制，暴力，易怒性，衝動性，幼稚性，情緒不安定など）を含む（**表1**）．

（4）治療

認知障害症状に合わせたリハビリテーション．早期に認知障害の有無や内容，程度を評価し，損なわれた機能への回復訓練または代償訓練により実生活への適応を目指す．うつ症状には抗うつ薬（ノルトリプチリン，ミルナシプラン，セルトラリン）の比較的少量投与などを副作用に注意して行う．

表1　診療報酬上の高次脳機能障害診断基準

I．主要症状等
1) 脳の器質的病変の原因となる事故による受傷や疾病の発症の事実が確認されている
2) 現在，日常生活または社会生活に制約があり，その主たる原因が記憶障害，注意障害，遂行機能障害，社会的行動障害などの認知障害である

II．検査所見
MRI，CT，脳波などにより認知障害の原因と考えられる脳の器質的病変の存在が確認されているか，あるいは診断書により脳の器質的病変が存在したと確認できる

III．除外項目
1) 脳の器質的病変に基づく認知障害のうち，身体障害として認定可能である症状を有するが，上記主要症状（I-2）を欠く者は除外する
2) 診断にあたり，受傷または発症以前から有する症状と検査所見は除外する
3) 先天性疾患，周産期における脳損傷，発達障害，進行性疾患を原因とする者は除外する

IV．診断
1) I〜III をすべて満たした場合に高次脳機能障害と診断する
2) 高次脳機能障害の診断は脳の器質的病変の原因となった外傷や疾病の急性期症状を脱した後において行う
3) 神経心理学的検査の所見を参考にすることができる

なお，診断基準のIとIIIを満たす一方で，IIの検査所見で脳の器質的病変の存在をあきらかにできない症例については，慎重な評価により高次脳機能障害として診断されることがありうる．
〔高次脳機能障害者支援の手引き（改訂第2版）より〕

（平野浩一）

2 手足の位置に無関心である

> **事例** 80歳　男性
>
> 脳梗塞を患いました．知人は私の左上下肢の麻痺が重度でまったく動かないといいます．しかし人に聞かれても私は自分の左上下肢は動くと思うので「問題ありません」や「ちゃんと動きます」と答えています．知人からみるとまったく左側の上肢・手指が存在しないかのごとく私は振舞っているようです．

思考のポイント　～あなたが解決する課題

- リハプログラムを考える過程に必要な知識と病態を整理する．
- 事例の示す運動や活動を観察し，動作分析を通じて検査・測定項目をあげる．
- 検査・測定結果から手足の位置に無関心である理由と生活への影響を考える．
- リハプログラムの作成を行う．

あなたが担当する事例の評価とリハプログラム作成までのプロセス

リハビリテーション処方箋
↓
プロセス❶……**手足の位置に無関心である症状**について基礎知識を整理する
↓
プロセス❷……**手足の位置に無関心である症状**に対する観察と検査・測定を実施する
↓
プロセス❸……観察と検査・測定結果を統合し，**手足の位置に無関心である症状**が与える影響を分析する
　　　　　　　← 事例の診断について，一般医学的知識を参照する
↓
プロセス❹……疾患の特徴を踏まえ事例のリハプログラムを作成する

Ⅱ 高次脳機能障害

プロセス1 手足の位置に無関心である症状について基礎知識を整理する

「手足の位置に無関心である症状」，つまり身体を失認する状況について観察し，症状の意味を確認する

(1) 身体失認の分類[1]

a) 両側性の失認

ゲルストマン（Gerstmann）症候群 ■■➡ 手指失認[*1]，左右識別障害，失算，失書の4つの症状．

自己身体部位失認 ■■➡ 自己の身体の部位について，その名称をいえない，さすことができない症状．

b) 半側性の失認

病態失認 ■■➡ 片麻痺に気づかず，それを指摘しても認めない症状．

言語化される半側身体失認 ■■➡ 半側身体に対する異常感を積極的に訴える症状．

言語化されない半側身体失認 ■■➡ 自己の半身に無関心で気づきが低下した状態のこと．

事例は**重度な麻痺肢にもかかわらず，問題なく自分で動かせると訴えることから，病態失認が疑われる．**病態失認は，右半球損傷の急性期にみられることが多く，重度の感覚障害や半側空間無視を伴うことが多いとされる[2]．これらから，病態失認と感覚障害，半側空間無視が生じている可能性がある．

(2) 病態失認の行動特徴

・「自分はできる」という認識 ■■➡ 一人でベッドから起きようとすることや，トイレに行こうとすることなど，日常生活に転倒や転落などの危険性がある．

・麻痺肢の管理が十分に行えない ■■➡ 寝返りのときに麻痺肢を忘れることもある．

・麻痺肢を問題視しない ■■➡ リハビリテーションの必要性を感じないことにつながり，リハビリテーションの拒否に至る可能性もある（図1）．

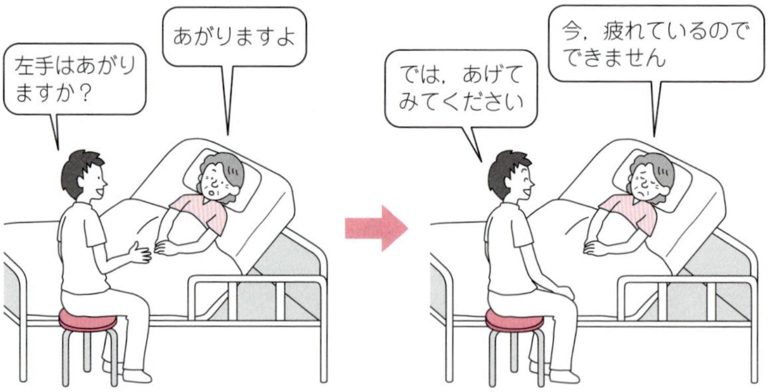

図1 麻痺肢を問題視しない一例

[*1] 手指失認：自分の5本の指の名称をいえないばかりではなく，指示された指を示すことも不可能となる．他人の指についても同様である[1]．

プロセス ② 手足の位置に無関心である症状に対する観察と検査・測定を実施する

（1）面接と観察

- 事例への面接により，ニーズや生活上の困りごとを聴取するのはもちろんであるが，病態失認があると，事例と生活の問題点を共有することがむずかしいと推察される．そのため，**どのようなフィードバックにより，どのくらい問題点への気づきが得られるのか**も確認する．
- 日常生活活動（ADL）の遂行は，おかれている環境や状況の影響を大きく受けるため，リハビリテーション室での評価だけでなく，**病棟での自然な場面での評価も重要**である．
- 余暇活動や手段的日常生活活動（IADL）が求められる場合はその評価も行う．

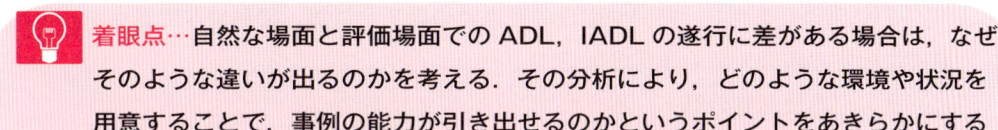

> 💡 **着眼点**…自然な場面と評価場面でのADL，IADLの遂行に差がある場合は，なぜそのような違いが出るのかを考える．その分析により，どのような環境や状況を用意することで，事例の能力が引き出せるのかというポイントをあきらかにする

（2）「手足の位置に無関心である症状」を調べるための検査・測定項目

- 認知機能検査　MMSE（mini mental state examination）を実施する．
- 片麻痺に対する病態失認の重症度[3] ➡ 段階的に運動麻痺に対する質問を行う．
  - 0―訴えについて一般的な質問をすると，患者のほうから自発的に自分の障害を報告する．
  - 1―左腕の力を質問された場合に限って，自分の障害を報告する．
  - 2―神経学的検査によって障害があきらかにされたときに初めて，障害を認める．
  - 3―いかなる障害認知も得られない．
- 知覚検査　　　　　　　　　➡ 防御知覚，識別知覚，深部知覚を検査する
- 半側空間無視の評価　　　　➡ 線分抹消試験，線分二等分試験などを実施する（「1　右側を向いていることが多く，歩くときに右側に寄っていってしまう」▶p.160 参照）．

プロセス ③ 観察と検査・測定結果を統合し，手足の位置に無関心である症状が与える影響を分析する

事例の利点と問題点を整理して考える．

（1）面接

- コミュニケーション能力は保たれており，事例は「うまく歩けない．早く歩けるようになって家に帰りたい」と語り，**ADLがうまく遂行できていないことを問題としてはとらえていなかった**．
- 病棟では臥床傾向で，自ら行動を起こすことはほとんどなく，排泄のときくらいであった．
- 事例は今回の発症前，テレビで決まった番組を見るのを楽しみにしており，夕方には30分程度の散歩をしていた．

(2) ADL 評価

- 食事は，**左側にある器に気がつかないこと**がみられたが，そのことを指摘すると気がついた．
- 更衣は，シャツを着るときに，**左腕を通し忘れる**ことがみられた．
- トイレでは，手すりを用いて立ち上がるが，ズボンを下げようと手すりを離したときにバランスを崩してしまうため介助を要した．
- 髭剃りをするが，**顔の左側に剃り残し**がみられた．
- 移動は車椅子であったが，**右側へ寄っていく傾向**がみられた．
- アームスリングが外れていることに気がつかず，車輪に左手指が挟まれそうになった．
- **左側のブレーキをしないで**一人でベッドに移乗しようとし，転倒しそうになる場面がみられた．

(3) 検査・測定結果

- MMSE の結果は 24 点で，**時間や曜日の見当識の低下**と**計算，図形模写で減点**がみられた．
- 片麻痺に対する**病態失認の重症度は 2** であった．
- 深部知覚のうち**位置覚の低下**がみられた．
- 線分抹消試験は**中心より左側の印の消し忘れが 2 本**あり，線分二等分試験は，**右側へのずれが 14 mm** であった

(4) 利点と問題点

　事例は左上下肢に重度の麻痺が生じていても，病態失認や半側空間無視の影響から，ADL 全般に介助を要しているが，歩けるようになれば自宅に退院できるとして，歩行訓練への動機づけは高いと考えられる．歩行以外の ADL ができていないことを問題として認めておらず，さらに，左側を見落とすことや転倒しそうな場面がみられた．しかし，コミュニケーション能力は保たれており，事例に丁寧にフィードバックをすることで，左側の手足の位置や手足が動かないことに気づくことができた．また，MMSE より，若干の見当識の低下はあるものの，記銘力は保たれていることから，動作指導により学習が期待できると考えられた．

> この事例のリハビリテーション処方箋の診断は **脳梗塞後の失認** である．医療解説を参照しながら ▶p.170，事例の症候の観察と検査の結果を統合しリハプログラムを作成する．

プロセス 4　疾患の特徴を踏まえ事例のリハプログラムを作成する

基本方針：活動に焦点を当て，それを支持する環境や代償手段を考える

　病態失認では，実際に活動を遂行することが，麻痺の存在を意識するきっかけになるとされる[3]．そこで，ADL や余暇活動などを遂行するなかで，**左上下肢の麻痺を考慮した ADL の遂行のための手順を確認・練習**することや，**片手でも動作が遂行しやすいような環境を整えるプログラムを作成**する．そのときに，気づきを促すための代償方法（次頁参照）をそれらに加えることも必要である．また，事例の発症前の生活に近いタイムスケジュールを病棟生活に取り入れることで，時間や曜日などの見当識に働きかけると同時に，作業への動機づけを高め，離床を促すことにつなげる．

※代償方法[1]：認知機能の代償方法として，外部方略と内部方略がある（**表1**）．

表1　代償方法の具体例

外部方略	内部方略
・チェックリスト ・キューとメモリーノートの組合せ ・メモ	・自己教示法 ・視覚的イメージ法 ・語呂合わせなどの記憶術

〔二木淑子：治療の原則．能登真一編．高次脳機能作業療法学．医学書院，2012：63より一部改変〕

以下に介入の具体例をあげる．
- 起床，食事，整容，リハビリテーション，車椅子での散歩，好きなテレビ番組の時間などタイムスケジュールを作成し，その遂行を促す．
- 医療スタッフ間での事例へのかかわり方の方針を統一する．
- 上着を着る，ズボンをはくなどの更衣を「左，右」の順に行う反復練習をする．
- 左上肢を管理する練習を行う．
- 車椅子の左側のブレーキを目立つようにする．
- ベッドに移乗するときにスタッフコールを押すことをよびかけるメモを掲示する．
- 鏡を使って髭剃りをし，左側への見落としに注意を向ける．
- トイレでの下衣操作は，立位で壁にもたれ，安定を保ってから行う練習をする．

> **着眼点**…発症前の生活における習慣や役割を把握する．習慣は事例の作業遂行のパターンを知ることになり，役割は事例が行っていた具体的な一つひとつの作業を知る手がかりとなる

CHECK!

事例の四肢への認識について，いろいろな面から評価することが重要であり，病態失認の影響で四肢の認識が薄いのか，半側空間無視の影響で四肢の認識が薄いのか，どちらの影響が大きいのかを知ることが重要である．

【引用文献】
1) 能登真一（編）：失認（対象認知の障害）に対する作業療法．標準作業療法学 専門分野 高次脳機能作業療法学．医学書院，2012；94-105．
2) 石合純夫：片麻痺に対する病態失認．高次脳機能障害学．第2版．医歯薬出版，2012；174-178．
3) 鎌倉矩子，他編：身体意識の障害．高次脳機能障害の作業療法．三輪書店，2010；287-309．

（鹿田将隆，山田英徳）

医療解説：失認症

(1) 概要
　感覚機能に障害がないが対象を把握できない認知障害を**失認**という．関与する感覚により**視覚失認**，**触覚性失認**，**聴覚失認**，**身体失認**の4つに大別される．知能低下や意識障害がある場合にみられる同様の徴候とは区別する．失認症は，大脳に損傷を及ぼす脳梗塞，脳出血，脳腫瘍，頭部外傷などの疾患が原因となる．

(2) 大脳皮質連合野と失認
　大脳皮質連合野には，大脳皮質の他領域で受けた様々な感覚情報（視覚，聴覚，体性感覚など）を統合することにより，対象物体の識別（「何であるか」）や空間認知（「どこにあるか」）を行う働きがある．したがって，この領域が障害されると，末梢からの感覚情報が大脳皮質に入っても，対象を把握することができなくなってしまう．大脳皮質内で各感覚情報を処理する領域が異なるため，各種失認と関連する障害領域の関係性が重要である（**表2**）．

(3) 身体失認
　自己の身体を認知できない障害を身体失認という．身体失認は，自己の半身に対して無関心となる半側身体失認と両側ともに把握できなくなる失認がある．本事例で取り上げられた**病態失認**は，半側身体失認の代表例で，左片麻痺の存在を否定したり，より軽症であるとの認識を示す．この失認は，頭頂連合野を含む右側の頭頂葉での広範な病変により生じる．一方，手指失認を含む**身体部位失認**は左あるいは両側の頭頂葉後方の障害で生じる．

表2　失認の分類と障害部位

失認の分類			病巣側	障害部位
視覚失認	物体失認	統覚型視覚失認	両側	後頭葉
		連合型視覚失認	両側	側頭―後頭葉
	相貌失認		右半球	後頭―側頭葉
	視空間失認	半側空間失認	右半球	頭頂葉
		地誌的失認	右半球	側頭―後頭葉内側，脳梁膨大―頭頂葉内側
聴覚失認			両側	側頭葉，超皮質，聴放線
身体失認	身体部位失認		左半球，両側	頭頂葉
	病態失認		右半球	頭頂葉
	Gerstmann症候群		左半球	頭頂―後頭葉

（熊田竜郎）

3 物を扱うのに手間がかかる

事例 71歳 男性

左半球に脳梗塞を患いました．右上下肢の麻痺はほとんどないし言語の障害もありません．しかし，日常生活では服を着替えるのに時間がかかり，食事でも箸がうまく使えません．ほかにもいろいろな作業をするときに物の扱いに手間がかかります．

思考のポイント ～あなたが解決する課題

- 事例の示す運動や作業を観察し，動作分析を通じて検査・測定項目をあげる．
- 検査・測定結果から物を扱うのに手間がかかる理由を考える．
- リハプログラムを考える過程に必要な知識と病態を整理する．
- リハプログラムの作成を行う．

あなたが担当する事例の評価とリハプログラム作成までのプロセス

リハビリテーション処方箋

- **プロセス①** …… **物を扱うのに手間がかかる症状**について基礎知識を整理する
- **プロセス②** …… **物を扱うのに手間がかかる症状**に対する観察と検査・測定を実施する
- **プロセス③** …… 検査・測定結果と観察結果を統合し，**物を扱うのに手間がかかる症状**の原因を分析する（事例の診断について，一般医学的知識を参照する）
- **プロセス④** …… 疾患の特徴を踏まえ事例のリハプログラムを作成する

プロセス 1　物を扱うのに手間がかかる症状について基礎知識を整理する

(1) 事例で推定される原因は何か
・認知症
・失行症

(2) 失行の分類（山鳥の分類）

a) 観念運動失行

病前にできたはずの習慣的行為を言語命令や模倣命令に応じて遂行することができなくなる．たとえば，「おいでおいで」（図1）「バイバイ」（図2）など習慣性の高い象徴的行為（ジェスチャー）や物品使用の真似（パントマイム）で失敗する．

b) 観念失行

使用すべき道具の認知は保たれており，運動遂行機能にも問題がないのに，道具の操作に失敗する．たとえば，「茶葉を急須に入れる前にお湯を湯のみに注いでしまう」（図3）「茶葉を湯のみに入れてしまう」（図4）など，工程の順序を誤ったりする．

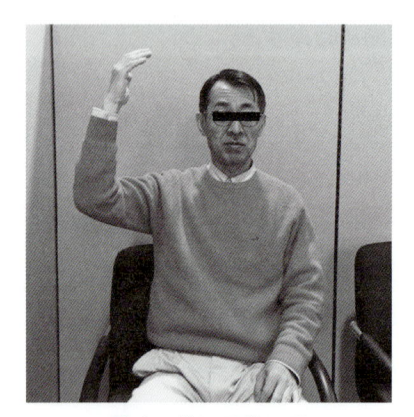

図1　おいでおいで

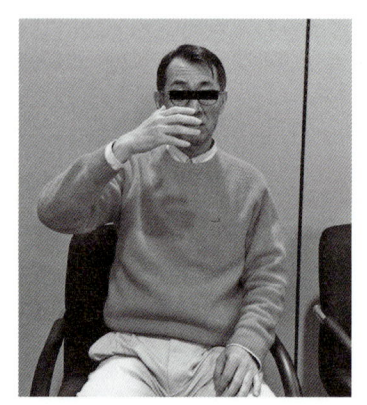

図2　バイバイ

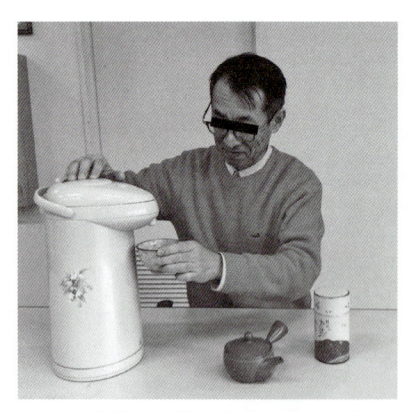

図3　茶葉を急須に入れる前にお湯を湯のみに注いでしまう

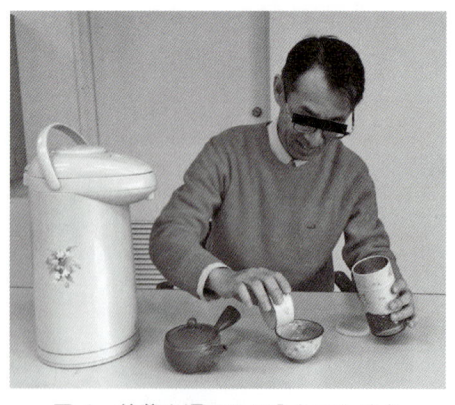

図4　茶葉を湯のみに入れてしまう

c）その他の行為の障害

①肢節運動失行　➡　おもに手と指による行為の遂行が，拙劣な状態である．
②着衣失行　　　➡　自分で服を着ることができない．他人に着せることはできる．
③拮抗失行　　　➡　右手の行為に対して左手が不随意に右手と反対の行為をしてしまう．
④運動維持困難　➡　閉眼，開口，挺舌などの動作を1つあるいは2つ以上同時に維持できない症状を示す．

プロセス 2　物を扱うのに手間がかかる症状に対する観察と検査・測定を実施する

（1）観察

日常生活のなかで物品を使いどのように使用するのかを観察する．また，リハビリ室にて物品（ペグなど簡単に操作できるもの）を使いどのように使用するのかを観察する．なかなかできない場合は，**一度行っている行為をやめ，検査者が正しいやり方を見せてからもう一度行わせてみる**．

（2）「物を扱うのに手間がかかる症状」を調べるための検査・測定項目[1]

a）単一の道具の使用

くしで髪の毛をとかす，ハサミで紙を切る，ホチキスを使う，爪切りを使う，金槌で釘を打つ．

b）系列行為（複数の道具を使用）

・お茶を入れる（ポット，急須，茶筒，茶碗）．
・ロウソクに火をつける（ロウソク，マッチ，ロウソク台）．
・手紙を出す（便箋，封筒，のり）．

> 💡 着眼点…物品を操作しているときの手の動き，手指の動き，手関節の動き，前腕の動きなどに着目する

プロセス 3　検査・測定結果と観察結果を統合し，物を扱うのに手間がかかる症状の原因を分析する

なぜ物を扱うのに手間がかかるか，観察と検査・測定を行った結果から考える．

（1）観察結果

・物品の操作が拙劣であり，うまく扱えない．**検査者が正しいやり方を見せても，真似できない．**
・手指の動き，手関節の動き，前腕の動きなどがうまく協調して働いていない．

（2）検査・測定結果

・単一の道具の使用時には，物品の持つ位置を間違えたり，誤った使い方をしたりする．
・系列行為（複数道具使用）では，工程の順序を誤ったり工程を省略したりする．

Ⅱ　高次脳機能障害

> **着眼点…評価結果の考え方**
>
> 　基本的に検査・測定で使用する物品の操作は，健常者であれば，すべてミスなくできるものである．ミスがみられる場合は，観念失行を疑うが，一つのテストバッテリーだけではなく，多くの観点から（たとえば ADL でみられる現象など）判定を行うことが必要となる．

　この事例のリハビリテーション処方箋の診断は **脳梗塞後の観念失行** である．医療解説を参照しながら ▶p.175，事例の症候の観察と検査の結果を統合しリハプログラムを作成する．

プロセス 4　疾患の特徴を踏まえ事例のリハプログラムを作成する

　観念失行があると判断できたので，リハプログラムを作成する[*1,2]．
基本方針：言語または身ぶりを交えて指示を十分に理解させる

a）行為へのアプローチ[1]
- 動作を模倣させる．
- 物品の持ち方，上肢の位置，動作の方向，順序を必要に応じて分解し，口頭指示，模倣，徒手的誘導により段階的に訓練する．
- 手順を口に出しながら動作を行う．

b）環境調整
- 物理的な環境調整[2] ➡ できるだけシンプルな環境調整が求められる．混乱を避けるためにできるだけ余計な道具を排除する．
- 可能であれば，道具を使わないで済むような状況に調整する．たとえば，ご飯を食べるときに箸を使わなくて済むように，おにぎりにする．

> **CHECK！**
>
> 　観念失行のある人は意外とその症状に気づいていない人が多く，気づかせようとしてもなかなか理解してもらえないことが多い．それが治療や訓練を妨げることになっている．治療や訓練はまだ確立されていないが，まずは起こっている現象をきちんととらえ，日常生活にどのように影響しているのかを考えてほしい．また，高次脳機能障害のある人に一般的にいえることは，口頭指示が多いと混乱してしまい，さらに求めている行為ができなくなることである．指示は対象者がどれだけ理解しているのか様子をみながら，あせらずに進めてほしい．

[*1]：失行に対するリハビリテーションの有効性は確立されていない[1]．
[*2]：急性期にみられる失行は，消失することが少なくない[1]．

【引用文献】
1) 石合純夫：第3章　失行・行為・行動の障害．高次脳機能障害学．医歯薬出版，2010；51-65．
2) 能登真一：第2章　Ⅴ　失行（運動・行為の障害）に対する作業療法．標準作業療法学　専門分野　高次脳機能作業療法学．医学書院，2012；81-91．

（山田英徳）

医療解説：失行

(1) 概要

筋の麻痺，運動失調，筋萎縮，不随意運動などの運動障害がなく，行為の対象や目的が理解できているのにもかかわらず，目的通りに遂行することができない状態を**失行**という．失語や失認と関連し，脳梗塞，脳出血，脳腫瘍，頭部外傷などにより，習得済みの運動パターンが記憶された両側頭頂葉やその連絡路が損傷を受けると生じる．失行は，障害された行為により，**肢節運動失行**，**観念運動失行**，**観念失行**，**口部顔面失行**，**着衣失行**，**構成失行**に分類されるが，これらの失行は異なる病巣により起こる（**表1**）．

(2) 観念失行

失行は，個々の運動要素は実行できるが，すでに習得し熟練した運動の概念化あるいは実施ができない状態である．本事例のように日常使い慣れている道具が使用できないことを**観念失行**という．

(3) 観念失行が起こる仕組み

観念失行は，大脳皮質の左半球の角回（頭頂・後頭・側頭接合部）の障害により生じる．この失行を引き起こすメカニズムについては，従来の考え方と近年の神経生理学的な事実に基づく考え方の2通りが知られる．従来は，運動企画にかかわる頭頂葉が障害されるため，道具の使い方がわからなくなると考えられてきた．近年では，頭頂葉から道具動作のプログラムを組む運動前野や，動作のプランニングや作業記憶に関与する前頭前野に送る信号に障害が生じることが起因と考えられている．ここでは，頭頂葉は道具の向きや道具に合う手の形などについて情報処理する場ととらえられている．

表1　失行の分類

失行の分類	病巣側	障害部位
肢節運動失行	一側	中心後回，中心前回
観念運動失行	左半球	縁上回
観念失行	左半球	角回
口部顔面失行	左半球	頭頂葉，ウェルニッケ（Wernicke）野
着衣失行	右半球	頭頂葉
構成失行	一側	頭頂葉

（熊田竜郎）

II 高次脳機能障害

4 会話が成り立たない

事例　70歳　男性

左半球に脳梗塞が認められる人です．右上下肢の麻痺はほとんどありません．しかし，話をするとこちらの指示がまったく通じません．何かを聞くと流暢に話しますが，辻褄が合いません．また，錯語が目立ちます．単語の復唱では，違う単語を言ったり字を誤ります．

思考のポイント ～あなたが解決する課題

- リハプログラムを考える過程に必要な知識と病態を整理する．
- 事例との会話を通じて観察し，検査・測定項目をあげる．
- 検査・測定結果から会話が成り立たない理由と生活への影響を考える．
- リハプログラムの作成を行う．

あなたが担当する事例の評価とリハプログラム作成までのプロセス

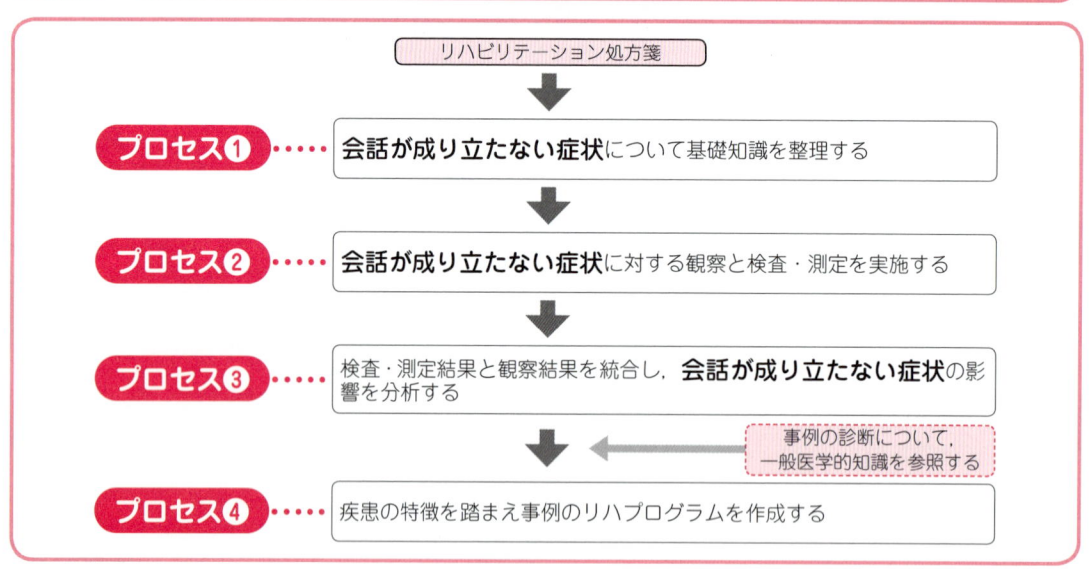

リハビリテーション処方箋
↓
プロセス❶ **会話が成り立たない症状**について基礎知識を整理する
↓
プロセス❷ **会話が成り立たない症状**に対する観察と検査・測定を実施する
↓
プロセス❸ 検査・測定結果と観察結果を統合し，**会話が成り立たない症状**の影響を分析する
↓（事例の診断について，一般医学的知識を参照する）
プロセス❹ 疾患の特徴を踏まえ事例のリハプログラムを作成する

プロセス1 会話が成り立たない症状について基礎知識を整理する

- 事例は，失語症や難聴，認知症が想定される．聴力だけが障害されていれば難聴といえるが，事例は話す能力の低下がみられる．**物品の使い方や見当識など，知能が保たれていることが確認できれば，失語症と推測**できる．
- 失語症はその発話の流暢性から，流暢，非流暢に大別され，事例は流暢性に分類される（図1）[1]．非流暢性では，ブローカ（Broca）失語や全失語，超皮質性運動性失語などがある．

①ウェルニッケ
　（Wernicke）失語 ➡ 語性錯語・字性錯語[*1]，新造語などを認め，中核障害は聴覚的理解障害である．単語レベルの意味理解，文，統語からの談話の理解障害までに及ぶ．

②超皮質性感覚性失語 ➡ おもに語性錯語を認め，字性錯語はなく，重度の理解障害が認められるものの，聴覚的理解の障害に比べて復唱は良好である．

③伝導性失語 ➡ 音韻処理過程の障害により，発話，音読，復唱時の字性錯語とそれに対する自己修正が目立つ．

④健忘失語 ➡ 喚語困難を中核障害とし，迂言[*2]を認める．

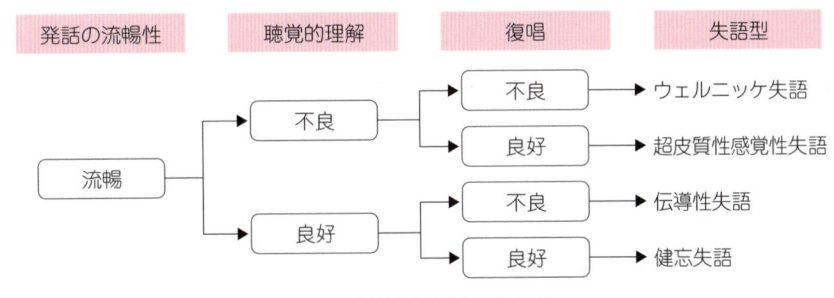

図1　流暢性失語の失語型

〔福永真哉：流暢性失語．鈴木孝治，他編，高次脳機能障害マエストロシリーズ 3 リハビリテーション評価．医歯薬出版，2008：123より〕

プロセス2 会話が成り立たない症状に対する観察と検査・測定を実施する

言語機能を含むコミュニケーション能力を把握する．

（1）情報収集

事例からの情報収集はむずかしいため，事例をよく知る家族や知人から聴取する．たとえば，

---

*1 語性錯語・字性錯語：語性錯語は目標とする単語とは別の単語に言い誤ることで，字性錯語は目標とする単語の一部がほかの音に置き換えられる語のことである．

*2 迂言：言いたい語が出てこずにその語に関係する言葉や説明的な表現で表す状態．

事例のおもな生活の習慣や興味や関心，自宅での役割などである．また，発症前のコミュニケーションのとり方も把握するとよい．その他に，失語症の総合的な評価である**標準失語症検査**（standard language test of aphasia：SLTA）の結果を言語聴覚士から得る．また，**ADOC**（Aid for Decision-making in Occupation Choice）を使用して，事例のニーズや生活史を確認する方法もある．

(2) 観察による評価法

作業療法の視点では，人が何らかの作業を成し遂げるために，他者と効果的にコミュニケーションをとり，交流するという技能をどのように用いているかに関心がおかれる[2]．**コミュニケーションと交流技能評価（Assessment of Communication & Interaction Skills：ACIS）**[2]はその技能を観察により評価する方法である．

(3)「会話が成り立たない症状」を調べるための検査項目（表1）[3]

表1 「会話が成り立たない症状」を調べるための検査項目

聞く	単語の理解から行い，可能なら2語，3語を連続でさしてもらう．文は簡単な文の質問をして「はい―いいえ」で頷きや首ふり，あるいは○×図版の指さしで理解をみる
話す	名前や主訴などを尋ねて発話の流暢性を評価する
呼称や語の列挙	言えるか言えないかだけでなく，誤り方の性質も評価する．また，言えないときに語頭音のヒントや説明によるヒントが有効かどうかもみる
復唱	語や文の復唱を評価する．単語も文字数が少ないものから文章へと長くしていく
読む	漢字単語とかな単語の読解を評価する．通常，漢字で表記されている単語を掲示し，絵や物品をさしてもらう．次にひらがなについても行い，差をみる
書く	自分の名前や住所を書いてもらい，その後にふりがなをふってもらう．名前の呼称ができるのに書けないのか，思い出せずに書けないのかという点もみる

〔佐々木浩三：失語に対する作業療法．能登真一編，標準作業療法学　専門分野　高次脳機能作業療法学．医学書院，2012；69-79より〕

プロセス3　検査・測定結果と観察結果を統合し，会話が成り立たない症状の影響を分析する

事例の利点と問題点を整理する．

(1) 家族への情報収集

事例は妻と二人暮らしで，農業を営んでいた．几帳面な性格で，日記を毎日つけ，その日の気になったニュースを新聞から書きとめ，その日の食事などを記録していた．重たい布団のようなものは夫が干し，買い物に行くときには妻と一緒に行き，荷物を持つなど頼りになる夫であった．老人クラブにも参加し，仲間とグラウンドゴルフを楽しんでいた．

(2) ACISの実施

ACISの実施には評価場面をまず設定する．作業療法では，事例の仕事である農業に着目し，病院の庭園にある畑に行き，畑の話題で話をした場面とし，病棟では家族との面会場面とした（**表2**）．

(3) 検査項目

簡単で短い文の質問であれば，**ゆっくり伝えることでいくらか理解でき，頷きや首ふりで答**

表2　事例のコミュニケーションと交流技能評価の結果

観察場面　☆：作業療法場面，△：家族との面会場面				
評定尺度　1：障害　2：不十分　3：問題　4：良好				
身体性				コメント
接触する	1	2△	3	4☆	△うまく表出できないいら立ちがみられる
見つめる	1	2	3☆	4△	☆ややぼんやりしている△妻と視線を合わせている
ゼスチャーをする	1	2	3	4☆△	指で場所を示したり，首をふることで意志表示する
位置を変える	1	2	3	4☆△	問題なし
正しく向く	1	2	3☆△	4	話しかけているときに別の方向を向くことがある
姿勢をとる	1	2	3	4☆△	問題なし
情報の交換				コメント
はっきりと発音する	1	2	3☆△	4	聞きなれないアクセントがある
主張する	1	2☆△	3	4	受動的である
尋ねる	1△	2☆	3	4	△何かを喋っているが理解できない
かみ合う	1	2	3☆△	4	事例から交流を開始するがやや疑問が残る
表現する	1	2	3	4☆△	表情は豊かで感情が理解できる
声の調子を変える	1	2	3	4☆△	問題なし
披露する	1	2△	3☆	4	☆何かを伝えようする
話す	1△	2☆	3	4	流暢だが錯語が目立つ．☆文脈から少し理解できる
持続する	1	2	3☆△	4	話しているときに話をしてくるなど疑問が残る
関係				コメント
協業する	1	2△	3☆	4	☆課題を明確にすることで共有できる
従う	1	2	3	4☆△	社会的規範にそった行動である
焦点を当てる	1	2△	3☆	4	共有の課題であれば焦点を当てられる
関係をとる	1	2△	3	4☆	△ぼんやりとしてみえる
尊重する	1	2	3☆△	4	修正しようと努力する
合計得点　☆64/80，△57/80				

〔マニュアル入手先：日本作業行動学会 http://www.jsrob.org/〕

えられた．話すことは，りんごの絵を見て「りんご」と答えることもあるが，鉛筆を見て「消しゴム」と誤るといった**語性錯語**もあった．セラピストが「え」とヒントを言うと，「鉛筆」と答える．復唱では，「時計」と言うと，「とてい」など，**字性錯語がみられた**．読みは，漢字で誤りが少ないが，**ひらがなでは誤りが増えた**．書くことでは，**字性錯語がみられたが，声に出して書くと誤りが減った．**

（4）利点と問題点

　事例の聴覚的理解は中等度で，簡単で短い質問であればいくらか理解できた．言語の表出は錯語から伝わらないが，ジェスチャーや表情で意志が伝えられた．これらが，ACISにおける「情報の交換」や「関係」の項目の低得点に影響を与えているといえる．つまり，**他者の言葉が理解できず，そして，言語の表出がうまくできないことで受動的になり，さらに協業や関係をとることにも困難を引き起こしていた**．共有の課題であれば，事例が表出した単語をその場面からいくらか検者にも理解することができた．

Ⅱ　高次脳機能障害

> 💡 **着眼点**…言語の問題にのみ着目するのではなく，どうすれば理解できるのか，うまく表出できるのかなどの利点もあきらかにする．また，ジェスチャーや表情，態度など非言語的側面もコミュニケーションの能力に含まれる

👉 この事例のリハビリテーション処方箋の診断は **脳梗塞後のウェルニッケ失語症** である．医療解説を参照しながら ▶p.181，事例の症候の観察と検査の結果を統合しリハプログラムを作成する．

プロセス ❹ 疾患の特徴を踏まえ事例のリハプログラムを作成する

事例の在宅生活に必要なリハプログラムを作成する．

基本方針
　失語症の事例は，孤立感や心理的不安をもつが，困りごとや悩みも相談しにくいことから，確実なコミュニケーション手段の獲得が重要である．そして何より事例を理解しようとすることが重要である[3]．事例の聞く能力に合わせて，簡単で短い文での理解を促す必要がある．表出に対しては共通の課題を設定し，そのなかでのコミュニケーションを通して事例に正しい単語表出を引き出すようにし，また錯語に対してはフィードバックをすることで適切な言語表出を促すようにする．

事例へのプログラムの具体例
・コミュニケーションノートを用意し，指さしやジェスチャーで意志が表出できるようにする．
・気になった新聞の記事を選択し，それを読み上げる．
・その日の食事を日記に記録する．
・園芸や洗濯，買い物，グラウンドゴルフなどの場面を設定し，それらに取り組む．
・妻に対して，事例とのコミュニケーションの際の注意などの助言をする．

> **CHECK!**
> 　失語症では「聞く・話す」能力が，どの程度あるのかを知ることがコミュニケーション評価の第一歩である．特に感覚性失語のほうが運動性失語に比べてコミュニケーションがとりにくい．誤って認知症と判断しないように注意する必要がある．

【引用文献】
1) 福永真哉：流暢性失語．鈴木孝治，他編，高次脳機能障害マエストロシリーズ　3　リハビリテーション評価．医歯薬出版，2008；123-129.
2) Forsyth, K, 他（山田　孝・訳）：コミュニケーションと交流技能評価の理論的背景．コミュニケーションと交流技

能評価使用者手引書. 日本作業行動研究会, 2007；1-6.
3) 佐々木浩三：失語に対する作業療法. 能登真一編, 標準作業療法学 専門分野　高次脳機能作業療法学. 医学書院, 2012；69-79.

（鹿田将隆，山田英徳）

医療解説：失語症

(1) 概要
　獲得した言語の理解や発話のような言語能力が大脳にある言語中枢の障害によって消失あるいは低下したものを**失語症**という．脳梗塞，脳出血，脳腫瘍，頭部外傷などの疾患が原因となる．言語障害の診察時には構音器官の障害である構音障害との鑑別がされる．
　失語症は，本症例にかかわるような「言葉の理解」が障害される**ウェルニッケ（Wernicke）失語**，**超皮質性感覚性失語**，**伝導性失語**，**健忘失語**に加えて，「発話」に障害が出る**ブローカ（Broca）失語**と**超皮質性運動性失語**に分類される．

(2) 言語中枢と失語症（図2）
　一般的に成人の言語中枢は左半球にあり，大部分の言語障害は脳の左半球に損傷を受けた後にみられる．言語中枢は言語の表出のための領域である**ブローカ野**（運動性言語中枢）と言語の理解のための領域である**ウェルニッケ野**（感覚性言語中枢）に大別される．この2つの領域は弓状束を介して互いに連結している．
　ブローカ野（左中心前回弁蓋部から三角部，下前頭回後端部，中心前回下端部までの領域）とその周囲の領域が損傷を受けると，話す能力が損なわれる**ブローカ失語**が現れる（不思議なことに損傷がブローカ野だけに限局してもブローカ失語は起こらない）．ブローカ失語には失文法，失名詞失語，構音障害を伴うことが多いため，ブローカ野は，文法的な構成，物の名前などの適する名詞を見つけ出す，発話のための運動プログラムをつくる働きがあると考えられている．
　一方，ウェルニッケ野（上側頭回後方1/3と縁上回，各回の領域）に損傷が起こると，音声言語の理解に乏しい**ウェルニッケ失語**となる．

(3) ウェルニッケ失語とほかの感覚性失語症の違い
　復唱に障害のないウェルニッケ失語と考えられる超皮質性感覚性失語は，ウェルニッケ野周囲の言語野が障害を受け，ウェルニッケ野が孤立化することにより生じると考えられている．また，ウェルニッケ野とブローカ野を結ぶ弓状束に損傷が起こると，復唱の障害が顕著である伝導性失語が生じる．健忘失語と病巣部位との関連についてはよくわかっていない．

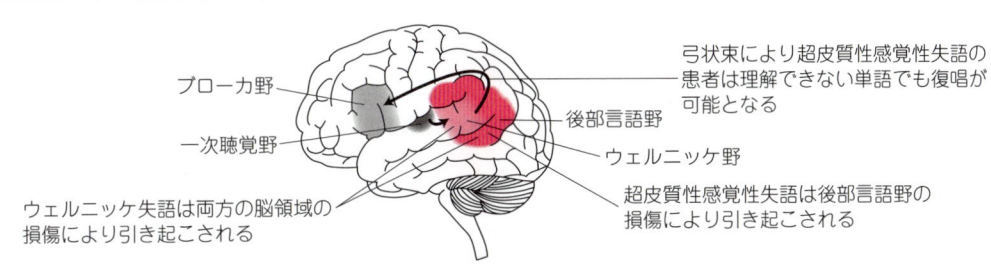

図2　超皮質性感覚性失語とウェルニッケ失語
〔Carson NR 著，泰羅雅登，他監訳：カールソン神経科学テキスト．第4版，丸善，2013を参考に作成〕

（熊田竜郎）

II 高次脳機能障害

5 活気がない

事例 78歳　男性

5年前より高血圧と診断され，降圧薬を服用していました．性格はとても社交的でおしゃれな人で，地域の自治会でも中心的な役割を担って積極的に活動してきました．しかし，妻が他界した1年前から，身なりに気を遣わなくなり，自治会への参加機会が徐々に減少し始めました．友人からの誘いに対しては「面白くないから」「外出するのが億劫」「手足がしびれている」などの理由で断り，家に閉じこもりがちになりました．

思考のポイント ～あなたが解決する課題

- 活動意欲の低下について理解する．
- 評価結果から認知症の可能性について検討する．
- 評価結果から廃用症候群の可能性について検討する．
- 活動意欲の向上に向けたプログラム作成へのプロセスを整理する．

あなたが担当する事例の評価とリハプログラム作成までのプロセス

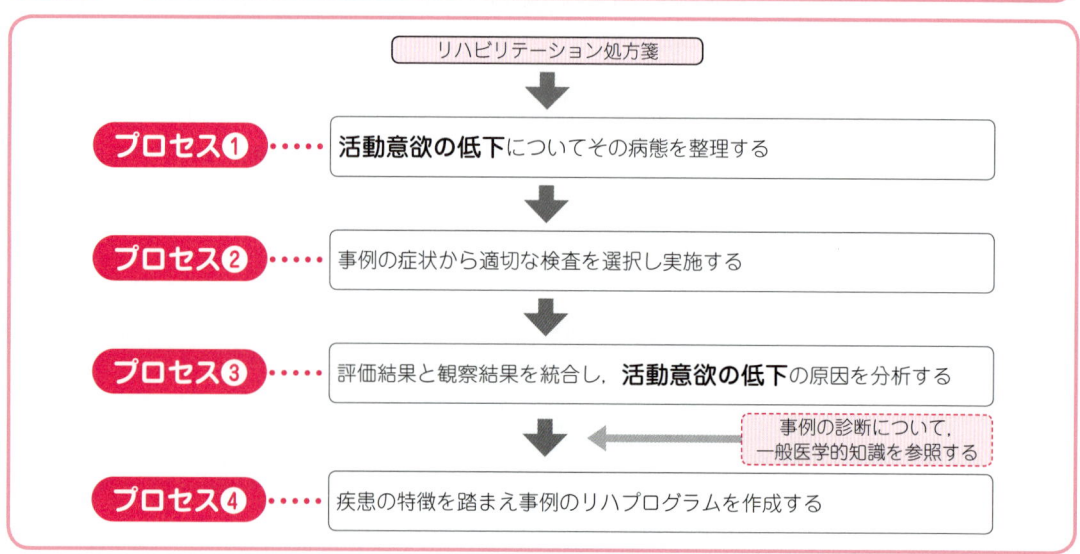

リハビリテーション処方箋
↓
プロセス❶ ……　**活動意欲の低下**についてその病態を整理する
↓
プロセス❷ ……　事例の症状から適切な検査を選択し実施する
↓
プロセス❸ ……　評価結果と観察結果を統合し，**活動意欲の低下**の原因を分析する
← 事例の診断について，一般医学的知識を参照する
↓
プロセス❹ ……　疾患の特徴を踏まえ事例のリハプログラムを作成する

プロセス1 活動意欲の低下についてその病態を整理する

特に高齢者に起こりうる事柄を理解しておく．

(1) 老年期の喪失体験[1]
- 心身の健康の喪失 ■■▶ 体力や心身機能の低下など．
- 社会的なつながりの喪失 ■■▶ 子どもの自立，退職，引退，配偶者や友人との死別など．
- 経済的基盤の喪失 ■■▶ 定年，退職，引退など．
- 生きる目的の喪失 ■■▶ 社会的地位や役割などを終えるまたは失うなど．

(2) 生活機能の低下を規定する要因
- 年齢（＋），移動能力（－），健康度自己評価（－），友人らとの付き合い（－）．

(3) 廃用症候群における3つの要因
- 身体的要因 ■■▶ 老齢による体力低下・疾病・障害など．
- 環境的要因 ■■▶ 家屋構造，周囲の接し方・態度，友人の存在など．
- 心理的要因 ■■▶ 活動意欲の低下，障害受容，性格など．

プロセス2 事例の症状から適切な検査を選択し実施する

特に「認知症」に関する評価を中心に実施する．また神経心理学的検査の項目を理解しておく．

(1) 長谷川式簡易知能評価スケール改訂版（HDS-R）
- 1974年作成，1991年改訂，2005年改称．
- 9項目の設問で構成された簡易知能評価スケール．
- 記憶・見当識に関する項目を多く含み，それらの点数比重が高い．
- **言語性知能を判断するため，特にアルツハイマー（Alzheimer）病の検出に有効．**
- 30点満点中20点以下を"認知症疑い"とする．
- 21点以上を非認知症，20点以下を認知症とした場合の感受性は0.90，特異性は0.82．
- MMSEとの相関値は0.94．
- HDS-Rは，認知症のスクリーニングを目的に作成されたものであり，得点による重症度分類は行わない．

(2) mini mental state examination（MMSE）
- 1975年作成（米国）．
- 11項目の設問で構成される．
- **HDS-Rよりも認知に関する項目を多く含むため，脳血管性障害の検出に有効．**
- 記憶・見当識の点数比重は低く，視空間認知や構成の課題が設けられている．
- 30点満点中21点以下を"認知症疑い"とする．

Ⅱ 高次脳機能障害

プロセス ③　評価結果と観察結果を統合し，活動意欲の低下の原因を分析する

- ①HDS-R
  - 19点．
  - 減点項目（数字の逆唱，3つの単語の遅延再生，5つの物品課題，言語の流暢性）．
- ②MMSE
  - 17点．
  - 減点項目（注意の持続，認識，観念運動，図形模写）．
- ③カルテから
  - 無気力・無関心（＋）．
  - 手足のしびれ（＋）．
  - 高血圧（＋）．
  - ラクナ梗塞（＋）．

認知症評価にて認知症の疑いありと判定＋身体症状（しびれ，梗塞）▰▰▶脳血管性．

👉 この事例のリハビリテーション処方箋の診断は **脳血管性認知症** である．医療解説を参照しながら▶p.185，事例の症候の観察と検査の結果を統合しリハプログラムを作成する．

プロセス ④　疾患の特徴を踏まえ事例のリハプログラムを作成する

　事例の「活動性低下」は脳血管性認知症によると判断できる．作業療法士が行う指導，リハプログラムを作成する．

基本方針1：規則正しい生活を目的としたスケジュール管理
- 生活リズムの確立．
- 日中の運動．
- 規則正しい食生活．

基本方針2：対症療法（薬物以外のリハビリテーション）
- 回想法．
- リアリティオリエンテーション（RO）．
- レクリエーション．
- 体操．

ここで CHECK!

　脳血管性認知症では，既往歴として生活習慣病の存在を考慮していく必要がある．また，生活リズムを整えるためのリハビリテーションを実施し，脳卒中の発症リスクを軽減していくことが重要と考える．

【引用文献】

1） 長谷川和夫：老人の心理．長谷川和夫，他編，老人心理へのアプローチ．医学書院，1975：10-24.

（村岡健史）

医療解説：認知症

（1）認知症の病型

認知症とは，一度成熟した知的機能が何らかの脳障害によって広範かつ継続的に低下した状態をいう．認知症には根本的治療が可能なもの（たとえば慢性硬膜下血腫や廃用症候群などによるもの）や，また，認知症の発症や予防が可能なもの（たとえば，脳血管性認知症は脳出血，多発性ラクナ梗塞などに起因する）があるので，早期診断が重要である．根本的治療が困難な認知症として，アルツハイマー病，レビー小体型認知症，前頭側頭型認知症などの神経変性疾患がある．頻度はアルツハイマー病が約60％，血管性認知症が約30％，レビー小体型認知症も比較的頻度が高い．

（2）認知症の症状

初期症状としてアルツハイマー病はもの忘れなどから始まるのに対して，脳血管性認知症は意欲低下，無関心などが目立つ（表1）．アルツハイマー型認知症は中核症状として記憶障害，判断力低下，見当識障害，失行，失認などがあり，周辺症状として不安，抑うつ，興奮，徘徊，妄想などを呈する．中核症状の治療は困難であるが，周辺症状は患者のおかれる環境，患者とのコミュニケーション，薬物療法などによって治療の対象になる．レビー小体型認知症は小坂憲司らが提唱したびまん性レビー小体病を基本としている．初発症状は幻視や抑うつで発症し，認知機能の低下へと進行し，パーキンソニズムを伴うことがある．前頭側頭型認知症は，同じ行動を繰り返す常同行動がめだち，無関心や意欲の低下を伴う．

（3）神経変性疾患の神経病理

神経変性疾患は異常蛋白質が神経細胞内で凝集することによって神経細胞の消失をきたす．アルツハイマー病ではリン酸化タウ蛋白の凝集による神経原線維変化やアミロイドβ蛋白による老人斑が目立つ．レビー小体型認知症は大脳皮質にパーキンソン病と類似したレビー小体を有する神経細胞の変性を認め，α-シヌクレインの蓄積よりなる．前頭側頭型認知症では筋萎縮性側索硬化症と共通したTDP-43という異常蛋白質の神経細胞への蓄積が注目されている．

表1　アルツハイマー型認知症と脳血管性認知症の比較

	アルツハイマー型認知症	脳血管性認知症
初期症状	もの忘れ	意欲の低下，無関心
進み方	ゆっくり単調に進む	増悪と寛解を繰り返し階段状に進む
神経症状	初期には少ない	手足の部分的な麻痺や，しびれなどが多い
身体の持病	持病との関係は少ない	高血圧，糖尿病などの持病をもつことが多い
特徴的傾向	落ち着きがない，深刻味がないことが多い	精神的に不安定になることが多い
認知症の性質	全般的認知症（全般的な能力低下）	まだら認知症（部分的な能力低下）
人格・人柄	変わることが多い	ある程度保たれる

（筒井祥博）

Ⅲ 発達障害

III 発達障害

1 落ち着きがなく じっとしていない

事例　10歳　小学校4年生　男児

保護者からの訴えは次のようでした．

「授業中，椅子に座っていても体を揺すったり，教室内を歩き回ったりする．傘や体操服をなくすことが多い．鉛筆など道具の使用もぎこちない．クラスメイトと文房具の貸し借りをしてもそのことを忘れるのか返さない．それを指摘されると衝動的に殴りかかる．教師が注意すると，"どうせ，僕なんか死ねばいいと思ってるんだろ"と廊下の窓に向かって走り出す」．

作業療法士が本児に話しかけてもすぐには応えようとしませんでした．

思考のポイント　〜あなたが解決する課題

・発達障害領域で使用される評価法を理解する．
・事例の情報を収集し，それに基づく評価よりクライアントを中心とした対応の実践を学ぶ．
・クライアントの能力のみならず，事例をとりまく環境も考慮したプログラム作成を学ぶ．
・発達障害に引き続く二次障害を予防する考え方を知る．

あなたが担当する事例の評価と支援プログラム作成までのプロセス

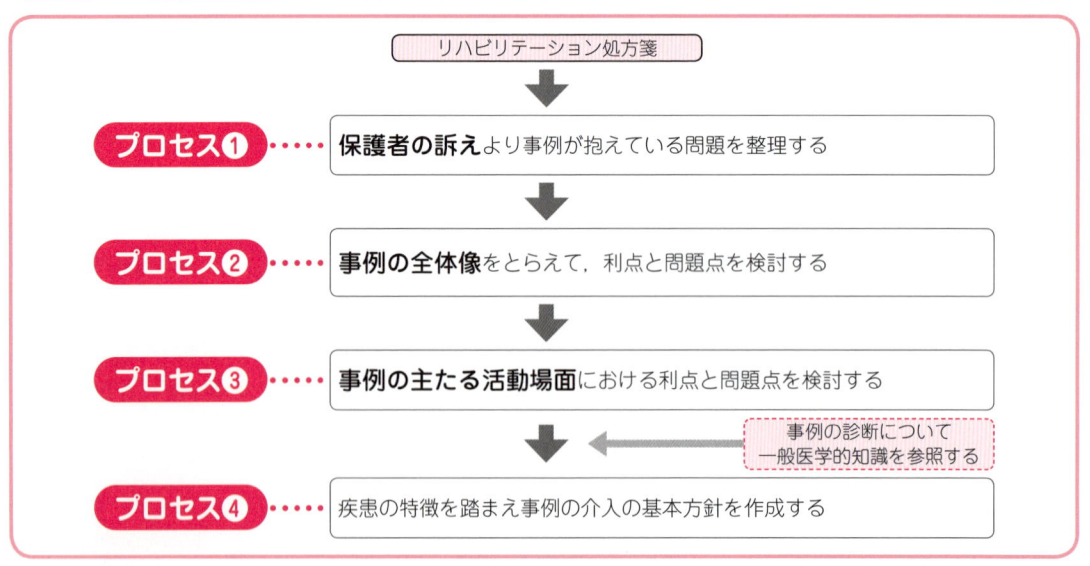

リハビリテーション処方箋
↓
プロセス❶ …… 保護者の訴えより事例が抱えている問題を整理する
↓
プロセス❷ …… 事例の全体像をとらえて，利点と問題点を検討する
↓
プロセス❸ …… 事例の主たる活動場面における利点と問題点を検討する
↓　← 事例の診断について一般医学的知識を参照する
プロセス❹ …… 疾患の特徴を踏まえ事例の介入の基本方針を作成する

プロセス1　保護者の訴えより事例が抱えている問題を整理する

(1) 体を揺する，歩き回る

　定型的な発達（正常な発達）をしているひとがこういった行動をとるときを想定してみる．一つは，**「何か気になる」ことがあってとるべき行動が思いつかないとき**である．もうひとつは，**行動を始める，もしくは維持するときに「今行うべき行動の活動性が高まらない」とき**である．

「何か気になる」とき────環境の刺激に反応しているということ.
　　　　　　　　　　　　　いいかえれば，環境の刺激に敏感に反応すれば反応するほど，体の動きは増える．

「活動性が高まらない」とき──体を刺激してそれを高めようとするので，このときも体の動きは増える．

　そうすると，「体を揺する，歩き回る」ときは，**環境の刺激に敏感に反応しているか，もしくは，現在行うべき活動の維持持続ができない**という理由が考えられる．
　このように，外部環境からの刺激や身体内部の感覚の状態によって，「多動」といわれる行動が起こる．

(2) 物をなくすことが多い．出来事を忘れる

　「なくさない」ためには，自分がその物をもってきたことを記銘し，そのことを保持し，必要な場面で再生できる能力，すなわち，記憶が必要である．しかも私たちは，記銘するときも，保持している間も，再生するときも，複数の行動（たとえば，歩きながら，話しながら，天候を確認しながらなど）をとりながら同時に行っている．しかしそれができなければ，物をなくしたり，するべきことを忘れてしまうことになる．
　この**注意を配分し，情報を保有して利用する能力はワーキングメモリとよばれており，この能力に問題があると「不注意」という行動特徴がみられる**．

(3) 行動に衝動性がみられる

　衝動性は，自分の感情や欲求をコントロールできないときの行動特徴としてみられる．感情が落ち着いたときには，その行動が適切だったのかどうかを判断できるのに，その場では判断する前に行動が先に出てしまう．そのために**こども自身は自分をコントロールできなかったことを後で気づき，自信を低下させる**こともある．

(4)「どうせ，僕なんか死ねばいいと思ってるんだろ」

　このような発言は，「多動」「不注意」「衝動性」を行動特徴としてもっていることで，授業に集中できない，学習が進まない，友人との交流が円滑にできないなどの問題を背景として表出される．さらに，自分自身がコントロールできない行動を指摘されることで**自己肯定の同一性が脅かされる**ことになり，自己を否定するような発言につながり，**二次的により衝動的で反抗的な行動を引き起こしている**ことの表れととらえることができる．

Ⅲ 発達障害

> 👉 この事例のリハビリテーション処方箋の診断は**注意欠如・多動性障害（ADHD）**である．医療解説を参照しながら▶p.193～194，事例の症候の観察と検査の結果を統合し支援プログラムを作成する．

プロセス❷ 事例の全体像をとらえて，利点と問題点を検討する

　自己報告が可能なこどもの場合は，クライアント中心の観点から，「小児版・作業に関する自己評価（The Child Occupational Self Assessment：COSA）[1]」が適用できるが，このこどものように初期評価時に言葉によるコミュニケーションが十分に図れない場合は，観察や保護者からの情報による評価を行う必要がある．しかし，それはクライアント中心[*1]でなければならない．効果判定に使用する評価法には，信頼性と妥当性が検証されていて，複数の情報収集法を用いることができる「短縮版小児作業プロフィール（The Short Child Occupational Profile：SCOPE）[2]」が便利である．

　保護者からの情報をもとに，このこどもの SCOPE を評定したのが**表1**である．

表1　保護者から情報収集して評定した学校場面の SCOPE 結果

意志				習慣化				コミュニケーションと交流技能				処理技能				運動技能				環境　学校場面			
探索	楽しみの表現	好みと選択	チャレンジへの反応	日常活動	変化に対する反応	日課	役割	非言語的コミュニケーション	ことばや音声による表現	会話	関係	対象物の理解と使用	環境への方向づけ	計画と決定	問題解決	姿勢と可動性	協調性	筋力	エネルギーと持久力	物理的空間	物理的資源	社会的集団	作業要求	家族の日課
Ⓕ A I R	F A I R	F Ⓐ I R	F A Ⓘ R	Ⓕ A I R	Ⓕ A I R	Ⓕ A I R	Ⓕ A I R	F Ⓐ I R	F Ⓐ I R	F Ⓐ I R	F Ⓐ I R	Ⓕ A I R	Ⓕ A I R	Ⓕ A I R	Ⓕ A I R	Ⓕ A I R	F Ⓐ I R	F Ⓐ I R	Ⓕ A I R	Ⓕ A I R	Ⓕ A I R	F Ⓐ I R	F Ⓐ I R	Ⓕ A I R

評定基準：
「F」は作業への参加を促進する．「A」は作業への参加を支持する．
「I」は作業への参加を抑制する．「R」は作業への参加を制限する．
〔マニュアル入手先：日本作業行動学会 http://www.jsrob.org/〕

[*1] クライアント中心：作業療法では，クライアント自身が問題点をあきらかにし，目標を立てることを支援する．そして，クライアントの考え方を尊重しながら作業療法士が提案を行うことが重視されている．

● SCOPE による評価のまとめ

　この事例は，学校場面へ自ら参加することができるが，自分にとって好ましい作業[*2]をあきらかにできず，楽しみを表現することはほとんどない．そのことにより，自分の能力は低下しているととらえて課題へ挑戦することも少ない．学校の日課や行事に参加することはできるが，友人としての役割を遂行するうえでは，コミュニケーションのとり方に問題がある．学習環境の利用はできるが，衝動的な行動が頻繁にあり，対人関係における問題解決能力は低い．授業中に姿勢を維持できない，歩き回る，書字などの巧緻動作に問題があるなど，運動技能を学校場面に適用する能力は不十分である．環境面では，友人関係に問題があるが，教師と保護者は支持的である．

　以上から，この事例の**問題点は，自分の能力の低下を経験して，同級生との交流に問題があるとともに，運動能力を授業に方向づけることができない**ことである．**利点は，学校への参加は自ら行い，教師と保護者は良好な社会的環境となっている**ことである．

プロセス 3　事例の主たる活動場面における利点と問題点を検討する

　事例の全体像をとらえた後，実際の作業場面における詳細な評価を行う．

　SCOPE により全体像を把握し，この事例の利点と問題点はともに学習に必要な技能と社会的環境であることがわかった．そこで，この事例の能力に対する学校環境の影響を評価し，具体的な介入を検討することにした．

　「学校場面面接法（The School Setting Interview：SSI）[3)]」もエビデンスが検証されている評価法であり，生徒に面接することにより，学校環境に関する情報を得て，生徒と環境の適合をあきらかにすることができる．

　この事例に行った SSI の結果は**表 2** の通りである．

[*2] 作業：作業とは，ひとが行為することを意味する．そして，作業は，日常生活活動（ADL；身辺処理や移動など），遊びと余暇活動（趣味や気晴らし），生産的活動（学業，勤労，ボランティアなど）の 3 つの領域からなる．

Ⅲ 発達障害

表2 事例との面接から情報収集して評定した SSI 結果

項目	完全な適合 4	良好な適合 3	部分的適合 2	不適合 1
1. 書く		○		
2. 読む	○			
3. 話す			○	
4. ものを覚える				○
5. 算数をする		○		
6. 宿題をする	○			
7. 試験を受ける	○			
8. スポーツ活動をする		○		
9. 実技科目を行う		○		
10. 教室内のものにアクセスする	○			
11. 休み時間に社会的活動に参加する				○
12. 休み時間に実際的活動に参加する		○		
13. 校外学習へ行く	○			
14. 援助を得る			○	
15. 校内の各場所にアクセスする	○			
16. 教職員と交流する	○			

評定基準：
「完全な適合：4点」 ➡ 学校環境の調整に必要がないと生徒が認めること．
「良好な適合：3点」 ➡ 必要な学校環境の調整を受けていると生徒が認めること．
「部分的適合：2点」 ➡ 学校環境の調整を受けているが，さらに調整が必要と生徒が認めること．
「不適合：1点」 ➡ 学校環境の調整を受けていないと生徒が認めること．
合計点：49点

〔マニュアル入手先：日本作業行動学会 http://www.jsrob.org/〕

● SSI による評価のまとめ

　この事例は，休み時間に友人と交流するときのコミュニケーションのとり方に援助が必要である．また，その援助は自ら求めることがむずかしい．加えて，友人との交流の流れを記憶しておくことに問題があり，それに対する援助も必要である．

　以上から，この事例は**授業環境への適合は利点**となっているが，**休み時間の友人関係に対しては今後の調整が必要**とされる．

プロセス 4　疾患の特徴を踏まえ事例の介入の基本方針を作成する

　クライアントの能力ではなく，**環境への介入を検討**する．

　SCOPE と SSI の結果より，この事例は学校の休み時間内の友人との交流に問題があり，そのことに対して十分な環境調整が行われていないことが理解できた．また，このことで，自信

を失い，より衝動的な行動を図るとも考えられた．自信を失っていることから，このこどもの能力に介入することは，低下している技能に取り組むこととなるので，こどもの抵抗は強くなると考えられる．そこで，**環境の支援から介入して，利点である学校への参加を維持し，友人関係を改善することを目的**とした．

以上より，介入の基本方針を以下のようにあげた．

① 昼食後の休み時間，担任教師は児童の遊びに参加し，この事例が同級生と交流する際に，コミュニケーションのとり方を具体的に指導する．

② 友人との交流の流れを記憶にとどめておくことがむずかしいことから，文房具の貸し借りにクラス内でルールをつくるとともに，このこどもの学用品を保護者が毎日確認し，友人へ返却が必要なときは，担任教師とこどもがともにその手順を踏むように支援する．

教育現場でのこどもへの対応と学校保健の仕組みを理解する ▶p.195～196

CHECK!

エビデンスに基づくとともにクライアントが自分の考えや感情をあきらかにできる評価法を用いることで，クライアント中心の実践が可能となる．そして，クライアントの能力の改善がむずかしい場合は，環境の改変により，二次的な問題が増大するのを防ぐことが求められる．

【引用文献】
1) 山田　孝, 他監訳：小児版・作業に関する自己評価 2.1 版 使用者用手引書. 日本作業行動学会, 2008.
2) 山田　孝, 監訳：短縮版小児作業プロフィール使用者手引書. 日本作業行動学会, 2014.
3) 山田　孝, 監訳：学校場面面接法 第 3 版 使用者用手引書. 日本作業行動学会, 2014.

（野藤弘幸）

医療解説：注意欠如・多動性障害（ADHD）

（1）概要

発達障害の一つで，多動，衝動性，不注意などの行動上の問題が学校や家庭などの複数の場面で認められ，学校生活や社会生活に支障をきたしている障害である．診断基準にはおもに DSM-5 が使用されている．原因は不明であるが，遺伝と環境の多因子が関与している．神経生物学的異常（脳内伝達物質，特にドパミン，ノルアドレナリンの異常），発達段階における脳の形態学的異常が報告されている．

（2）疫学

学童で 3～5%，うち 50～70% が成人期まで継続する．男女差は，小児期は 4：1 であるが成人期は 1：1 となる．

（3）臨床症状

a）不注意症状

不注意な間違いが多く，不正確になる．集中して課題に取り組めない．話を最後まできちんと聞いていない．気が散りやすい．時間の管理が苦手．整理整頓ができない．失くし物，忘れ物が多い．課題や約束を忘れる．

b）多動および衝動性症状

そわそわ，もじもじ落ち着かない．席についていられず，歩き回ってしまう．我慢ができない．静かに遊べない．ともかくよく動き，じっとしていない．しゃべりすぎる．だしぬけに会話に割って入ったり，さされないのに答えたりする．順番を待てない．勝手に他人の物を使ってしまう．

以上のような症状は一般人にもいくつか当てはまるものであるが，診断にはその程度が発達水準に不相応で，多くの症状を併せもち，学業的，社会的，職業的機能に悪影響がある状態が必要である．学童では，友人関係のこじれ，自己評価の低下，不登校につながることがある．自閉症スペクトラム障害，発達性協調運動障害（不器用），チック障害などの合併も多く認められる．

（4）治療

行動療法（ペアレントトレーニング，ソーシャルスキルトレーニング）や薬物療法（メチルフェニデートとアトモキセチン）があるが（**表3**），困難を抱えた子の支援を中心に，家庭，学校，医療と連携して環境調整を行うことが重要である．

表3　ADHD の代表的な 2 つの治療薬の比較

商品名	コンサータ®	ストラテラ®
一般名	メチルフェニデート塩酸塩徐放錠	アトモキセチン
作用機序（ただし明確には不明）	ドパミントランスポーターとノルアドレナリントランスポーターを阻害して脳内のドパミンとノルアドレナリンの量を増やし，意欲，注意力を高める	ノルアドレナリントランスポーターを選択的阻害して脳内のノルアドレナリンの量を増やし　集中力や注意力を高める
剤型	錠剤（18 mg/27 mg/36 mg）	カプセル（5 mg/10 mg/25 mg/40 mg）液剤
適応年齢	原則 6 歳以上	原則 6 歳以上
飲み方	朝 1 回　午後の服用は避ける	1 日 2 回
効き方	即効性で数日以内に効果が判る　効いている時間は約半日	効き方はゆるやかで，1～2 週間後から効き始め，6～8 週で安定してくる　1 日を通して効いている
副作用 小児 10% 以上	食欲減退，不眠，体重減少	頭痛，食欲減退，腹痛
副作用 小児 5～10% 未満	頭痛，腹痛，悪心，チック，発熱	悪心，便秘
副作用 成人 10% 以上	食欲減退，動悸，体重減少，不眠，悪心	悪心，食欲減退，傾眠，口渇，頭痛
副作用 重大な副作用	剥脱性皮膚炎，狭心症，悪性症候群，脳血管障害	肝機能障害，アナフィラキシー

（杉江陽子）

さらに理解を深めよう！：
発達障害児と学校保健：学校保健の仕組み（特別支援学校, 特別支援学級, 通級による指導, 通常の学級）と養護教諭の役割

（1）学校保健とは？

　学校保健は「学校における保健教育及び保健管理」（文部科学省設置法第4条第12項）と規定され，学校における児童生徒等（以下，こども），教職員，施設，設備，ならびにすべてにわたる健康と安全に関する一切の管理および教育のことをいう．対象者（こども，教職員）の健康の保持増進を図り，学校教育活動に必要な保健安全的な配慮を行い，自ら健康の保持増進を図ることができる能力を育成することを目的に展開される営みである．焦点は，対象者の健康の向上，健康力の育成，集団教育の場としての学校環境の整備にある．

（2）学校保健の領域

　学校保健は，基本的に，保健教育と保健管理に大別される（図1 参照）．
　保健教育は保健学習と保健指導からなり，道徳も保健教育と関連の深い領域として位置づけられる．保健管理は健康管理，環境管理，生活管理からなり，「三管理」とよばれている．保健教育のおもな担当者は，学級担任，養護教諭，保健体育科教師である．また，保健管理では学校医，学校歯科医，学校薬剤師，養護教諭，保健主事，学級担任がおもな担当者となっている．

（3）養護教諭の役割

　養護教諭はこどもの「養護をつかさどる」（学校教育法第37条第12項）とされ，小学校・中学校・中等教育学校・特別支援学校（小学部・中学部）で置くことが義務づけられている教諭である．おもな役割は次のとおりである．

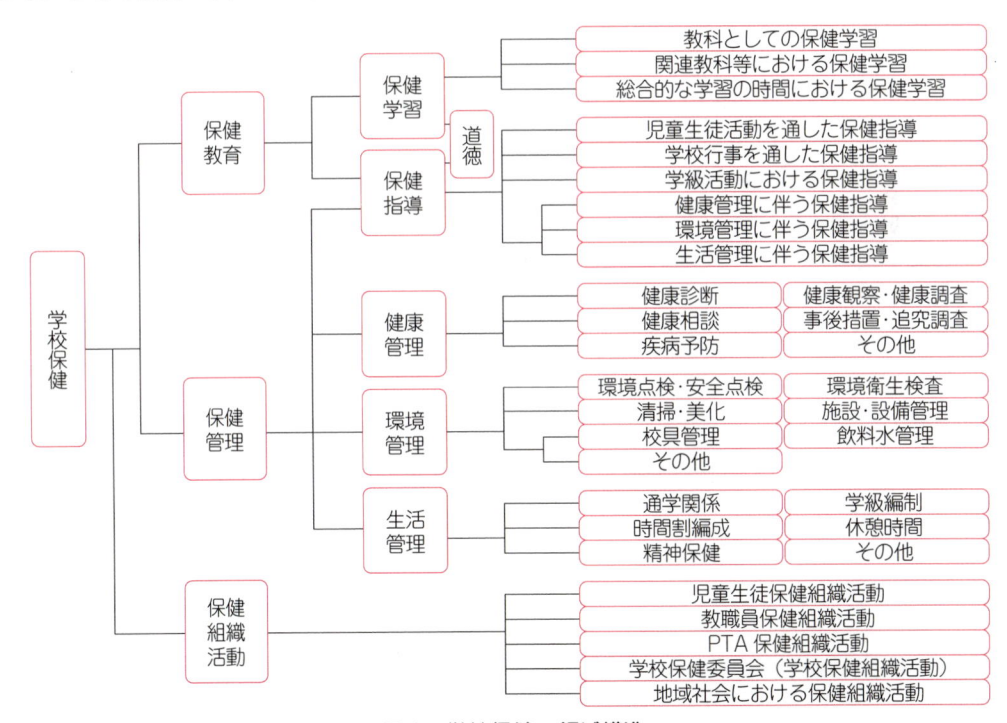

図1　学校保健の領域構造

〔衛藤　隆：1章　学校保健とは―教育健康の絆―．衛藤　隆, 他編, 学校保健マニュアル. 改訂8版, 南山堂, 2010：2をもとに筆者作成〕

① 学校内・医療機関との連携推進のコーディネーター.
② 学級担任等と連携した健康相談・健康状態の日常的観察（健康観察）による子どもの心身状況把握・対応.
③ 関係教職員と連携したこども・保護者に対する組織的な保健指導・助言等.
④ いじめ・児童虐待等心身の健康問題への早期発見・早期対応.
⑤ 学級（HR）活動における保健指導をはじめ，チームティーチング・兼職発令による体育科・保健体育科の保健学習等保健教育への参画.
⑥ 学校保健活動のセンター的役割を果たしている保健室経営（保健室経営計画の作成）.

上記のように，養護教諭は学校保健の主導的役割を担っている.

（4）特別支援教育における学校保健

日本国憲法に明記される国民の権利としての教育を受ける権利，教育基本法に掲げられるその権利の保障（「国及び地方公共団体は，障害のある者が，その障害の状態に応じ，十分な教育を受けられるよう，教育上必要な支援を講じなければならない」）をひもとくまでもなく，障害のあるこどもの能力・可能性を最大限に伸ばし，自立・社会参加に必要な力を培い，障害の種類・程度に応じた教育が展開される必要がある．そのため，特別支援教育が実施されている.

特別支援学校は，「視覚障害者，聴覚障害者，知的障害者，肢体不自由者又は病弱者（身体虚弱者を含む．以下同じ）に対して，幼稚園，小学校，中学校又は高等学校に準ずる教育を施すとともに，障害による学習上又は生活上の困難を克服し自立を図るために必要な知識技能を授けること」を目的としている（学校教育法第72条）．

特別支援学級は，前述の教育上特別の支援を必要とするこどもに対し，障害による学習上・生活上の困難を克服するために置かれる学級である（学校教育法第81条）．また，通級による指導は，小学校・中学校の通常の学級に在籍し，比較的軽度の言語障害，自閉症，情緒障害，弱視，難聴，学習障害，注意欠如/多動性障害等のあるこどもを対象として，主として各教科等の指導を通常の学級で行いながら，障害に基づく種々の困難の改善・克服に必要な特別の指導を特別の場で行う教育形態とされている.

学校保健は，学校教育法第1条に規定される学校すべてにおいて展開される営みである（学校保健安全法第1条・第2条）．

すべての学校・すべてのこども，すべての教職員に対して配慮されるべきもの，それが学校保健である．

（山崎秀夫）

Ⅲ 発達障害

2 話しかけても関心がない

事例 3歳 男児

こどもは母親につき添われて，両手で両耳を押さえながら作業療法室に入ってきました．作業療法士は「こんにちは」と言いましたが，こどもは関心を示さず，そのまま室内を走り回り始めました．作業療法士がその行動を止めようとすると，床に仰向けになって，大きな声で泣き始め，長い間手がつけられないくらい泣き続けました．

思考のポイント 〜あなたが解決する課題

- こどもの社会性や行動の発達の評価は行動観察から行う．
- 得られた行動観察を診断と結びつけて理解する．
- 複数の情報収集法からの結果を組み合わせて臨床的な疑問を解決する．
- 発達障害領域の作業療法に人間作業モデルを適用する．

あなたが担当する事例の評価と介入プログラム作成までのプロセス

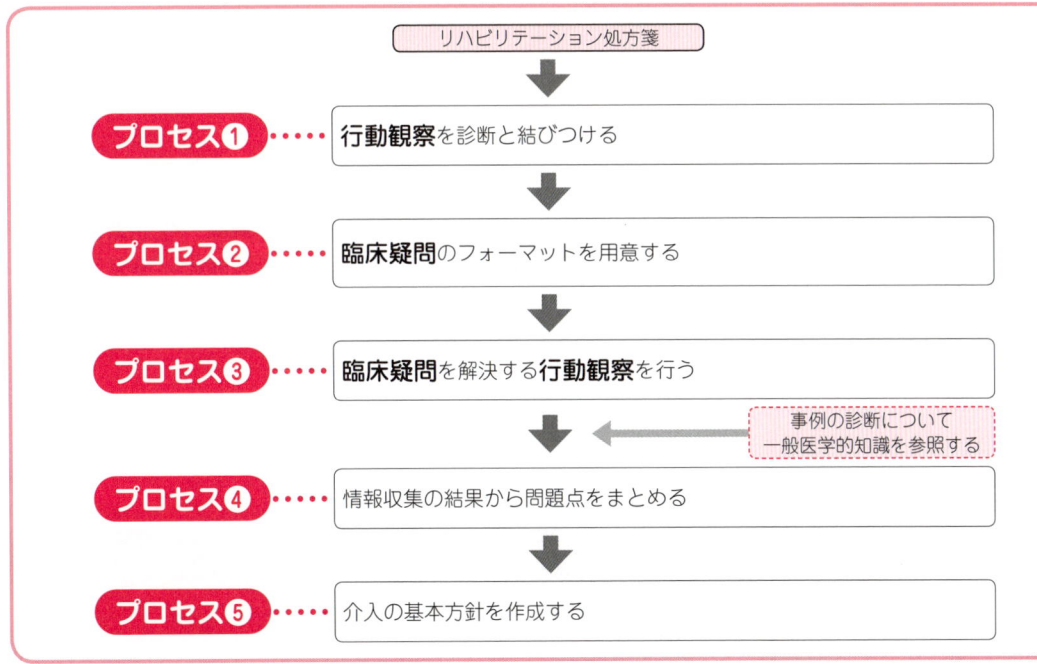

リハビリテーション処方箋
↓
プロセス❶ …… 行動観察を診断と結びつける
↓
プロセス❷ …… 臨床疑問のフォーマットを用意する
↓
プロセス❸ …… 臨床疑問を解決する行動観察を行う
↓ ← 事例の診断について一般医学的知識を参照する
プロセス❹ …… 情報収集の結果から問題点をまとめる
↓
プロセス❺ …… 介入の基本方針を作成する

197

プロセス① 行動観察を診断と結びつける

事例の行動を観察して問題となる行動を抽出し，その状態を専門用語を用いて整理する．
行動観察から得られた問題となる行動パターンをあげると，それらは①〜④になる．
①両耳を押さえていた．
②ひとに関心を示さなかった．
③走り回り始めた．
④床に仰向けになって，大きな声で泣き続けた．
この4つの情報をもとに事例の障害がどこにあるかを推測する．
このとき，あなたがこういった行動をとるとすれば，それはどのような理由によるかと，セラピスト自身におきかえてみることも一つの方法である．
たとえば，「①両耳を押さえていた」のは「周囲が騒々しく感じる」ときの行動といえる．こどもは周囲の音が聞こえないように対処していたとも考えられる．また，音の刺激を敏感に感じとったのかもしれない．これは**「感覚過敏」**という用語で表現される．
このように，観察された行動と診断を結びつけるためには，行動を表現する用語と診断基準を学んでおくことが必要である[1]．
同じように，観察された行動を用語におきかえてみる．
②関心を示さなかった　　　　　　　　➡　　関係性の障害．
③走り回り始めた　　　　　　　　　　➡　　多動．
④床に仰向けになって，大きな声で泣き続けた　➡　パニック行動．
このようにまとめられると，この事例は，「感覚過敏」「関係性の障害」「多動」「パニック行動」という行動特徴からなる障害をもつことがわかる．

プロセス② 臨床疑問のフォーマットを用意する

作業療法の評価に結びつく臨床疑問を作成する．たとえば動機づけ，興味，生活習慣，社会的役割，物理的・社会的環境といった，行動を導く要素の全体をとらえる臨床疑問をあげる．ここでは，このような包括的な理解を可能にする作業療法理論である人間作業モデル[2]を適用してみる．

臨床疑問
①動機づけられ，興味をもち，選択できる遊びがあるか．
②日常生活の習慣はどのようなもので，どのような家族，友だちと関係があるか．
③活動の間，どのように体や道具を扱うか，その際に他者と交流するか．
④遊び，学習，日常生活活動（ADL）に必要な活動は行えているか．
⑤自分に満足をもたらす，遊び，学習，ADLにバランスよく参加できているか．
⑥家族は，どのような遊び，学習，ADLをしてほしいと願っているか．

⑦家族は，事例の生活への参加についてどの程度の支援をしているか．
⑧生活への参加に必要な対象物，課題，空間は提供されているか．

> **プロセス ③** 臨床疑問を解決する行動観察を行う

漫然と事例の行動を観察しても評価はできない．プロセス②であげた臨床疑問を念頭におき課題をもって観察することが必要である．

(1) 観察による評価
作業療法士が，パズル，塗り絵，玉ころがしを用意すると，事例はすぐに玉ころがしのところにいき，顔を近づけてビー玉をレールにのせてはそれが転がっていくのを見続け，その遊びを繰り返した．しかし，作業療法士がレールを組み替えようと提案してそれに触れると，その手を静止し，同じ遊び方を繰り返した．

臨床疑問①について ➡ この事例は，常同的な視覚刺激を介した遊びに（動機づけられており）（それを選択し），興味を持続集中させている．しかし，それ以外の遊びへの挑戦はみられない．

臨床疑問③について ➡ 興味ある遊びの遂行に必要な技能[*1]のうち，**運動技能**や**処理技能**に問題はなかった．しかし，**コミュニケーションと交流技能**の点では，他者と協業することはみられなかった．

臨床疑問④について ➡ 遊びの遂行は可能であり，児童期初期であることから学習者としての役割はない．しかしADLへの参加は不明である．

臨床疑問⑤について ➡ 満足をもたらす遊びを選択することは可能なようである．学習への参加はいまだ不要だが，ADLへの参加状況は不明である．

(2) 面接による情報収集
観察から情報収集できなかった臨床疑問の②⑥⑦⑧と，情報が不十分な④⑤については，社会的環境である保護者へのインタビューから情報を得る．

保護者へのインタビューから得られた情報

日課は定着しており，おおむね問題はなく，保護者の声かけに沿うことができている．しかし，たとえば，帰宅時，普段は対象児が開けている家の扉を母親が開けてしまうと，「ぼくがしたかったのに」と泣いてひっくりかえって怒り出し，「もう一回，もう一回」と家を出て自分が扉を開けたがるなど，変化に抵抗を示すことも多い．同年齢集団への活動に自ら参加しようとはせず，一人で遊ぶことを好む．家庭でも視覚刺激をもたらす遊びを好み，その興味を満たす遊具は数種類あり，それらをまとめて置いている部屋がある．保護者としては，同年齢集団への興味を広げてほしいと願っている．

[*1] 技能：ひとが作業を遂行する間に観察される目標指向的な動作であり，運動技能（自分や対象物を動かす），処理技能（物事を順序立てて解決する），コミュニケーションと交流技能（他者と交わる）の3つに分類される[2]．

Ⅲ　発達障害

臨床疑問②④⑤⑦⑧について ➡ 日常生活の習慣に問題はなく，保護者の言語指示に沿い，感情の交流はできるが，同年齢集団への興味はない．興味を満たす対象物は常に家庭で用意されている．ときに，遊びへの固執や思いこみにより日課の遂行が妨げられることがある．

臨床疑問⑥について ➡ 保護者は同年齢集団への参加を求めている．

> **着眼点**
>
> 自分の興味や価値をあきらかに表現することができないこどもの場合，保護者からの情報は介入計画を作成するうえで有益な手がかりになる．しかし，クライアントは常にこども自身であり，保護者は社会的環境の一部である．こどもが示す行動を通して，こどもの意志[*2]を理解することが，**作業療法の原則であるクライアント中心の実践**を導く．

☞ この事例のリハビリテーション処方箋の診断は **自閉症スペクトラム障害** である．医療解説を参照しながら ▶p.202〜203，事例の症候の観察と検査の結果を統合し介入プログラムを作成する．

プロセス④　情報収集の結果から問題点をまとめる

臨床疑問に対する答えが評価の結果である．ここから包括的な問題点の把握をしていく．

（1）人間作業モデルによる問題点のあげ方

図1a は，**人間作業モデルからみた問題点の整理**[3]である．これをみると，事例の**意志と技**

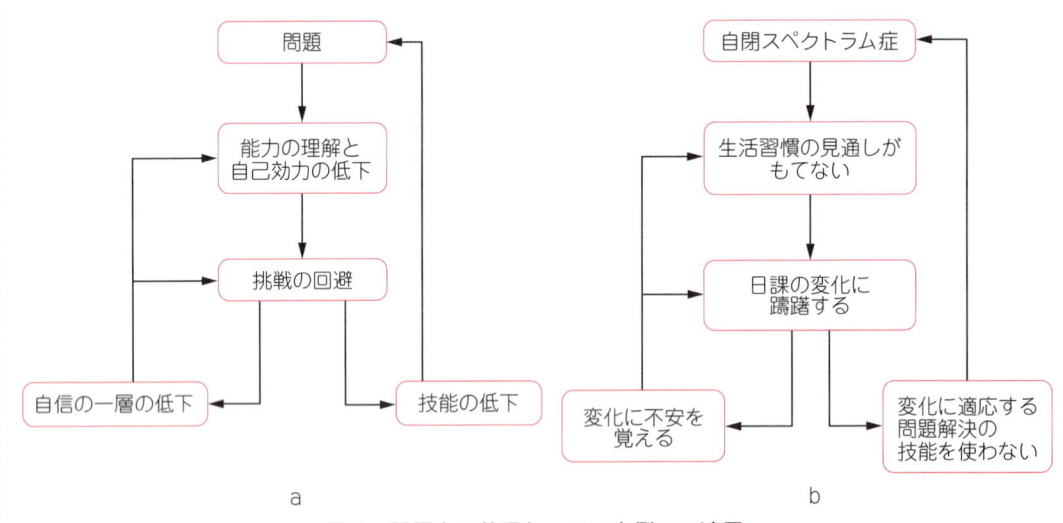

[図：a：問題 → 能力の理解と自己効力の低下 → 挑戦の回避 → 自信の一層の低下／技能の低下．b：自閉スペクトラム症 → 生活習慣の見通しがもてない → 日課の変化に躊躇する → 変化に不安を覚える／変化に適応する問題解決の技能を使わない]

図1　問題点の整理と，この事例への適用
〔山田　孝編著：事例でわかる　人間作業モデル．協同医書出版社，2015より〕

---

*2 意志：意志とは，自分が満足することは何か（興味），重要と思うことは何か（価値），自分はどのような能力があるか（能力の理解），という3つの要素をもって，ある作業に動機づけられることである[2]．

能が，生活習慣のなかでどのような作業への参加の問題を引き起こしているかをまとめることができる．そして，図 1b は，事例であるこどもへ適用したものである．さらに図示した問題点を文章化する．

（2）問題点の記載例

　事例は，自閉スペクトラム障害の特性である固執性により，「生活習慣の見通しがもてない」ことで不安が高まり，自己効力*3 が低下することがある．このことにより「日課の変化に躊躇する」ことが続いており，生活の見通しがもてなくなる．また，変化への躊躇は新たな生活課題に取り組み，問題解決の技能を獲得していくことを妨げている．この技能が増大しない限り，固執性はより強まるだろう．

プロセス 5　介入の基本方針を作成する

　生活への良好な参加を促すのが介入の基本方針である．
　この事例にとって意味のある作業は「視覚刺激を介した遊び」であると理解できた．この作業をもとに介入の基本方針を作成してみる．
　図 2a の図は，人間作業モデルによる介入の基本方針の立案[3]であり，図 2b は事例へ適用したものである
　図 2 を参照しながら，介入の基本方針を矢印にそって，文章化してみる．

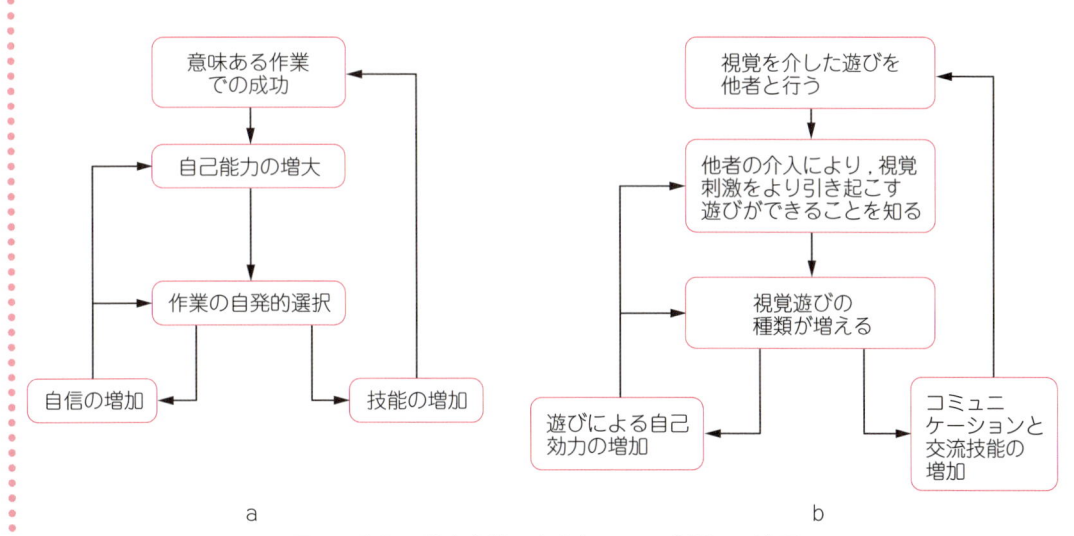

図 2　介入の基本方針の立案と，この事例への適用
〔山田　孝編著：事例でわかる 人間作業モデル．協同医書出版社，2015 より〕

---

*3 自己効力：自分が望む結果を成し遂げるために能力を用いることができるという，自分の効果性に関する考えと感情[2]．

介入の基本方針

事例にとって，意味のある作業は「視覚刺激を介した遊び」である．しかし，一人で遊ぶことが主となっており，そのことで遊びが固定されている．これでは，固執性が助長される遊びとなり，問題点を増幅させてしまう．そこで，あらかじめ，事例にとって意味ある遊びを提供する際，作業療法士が介入し，好む視覚刺激が得られるように遊具をセッティングし，そのことを交流の糸口とする．

> **ここで CHECK!**
> 今回，提示したプロセスは，作業療法士が臨床の場でクライアントを目の前にしたときにたどるものである．人間作業モデルに基づいた臨床疑問をあげて，示した図を適用して問題点と介入の基本方針を表すよう習慣づけることで，発達障害のこどもを対象とした作業療法の実践を見通すことができる．

【引用文献】
1) 長谷龍太郎，他編：クリニカル作業療法シリーズ　発達障害領域の作業療法．中央法規出版，2011．
2) Kielhofner G 編著，山田　孝監訳：人間作業モデル　理論と応用．改訂第4版，協同医書出版社，2012．
3) 山田　孝編著：事例でわかる　人間作業モデル．協同医書出版社，2015．

（野藤弘幸）

医療解説：自閉症スペクトラム障害

(1) 概要

DSM-5 で診断名として取り入れられた自閉症スペクトラム障害は，それ以前の広汎性発達障害とほぼ同義であり，疾患として自閉症，アスペルガー（Asperger）障害，それ以外の広汎性発達障害が含まれる．症候として，社会的相互作用の障害，コミュニケーションの障害，限局した興味と行動，痛みや音などの知覚的刺激に対する過敏・多動もしくは鈍感などがあげられる．原因は十分な解明がなされていないが，一卵性双生児の発症一致率が 80% と高く，レット（Rett）症候群では遺伝子異常が特定されたことから遺伝との関連が研究され，近年の遺伝子連鎖研究の結果から複数の候補遺伝子があげられている．また，脳画像研究では扁桃体や海馬の構造の異常が報告され，脳障害による発達障害との位置づけが進んでいる．

(2) 疫学

有病率は 0.2〜0.5% であり，わが国では最近増加しているとされる．男性は女性よりも 4 倍発症が多い．75% が精神遅滞を併発し，また 10〜20% にてんかん発作がみられる．

(3) 臨床症状

自閉症では発達段階での言葉の遅れが特徴的であり，オウム返しや 1 人称と 2 人称の逆転など

がみられる．また，乳児期に人見知りをしないことや母親との関係で視線を合わせない，抱いたときにしがみつかないなども特徴的である．自閉症スペクトラム障害では特定の物へのこだわり，偏食，音への過敏が幼児期によくみられる．小児期ではほかのこどもとの関係がつくれず孤立しやすく，またいらいらしてかんしゃくを起こし，飛び跳ねや顔叩きがみられることも特徴的である．

(4) 治療

中枢神経系の異常は解明が不十分であり薬物療法は対症療法にとどまる．攻撃性，自傷行為などの行動障害がみられる場合には症状の鎮静にリスペリドンなどの抗精神病薬が用いられる．経過を通じて治療は療育的な介入が主となる．医療，保育，教育の長期にわたる介入がなされ，認知や情緒の適切な統合，対人スキルの向上を目的として感覚統合療法，遊戯療法，行動療法などが教育，リハビリテーションのなかで用いられる．

〔河合正好〕

Ⅲ 発達障害

3 運動，理解，言葉の発達が年齢に比べて遅れている

事例 5歳 男児

普通幼稚園に通っています．年少のときから通っていますが，ほかの子についていけず，なかなか一緒に遊べません．歩き始めや言葉が出てくるのが遅かったのですが，2歳時には歩けたので特に気にしていませんでした．ボールを取ったり，蹴ったりするのが苦手です．給食では箸を握っているだけで上手に使えません．先生のいうことをあまり理解できていない様子で，先生の指示があってもほかの子の動きをみて遅れてついていっているような感じです．こどもたちに人気のあるキャラクターはとてもよく知っています．

思考のポイント 〜あなたが解決する課題

・事例の示す遊びや会話から，どの程度の発達段階にあるのか見立てる．
・標準化された発達検査の一部を実施し，見立てとのマッチングを行う．
・発達の段階に合わせて次のステップを課題とする．
・家庭や幼稚園等で困っていることの解決につなげる支援を考える．

あなたが担当する事例の評価と支援プログラム作成までのプロセス

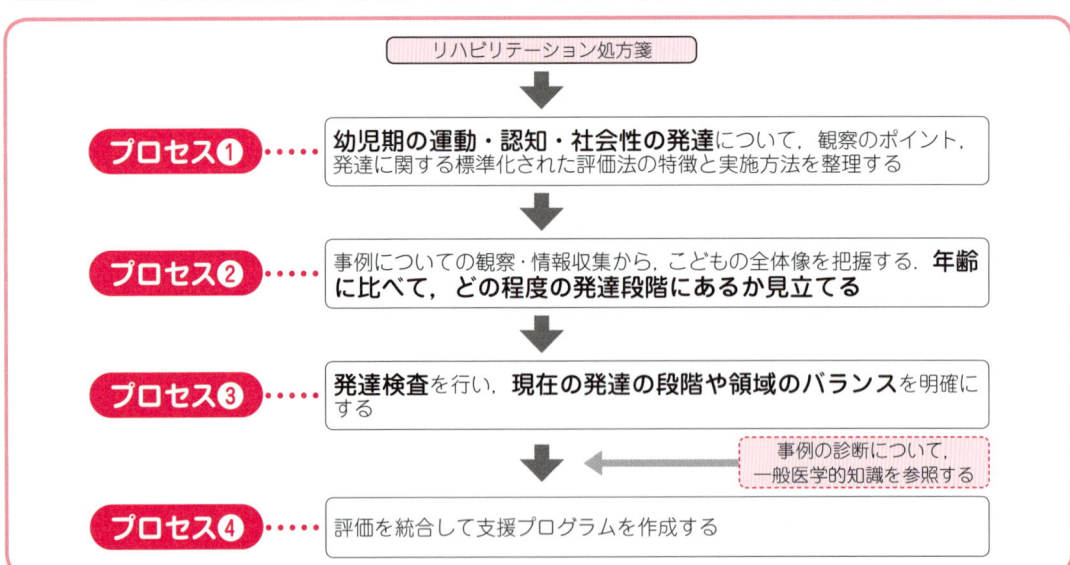

リハビリテーション処方箋
↓

プロセス❶　**幼児期の運動・認知・社会性の発達**について，観察のポイント，発達に関する標準化された評価法の特徴と実施方法を整理する

↓

プロセス❷　事例についての観察・情報収集から，こどもの全体像を把握する．**年齢に比べて，どの程度の発達段階にあるか見立てる**

↓

プロセス❸　**発達検査**を行い，**現在の発達の段階や領域のバランス**を明確にする

↓ ← 事例の診断について，一般医学的知識を参照する

プロセス❹　評価を統合して支援プログラムを作成する

プロセス 1　幼児期の運動・認知・社会性の発達について，観察のポイント，発達に関する標準化された評価法の特徴と実施方法を整理する

(1) 観察のポイント

- 訓練室での遊びの展開や会話の様子から，おおよその発達段階を評価する．
- 詳しい観察から，さまざまな機能の発達段階を推測する．

移動の状況	➡	歩行，姿勢の変換，安定性，代償動作（運動機能）．
遊びの状況	➡	何に興味がありそうか．それがうまくできているか（知的機能・手指の巧緻動作）．
コミュニケーション	➡	親・セラピスト・友だちとの話し方やかかわり方（言語機能や社会性）．
食事場面	➡	固めの食材を食べられるか，スプーンや箸の使用，好き嫌い，マナー（口腔機能・手指の巧緻動作・社会性）．

- 発達検査を行い，現在の発達の段階や機能のばらつきを明確にする．

検査する時間がなかったり，保護者と面談する機会がなかったりする場合には，これまでの検査記録が参考になるので，検査方法や記録方法を知っておくことが大切である．

ここでは代表的な標準化されている2つの発達検査法を記載する．

間接的検査―― 保護者に対する質問をもとにチェックする方法．
　　　　　└ 遠城寺式乳幼児分析的発達検査表（適応は0歳から4歳7か月）．

直接的検査―― こども自身に課題を与えてその応答で発達状況を把握する方法．
　　　　　└ 新版K式発達検査．

(2) 実施のコツ

観察や実際の年齢から推測される発達段階の，少し下の段階の項目から検査項目を選んで課題を実施する．新版K式発達検査では，行いやすい項目から始めこどもが飽きないように提示する．

- 家族（養育者）や保育者から，家庭生活や園での生活の様子を把握する．
　├ 家族から，幼稚園での様子や家庭での様子を聞き，生活のなかで困っていることや「こんなことができるようになってほしい」ことなどを聴取する．
　└ 家族のこどもの障害に対する理解や，こどもとの接し方を観察しておく．

プロセス 2　事例についての観察・情報収集から，こどもの全体像を把握する．年齢に比べて，どの程度の発達段階にあるか見立てる

事例の観察

①移動の状況　➡　歩行，姿勢の変換，安定性，代償動作（運動機能）．

↓

- 走り回って，両足でぴょんぴょん飛んでいた．

Ⅲ 発達障害

- 平均台ではすぐ降りてしまった．階段は足を交互に出して上れるが，下りは交互に出して下りられなかった．
- 母親は，「スキップはできない」と言っていた．
  ■▶ 運動機能では下肢の運動麻痺はないが，片足でバランスを取ったり，タイミングよくステップを踏むことがむずかしい．**体を協調的に動かすことの発達が少し遅れている．**

②遊びの状況：何に興味がありそうか．それがうまくできているか（知的な精神機能面・手指の巧緻動作）．

⬇

- 「妖怪ウォッチ」のカードを母親に見せて名前をいっている．「5枚だけ好きなカードを見せて」といっても全部もってきてしまった．
- ブロックで遊んでいても，すぐ飽きてしまった．
- 大好きなブランコは，友だちと順番に遊ぶことができた．
  ■▶ 知的な能力として，**数の概念の理解がまだむずかしいようある．組立て構成していくような遊びは苦手そうである．**社会性では，**順番を守るといったルールは理解できていた．**突発的・衝動的な行動はみられなかった．こだわって一つの玩具で遊んでいることもなかった．

③コミュニケーション：親・セラピスト・友だちとの話し方やかかわり方（言語機能や社会性）．

⬇

- 先生に「これで遊んでいいですか？」と許可を求めた．
- 友だちとジャンケンをしても，友達にいわれるままで，勝ち負けはわかっていなかった．
  ■▶ 会話では発語はしっかりしていた．社会性では，**先生や友だちとかかわるとき，相手の目をよく見て表情を伺っていた．**知的には，**ジャンケンの勝ち負けの意味は理解できていない**ようであった．

④食事場面：固めの食材を食べられるか，スプーンや箸の使用，好き嫌い，マナー（口腔機能・手指の巧緻動作・社会性）．

⬇

- 好き嫌いはなく，固めのお肉もよく噛んで食べることができる．
- 食事場面の観察では，スプーンの持ち方は中間位で3指握りもできるが，回外位・手掌握りで操作することも多い様子．箸を持たせると握り箸で，食べ物をさす操作しかできなかった（**図1**）．
- 自分の食事が終わってから「ごちそうさま」までの時間，待てずに席を離れてしまい何度か注意されていた．
  ■▶ 咀嚼する力など，口腔機能には問題なさそうであった．スプーンの操作がまだ不十分で，未熟な持ち方になっていることが多かった．箸にすると手掌での握り箸となりとても食べにくそうであり，**手指の巧緻動作の遅れ**がみられた．また，自分の食事が終わってし

まうと待っていられなかったことから，**社会性の発達の遅れ**がみられた．

①～④の評価から，上下肢（手指）の運動機能，知的な精神機能，社会性やその理解が年齢よりも少し低そうなこと，衝動性やこだわり，対人関係の不自然さが感じられないことから，**知的障害が主であり，注意欠如・多動性障害（ADHD）や自閉症スペクトラム障害のような発達障害の可能性は少ない**と判断した．

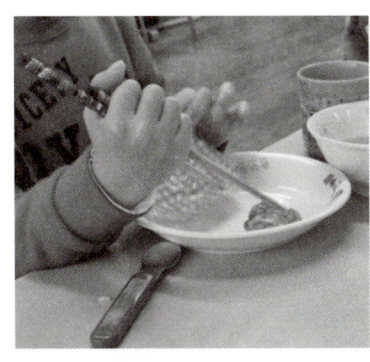

図 1　箸を使用している様子

プロセス③　発達検査を行い，現在の発達の段階や領域のバランスを明確にする

２つの検査を実施した記録を示す．

（1）遠城寺式乳幼児分析的発達検査表（図 2）

どの項目も，４年０カ月の前後の項目に，○（できる項目）が集中していた

➡ 実際の年齢は５歳だが，現時点では４歳児前後ができる課題までの到達段階であった．社会性が少し高く出ているが，発達領域による極端な凹凸はみられなかった．

「遠城寺式・乳幼児分析的発達検査表（九大小児科改訂版）」

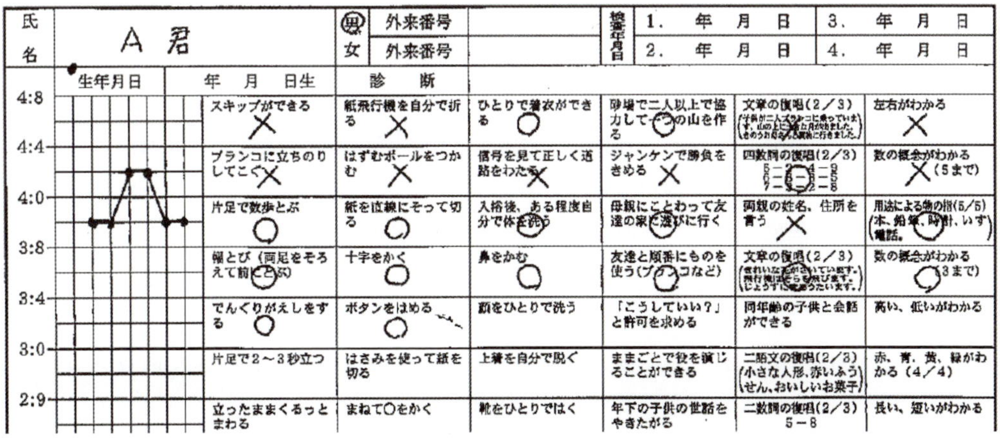

氏名	A 君	男	外来番号	検査年月日	1.　年　月　日	3.　年　月　日
		女	外来番号		2.　年　月　日	4.　年　月　日
生年月日	年　月　日生	診断				

4:8	スキップができる ×	紙飛行機を自分で折る ×	ひとりで着衣ができる ○	砂場で二人以上で協力して一つの山を作る ○	文章の復唱（2／3） ×	左右がわかる ×
4:4	ブランコに立ちのりしてこぐ ×	はずむボールをつかむ ×	信号を見て正しく道路をわたる ×	ジャンケンで勝負をきめる ×	四数詞の復唱（2／3） 5－2－4－9 6－8－3－5 7－3－2－8 ○	数の概念がわかる（5まで） ×
4:0	片足で数歩とぶ ○	紙を直線にそって切る ○	入浴後，ある程度自分で体を洗う ○	母親にことわって友達の家に遊びに行く ○	両親の姓名，住所を言う ×	用途による物の指（5/5）（本，鉛筆，時計，いす，電話） ○
3:8	幅とび（両足をそろえて前にとぶ） ○	十字をかく ○	鼻をかむ ○	友達と順番にものを使う（ブランコなど） ○	文章の復唱（2／3） ○	数の概念がわかる（3まで） ○
3:4	でんぐりがえしをする ○	ボタンをはめる ○	顔をひとりで洗う	「こうしていい？」と許可を求める	同年齢の子供と会話ができる	高い，低いがわかる
3:0	片足で2～3秒立つ	はさみを使って紙を切る	上着を自分で脱ぐ	ままごとで役を演じることができる	二語文の復唱（2／3）（小さな人形，赤いふうせん，おいしいお菓子）	赤，青，黄，緑がわかる（4／4）
2:9	立ったままくるっとまわる	まねて○をかく	靴をひとりではく	年下の子供の世話をやきたがる	二数詞の復唱（2／3） 5－8	長い，短いがわかる

図 2　事例の遠城寺式乳幼児分析的発達検査の結果

(2) 新版 K 式発達検査

検査の結果，各領域の点数と発達指数の結果は

姿勢・運動：94 点　　　認知・適応：304 点—80　　　言語・社会：154 点—78

全領域：572 点—78 であった．

➡ 全領域の発達指数が 78，認知・適応領域 80，言語・社会領域 78 と，発達指数が 100 よりも 20 程度低く，年齢で示す課題の達成が 4 歳前後となっていた．

それぞれの発達指数間の差は小さかった．

注意点として，新版 K 式発達検査での姿勢・運動の項目の最高点は 94 点（3 歳 0 か月〜3 歳 6 か月の課題）で，それ以上の項目がない．

A君の場合 94 点で，生活年齢は 5 歳なので，姿勢・運動の発達指数を出す必要はない．

2 つの発達検査の結果，どちらも**現在の発達段階は 4 歳前後**であり，**発達の領域間に差がない**ことがわかった．これはプロセス②の見立てと一致する．出生時から特異的なこともなく，麻痺等もみられないことから，**全体的な発達の遅れを呈する境界〜軽度な知的障害**ではないかと考えた．

> 👉 この事例のリハビリテーション処方箋の診断は **知的障害** である．医療解説を参照しながら ▶p.210，事例の症候の観察と検査の結果を統合し支援プログラムを作成する．

プロセス ❹ 評価を統合して支援プログラムを作成する

観察結果，発達段階の評価，家族からの聴取を統合して，全般的に実際の年齢との差がどの程度で，次の発達段階の課題は何であるかを考える．

こどもの興味や関心，両親や幼稚園の先生の思い，とりまく環境等を整理して，発達を促す支援プログラムを作成する．特に ICF（国際生活機能分類）の「活動や参加」にあたる幼稚園での生活や，保護者の家庭でのかかわりで，こどもが失敗して自信を失わないように配慮する．

事例は境界〜軽度な知的障害の男児ととらえ，かかわり方・支援プログラムを考えた．領域ごとに次のステップ課題を考え，遊びや生活に結びつけることを目標とする．

〈支援プログラムの例〉

①運動面
- 粗大運動：マットで転がり・連続前転・片足静止（バランス練習）．
  サーキット（平均台，ぶらさがり，這い上がり，くぐる，トランポリン等）．
- 巧緻運動：紙をはさみで切って，図絵を書き，折って，ポストへ入れる．
  トング（中間位・3 指保持）で小球をつまみ，コップへ移動させる．
- 複合的運動：ボール（バレーボール大）を受け止め，投げ返す・蹴る．
  動いているボールに自分の体の位置を合わせてタイミングよく取り，コントロールをつけて投げ返したり，蹴り返す．

②遊び面 ──┬──「妖怪ウォッチ」のカードを使って，1〜5の数の概念に近づける．
（認知・言語） ├── ジャンケンのルールをカード取りで学んでいく．
　　　　　　└── ブロックの組合せを提示し，同じものを作成して遊ぶ．

③食事場面 ──┬── 箸使用が求められるのであれば，上下がそろう補助箸の使用を試みる（**図3**）．スプーン操作が上手になってからでもよいので，箸使用は短めの時間から始める（自信を失ったり，食事が楽しくなくならないように注意）．
（手指巧緻動作）└── 食事が終わっても席を離れないよう，テーブルを拭く・食器を片付けるなど「役割」をもたせるとよい．

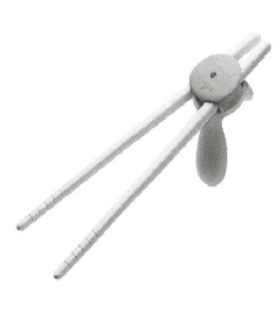

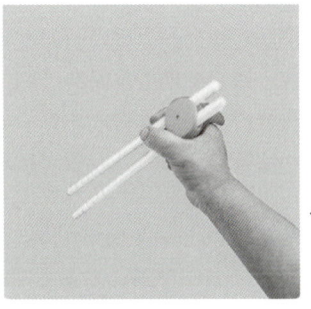

図3　市販のサポートお箸（Combi）

＊セラピストとして次のようなことを保護者や幼稚園の先生にわかりやすく伝えるとよい．
・少しでも上手になったこと，一生懸命取り組んでいることをほめる．
・幼稚園での課題がむずかしそうであったら，「できるところまで」で「よし」として，みんなと同じ課題を「できるまでさせる」ことのないように配慮することが必要．
・保護者は，幼稚園での出来事をいっぱい聞いて，会話のなかで概念的な言葉があれば，わかりやすい言葉におきかえて説明する．またこども本人の気持ちや相手（友だちや家族）の気持ちを取り上げて，親子で共感することも大切である．

> **ここでCHECK!**
>
> 　全般的な発達の遅れの場合，運動機能，知的機能，社会性など，どの領域も同程度低く，凹凸（得意な領域や，落ち込んだ領域）が大きくない．発達のスピードがゆっくりでも順次獲得できると考えて課題を設定し，こどもが自信を失わないように周囲の理解を求めることが大切である．

【参考文献】
1) 笹田　哲，他：第2章　発達障害の評価．長谷川龍太郎，他編，クリニカル作業療法シリーズ　発達障害領域の作業療法．中央法規出版，2011；62-81．

2) 立石加奈子,他:第2章 日常でできる生活動作サポート法.鴨下賢一編,発達が気になる子への生活動作の教え方―苦手が「できる」にかわる!.中央法規出版,2013;26-27.
3) 原 義晴:第12章 ADLの発達(遊び・食事・排泄・更衣).上杉雅之監修,イラストでわかる人間発達学.医歯薬出版,2015;177-200.

(遠藤浩之)

医療解説:知的障害

(1) 概要
　知的障害とは,発達期に生じ,読み書き・計算などの知的機能の発達の遅れが顕著であり,日常生活や社会生活に援助や制約が必要な状態を意味する.原因として染色体異常,先天性疾患,出産時や周産期の外傷,新生児期や乳児期の脳炎などがあげられ,これらでは知的障害の程度が重く,脳性麻痺や内臓合併症,身体奇形をもつ場合が多い.しかしながら,知的障害の大多数は原因が不明確で程度が比較的軽く,体の健康状態も良好であり,生理的知的障害とよばれる.

(2) 疫学
　知能指数の分布の予測値では人口の約2.3%となるが,実際にわが国で公的に知的障害と認定されている人はその1/7の約40万人である.

(3) 臨床症状
　知的機能(IQ)の評価には,年齢や障害の程度を考慮したうえで,WAIS,WISC,田中ビネー,鈴木ビネーから知能検査法を選択する.最重度(IQ:19以下),重度(IQ:20〜34)では成人になっても6歳以下の知能であり,身の回りのことができる程度で常に見守りや援助が必要である.軽度(IQ:50〜69)では,精神年齢は12歳以下で中学校の授業についていけないが,日常の会話や行動は一見正常である.成人してからは就労して単純な作業はこなせるが,複雑な事柄の理解が困難であり,情緒は不安定になりやすく,道徳観念も希薄であることから対人面のトラブルを引き起こしやすく,犯罪に巻き込まれることもある.

(4) 治療
　フェニルケトン尿症など一部で早期発見による予防や治療が可能な場合を除き,おもな治療は教育(特別支援学校,特別支援学級)と訓練である.発見後早期に知的機能や発達段階を評価し,それに相応した身体機能訓練,言語訓練,作業療法,心理カウンセリングを開始することで日常生活や社会生活への適応力を向上させることが期待できる.また,福祉対策として,療育手帳の交付を受けることで就労支援や施設入所などの社会福祉資源の利用,各種料金の免除などが障害の程度に応じて受けられる.

(河合正好)

Ⅳ 精神障害

Ⅳ 精神障害

1 声が聴こえるといい，人と交わらず引きこもりがち

事例　24歳　男性

　小学校，中学校の頃は，成績はよかったが仲間からいじめを受けていました．高校2年生のときに幻聴が聴こえ始め成績は下がっていきました．東京の私立大学に進学してからも声は聴こえていました．大学を卒業し地方都市の自動車製造企業に就職して2年後，「自殺しろ，おまえは役立たずで，死んだほうがましだ」などと一日中聴こえるようになり，仕事の能率が低下し，自宅でも落ち着かなくなっていったため，両親に連れられて精神科を受診し入院となりました．入院1か月後に作業療法を開始してしばらくしてから，毎日のように声が聴こえるようになりました．それに伴って人と交わらず引きこもりがちになっています．

思考のポイント ～あなたが解決する課題

- 幻聴に対する一般医学的知識を整理する．
- 幻聴の影響因子を同定してリハ目標を設定する．
- 幻聴の苦痛を軽減し，幻聴への対処行動を援助する介入アプローチを行う．

あなたが担当する事例の評価とリハプログラム作成までのプロセス

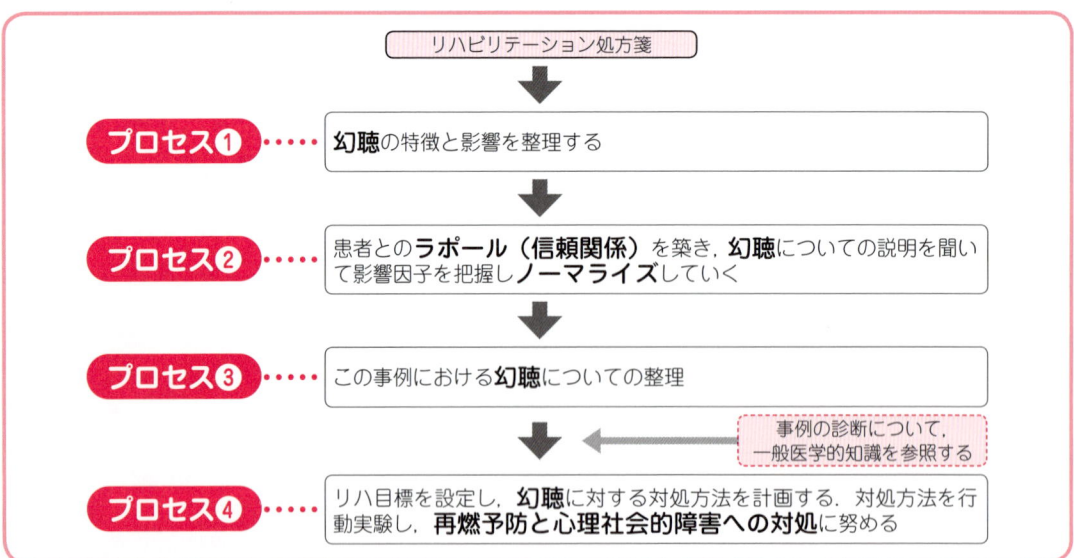

リハビリテーション処方箋
↓
プロセス❶ …… **幻聴**の特徴と影響を整理する
↓
プロセス❷ …… 患者との**ラポール（信頼関係）**を築き，**幻聴**についての説明を聞いて影響因子を把握し**ノーマライズ**していく
↓
プロセス❸ …… この事例における**幻聴**についての整理
↓ ← 事例の診断について，一般医学的知識を参照する
プロセス❹ …… リハ目標を設定し，**幻聴**に対する対処方法を計画する．対処方法を行動実験し，**再燃予防と心理社会的障害への対処**に努める

プロセス 1　幻聴の特徴と影響を整理する

(1) 幻聴を伴う疾患にはどのようなものがあるかを確認しておく
- 統合失調症
- 気分障害
- 解離性障害
- 認知症
- 脳炎
- せん妄
- 神経梅毒
- クッシング（Cushing）症候群など内分泌疾患
- アルコール，覚醒剤などの精神作用物質の使用　　など

なかでも**統合失調症は最も頻度が高く，幻聴が持続して認められる**といった特徴がある．

(2) 幻聴の特徴と影響を整理する
- 幻聴の特徴（Schneider の一級症状）は次の 3 種類に分けられる．
  ①患者のことを三人称で語る対話性形式の幻聴（「あいつは役立たずだ」など）．
  ②患者の考えや行動を批判する注釈幻聴（「ほら，階段をのぼっていくぞ」など）．
  ③患者自身の考えが声になって聴こえる思考化声（つつぬけの恐怖を与える）．
- 幻聴の影響は次の 2 種類に分けられる．
  ①幻聴に左右された言動をとり，それとともに困惑・意気消沈・疲労・怒り・不安・恥ずかしさ・悲しみなどを体験する．
  ②他者との交わりを避け，日常に行われていた活動を行わなくなってしまう．

プロセス 2　患者とのラポール（信頼関係）を築き，幻聴についての説明を聞いて影響因子を把握しノーマライズしていく

(1) 信頼関係（セラピストと患者がよい人間関係を結ぶ）を形成する
- これは最初の面接から介入を続けていく**全過程を通じて最も重要なこと**である．
- セラピストは，**信頼関係を形成するうえで患者にとって優先順位の高い問題を重要視する姿勢を強調**する．
- セラピーは，幻聴に伴う苦痛を軽減し，幻聴をコントロールする対処方法を身につけるように援助することが目的であることを説明する．

(2) 幻聴についての患者の説明を聞き，幻聴を評価する
- 患者の幻聴体験について，患者自身による幻聴の評価や解釈，および患者と幻聴との力関係，さらに幻聴によって患者の行動がいかに妨げられているかを，質問しながら患者とともに評価していく．このような方法は協同的経験主義とソクラテス式質問法とよばれている．
- 幻聴の評価の際には，患者が幻聴に対する客観的な見方を習得できるように促す介入が必要

となる.

(3) 幻聴をノーマライズする

- 精神病的体験の特殊性や強烈さに圧倒されて絶望感や孤立感が強くなりがちな患者に対して，**幻聴をノーマライズすることで幻聴体験の一般性を強調し苦痛を軽減する**.
- さらに評価尺度を用いて幻聴を評価することで，患者が体験している幻聴のつらさは，他患者が体験している幻聴と同じであると実感でき，幻聴をノーマライズするのに役立つ.
- 次に幻聴のノーマライゼーションを強化するために，幻聴が実在しないことを納得してもらうように促す．その手立てとして作業療法室にいるほかの誰かにも聴こえているのか尋ね，またその声が聴こえてくる場所に声の主がいるのか目で確かめるよう促す.
- こうしてノーマライゼーションの過程で得られた情報を幻聴のコントロールに役立てる.
- セラピストが幻聴の特徴と影響についてさらに患者に説明することも，ノーマライゼーションと信頼関係の形成強化につながる.

> **ここでCHECK!**
>
> 幻聴の苦痛度を評価する方法として，精神病症状評価尺度であるPSYRATS（Haddock Gら）のなかに，苦痛の程度と苦痛の強さを評価する項目がある.
> 「9　苦痛の強さ」は「0　幻聴はまったく苦痛ではない」から「4　幻聴は極度に苦痛である；患者は感じうるかぎり最大の苦痛を感じている」までの5段階で評価する.

> 💡 **着眼点**…幻聴の内容について聞き出すことは症状悪化のきっかけとなるが，幻聴の苦痛については，しっかりと話を聞いて評価することにより信頼関係が強まり，症状の改善につながる

(4) 幻聴の影響因子を把握する

患者は，幻聴との間に人間関係を築いていることがあり，患者は幻聴の主を人格化し，あたかも生活上で実際に存在しているかのようにやりとりをしている．そして，幻聴に影響された言動をとることがある.

患者は幻聴に左右された言動とその言動によって引き起こされた一連の思考と行動のパターンに気づいていない場合がある．そこで**ABCモデル**に基づいて幻聴に随伴している先行刺激-行動-結果（Antecedent-Behavior-Consequence）の因子を評価して，一連の認知行動パターンを把握する．セラピーに枠組みを与えている重要ポイントはこのABCモデルである．幻聴のABCモデルでは，**幻聴は先行刺激であり（A），患者は幻聴に左右された行動をし（B），非機能的な結果が引き起こされている（C）**とみなす．さらに，幻聴に左右された言動の結果が非機能的であることを認知させ，幻聴に対する距離化を行う．そして幻聴は非現実的なものであり，「無視しても何も悪いことは起こらないのだ」という認識を促していく.

プロセス ③ この事例における幻聴についての整理

- 幻聴は思春期頃から始まった．幻聴の特徴としては**対話性幻聴**である．
- 患者の幻聴体験は医学的知識のなかに位置づけられることを説明し，その非実在性を確かめるように促す．
- PSYRATS の項目のうち，幻聴の苦痛の程度と強さを尋ねる．
- ABC モデルに従って，（A）失行刺激（幻聴）から（B）行動（人と交わらない）が生じ，（C）結果（引きこもり状態）となっている．

この事例のリハビリテーション処方箋の診断は **統合失調症** である．医療解説を参照しながら ▶p.216〜217，事例の症候の観察と検査の結果を統合しリハプログラムを作成する．

プロセス ④ リハ目標を設定し，幻聴に対する対処方法を計画する．対処方法を行動実験し，再燃予防と心理社会的障害への対処に努める

（1）リハ目標を設定する

幻聴に対する作業療法の目的は，患者の苦痛緩和と幻聴に左右された行動の減少にある．そのためには幻聴それ自体を軽減するのではなく，幻聴に伴う思考・行動のパターンとそれを生み出しているスキーマ（非意識的な心の構造や仕組み）に目標を設定する．

（2）幻聴への対処方法を計画する

まず，すでに患者が独自に編み出して，すでに用いている有効な対処方法があるかどうかを確認する．次に以下の3つのカテゴリーのうちから幻聴の影響を崩すような対処方法を見つけ出すように促す．

① ほかのことに集中し注意をそらす方法．
② 焦点を合わせる方法（幻聴が言っていることをノートに書き出して検討する）．
③ スキーマ（非意識的な心の仕組みや構造）やメタ認知（認知についての認知：客観的に自分をみること）に働きかける方法．

（3）対処方法の実践

- 幻聴に対する対処方法について実生活のなかで少しずつ行動・思考パターンを試み，再検討を繰り返しながら再燃予防と社会的障害への対処に努める．
  - ➡ セラピストは幻聴に対する有効な対処方法の学習を強化するコーチとしてこの流れを促進させる．
- 作業療法を通して計画した対処方法を行動実験し，幻聴に従わなくても悪いことが起こるわけではないことを確かめて学習する．
  - ➡ セラピストは患者が行動の主導権とコントロール感覚を確認しながら増強できるように援助し，幻聴に対しての対処方法を退院後の日常生活でも使えるようにしていく．そして症状再燃の予防や社会的障害への対処へ役立てる．

Ⅳ 精神障害

ここでCHECK!

患者が人と交わらず引きこもりがちなのは，幻聴に影響された行動であるばかりではなく，統合失調症の陰性症状による可能性もある．統合失調症の陰性症状である思考の貧困，注意の欠損，快感消失，および意欲の欠如へのアプローチとしては，次項のうつ状態（「2 興味が消失し活動が低下している」▶p.218〜223）に対するものと同様の行動活性化の手法を変形したものが有効である．統合失調症の場合には，思考障害の程度が軽度から中等度であることが適応となり，過度の期待で患者にプレッシャーを感じさせないようにするとともに，短期目標を患者の実現可能な水準に合わせ，ゆっくりとしたペースで回復のための時間をとって徐々に実施することが求められる．対人交流の面では，セラピストが協同的経験主義により信頼関係を形成することを通して社会的機能の改善を促した後，患者が他者との交流を築くのに，社会生活技能訓練（SST）のアプローチが有効である．

【参考文献】
1) 原田誠一：第1章 統合失調症者の精神療法―幻声への対処力を増すための認知療法的接近法― 2．幻声に対して一般的日常的に用いることのできる接近法．統合失調症の治療 理解・援助・予防の新たな視点．金剛出版，2006；29-48.
2) Wright JH, 他著，木下善弘, 他訳：付録1 精神病症状評価尺度 PSYRATS. 認知行動療法トレーニングブック 統合失調症・双極性障害・難治性うつ病編．医学書院，2010；391-392.

（小野 弘）

医療解説：統合失調症

(1) 概要
知覚（幻聴）と思考（妄想）の独特な歪みと感情の不適切さや鈍麻を主症状とする精神障害．原因不明であるが，発病過程はストレス脆弱性モデルにより説明され，また近年の様々な生物学的研究から，ドパミン仮説，神経発達障害仮説などが成因として注目されている．

(2) 疫学
一生のうちに罹患したことのある人の割合を示す生涯有病率は0.47%であり，性差はない．

(3) 臨床症状
主観症状として，知覚領域の異常（幻聴，幻視），思考内容の障害（妄想），思考過程の障害（滅裂思考，言語新作）があり，客観症状として表情や動作の異常（独語，空笑，興奮，自閉），感情の障害（意欲減退，感情の平板化），病識欠如（病気だという認識がない）がある．これらの症状を陽性症状（幻覚，妄想）と陰性症状（自閉，意欲の減退，感情の平板化）に二分するCrow(1980)の分類がわが国の臨床に用いられている．経過は慢性，進行性であり数十年もかかる場合がある．典型的には，統合失調症の症状が目立たず抑うつを主として呈する前駆期，陽性症状が始まる急性期，陽性症状の再燃と寛解を繰り返す再燃/進行期，陽性症状の再燃後に陰性症状が

進行する安定/再燃期，陰性症状が主体となる安定期（欠陥期，荒廃期）の順に病像が変化する．

(4) 治療

　急性期は薬物療法が主体でありドパミン受容体遮断作用をもつ薬（D_2遮断薬）が陽性症状の改善に有効である．ハロペリドールなどの従来の抗精神病薬はパーキンソニズムや悪性症候群などの副作用が多かったため，近年副作用の少ない非定型抗精神病薬の開発が進み，リスペリドン，オランザピン，アリピプラゾールなどが臨床に用いられている．これらの薬物に反応しない難治例にはクロザピンや修正型電気けいれん療法が用いられる．

　陽性症状が軽減した場合には社会復帰を目的として社会生活技能訓練（SST）や認知機能訓練がリハビリテーションとして用いられる．

（河合正好）

IV 精神障害

2 興味が消失し活動が低下している

事例　54歳　男性

もともと健康で仕事も支障ありませんでした．大学卒業後現職に携わり，現在まで勤め上げています．職場の部署の異動後，半年ほど前から疲労感があらわれ，仕事に集中できず悲観的になりました．興味や喜びを感じることがなくなり，気分が落ちこみ，身の回りのこともしなくなりました．その後職場を休み家にとどまる日々が続き，入院となり3か月が経過しました．

思考のポイント　〜あなたが解決する課題

- 「興味の消失と活動の低下」によって行動や生活が受けている影響を評価する．
- 患者の認知や行動パターンを把握して疾患に対する理解を促す．
- 活動量や集中力を改善するのに有効な活動を患者と協同して選ぶ．
- セラピーを通して症状再燃の予防に努める．

あなたが担当する事例の評価とリハプログラム作成までのプロセス

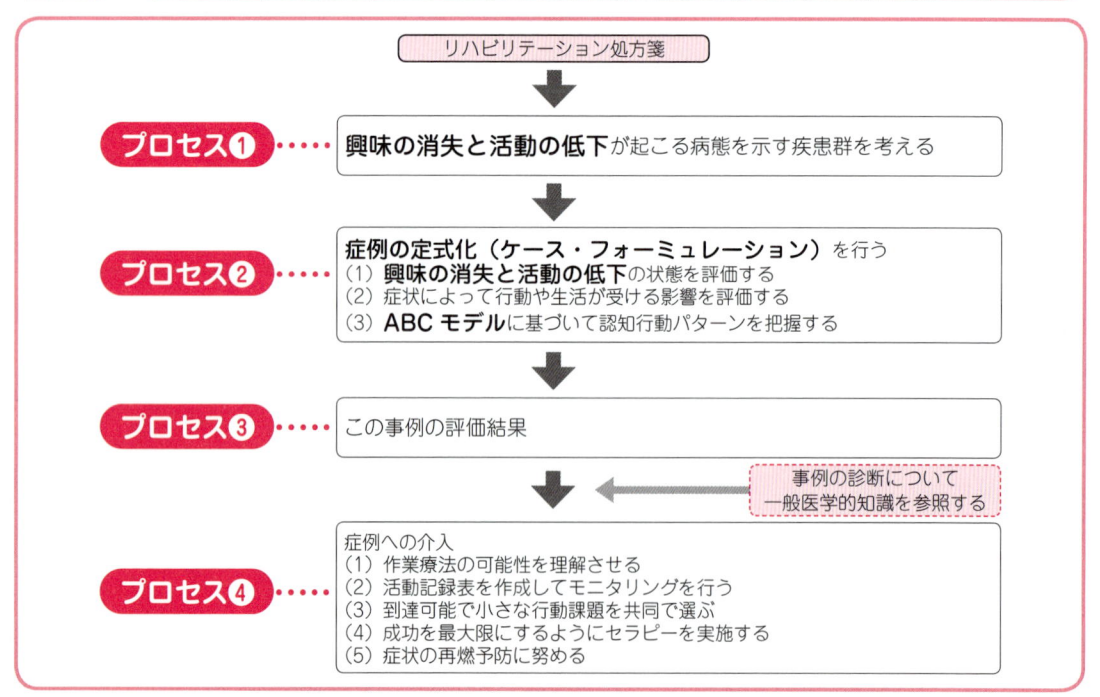

リハビリテーション処方箋

プロセス❶　興味の消失と活動の低下が起こる病態を示す疾患群を考える

プロセス❷　症例の定式化（ケース・フォーミュレーション）を行う
(1) 興味の消失と活動の低下の状態を評価する
(2) 症状によって行動や生活が受ける影響を評価する
(3) ABCモデルに基づいて認知行動パターンを把握する

プロセス❸　この事例の評価結果

事例の診断について
一般医学的知識を参照する

プロセス❹　症例への介入
(1) 作業療法の可能性を理解させる
(2) 活動記録表を作成してモニタリングを行う
(3) 到達可能で小さな行動課題を共同で選ぶ
(4) 成功を最大限にするようにセラピーを実施する
(5) 症状の再燃予防に努める

プロセス 1　興味の消失と活動の低下が起こる病態を示す疾患群を考える

(1) 精神疾患
- 気分障害
- 適応障害
- 統合失調症
- 急性ストレス障害
- 心的外傷後ストレス障害
- 不安障害
- 認知症
- パーソナリティ障害
- 摂食障害
- 身体表現性障害　　など

(2) 身体疾患
- 脳血管障害
- アルツハイマー（Alzheimer）病
- 頭部外傷
- 甲状腺機能低下症，クッシング（Cushing）症候群などの内分泌性疾患
- 全身性エリテマトーデス（SLE）などの自己免疫性疾患
- 悪性腫瘍
- 糖尿病　　など

プロセス 2　症例の定式化（ケース・フォーミュレーション）を行う

(1) 興味の消失と活動の低下の状態を評価する

　自記式質問紙であるBDI-IIを実施し，活動の低下と興味の消失の部分を確認する．

　BDI-II（Beck, A作成）はうつ病の標準化された評価法であるが，そのなかの活動の低下と興味の消失の部分の項目を用いて評価する．以後も，同じ評価法によって経過を評価していく．

　興味の消失の評価はBDI-IIに従って，「0 これまでと同じように満足感を感じる」から「3 何もかも不満足で，うんざりする」までの4つの質問で行い，活動の低下については同様に「0 だいたいこれまでと同じように働ける」から「3 何もできなくなってしまった」までの4つの質問で行う．

　BDI-II用紙はサクセス・ベル社で販売している．

(2) 症状によって行動や生活が受ける影響を評価する

面接によって,「興味の消失と活動量の低下」の影響について評価するために,患者の体験を次の5つの領域,①出来事,②浮かんだ考え,③気分,④行動,⑤身体の反応,について,質問を通してセラピストと患者が一緒に評価していく.このような方法は協同的経験主義とソクラテス式質問法とよばれている.

またこれは生物心理社会モデル(biopsychosocial model)という包含的な視点からの評価である.これらの体験は相互に影響し合っており,これらのつながりのなかで悪循環が引き起こされていることを患者と一緒に見出していく.

(3) ABCモデルに基づいて認知行動パターンを把握する

患者は自分の生活に影響している認知や行動のパターンに気づいていない場合がある.そこで,患者の行動と思考から行動療法で用いられるABCモデルに基づいて随伴性の先行刺激-行動-結果(Antecedent-Behavior-Consequence)を評価する.こうして,患者に生じている「興味の消失と活動の低下」のパターンをとらえる.さらに,「興味の消失と活動の低下」の出現のときにはいつも同じパターンがみられてABCの随伴性をなしているのかどうか,振り返りを行い検討する.

プロセス3 この事例の評価結果

- BDI-Ⅱ ▶ 喜びの喪失と活力喪失の得点はそれぞれ2と3と評価され,これらは**中等症あるいは重症の抑うつ状態**に位置している.
- 生物心理社会モデル
  ▶ ①出来事(職場部署の移動),②浮かんだ考え(悲観的になった),③気分(落ち込み),④行動(身の回りのことをしなくなり,家にとどまるようになった),⑤身体の反応(疲労感があり興味や喜びを感じなくなった),の要因が見出され,これらが悪循環を引き起こしていると評価できる.
- ABCモデル ▶ (A)先行刺激(興味や喜びを感じなくなり気分が落ち込んだ),(B)行動(身の回りのことをしなくなった),(C)結果(家にとどまる状態になった)のパターンと評価できる.

👉 この事例のリハビリテーション処方箋の診断は **うつ病** である.医療解説を参照しながら ▶p.223 ,事例の症候の観察と検査の結果を統合しリハプログラムを作成する.

プロセス4 症例への介入

(1) 作業療法の可能性を理解させる

生物心理社会モデルとABCモデルの両方から患者に作業療法の可能性を理解させる.

①まず，生物心理社会モデルにおける出来事，浮かんだ考え，気分，行動，身体の反応，の5つの領域は，相互に影響し合い悪循環を引き起こしていることを患者と確認する．

②次に，生物心理社会モデルにおけるいずれかの因子［(A) 刺激］が，(B) 行動に関与するために，(C) 不適応な結果がもたらされているにもかかわらず，問題が維持されたままであることを確認する．

③そこで今度は，5つの領域が相互的に循環してつながっているなかで，**どこか一つの領域からほんのわずかでもよい変化があらわれた場合には，それがほかの領域へと次々に影響し，全体が少しずつ改善していく可能性があることを強調して患者に説明する**．

④同時に，患者のうつ状態は，患者個人のABCの随伴性だけが原因であるのではなく，**ふだんなら問題にならず気づかれていない環境中の原因が維持因子として働いている可能性もあるという認識を促していく**．見過ごされていた環境中の原因に働きかける作業療法によっても回復する可能性があり希望がもてることを理解させれば，患者の作業療法へのアドヒアランス（コンプライアンス）を高めることができる．

(2) 活動記録表を作成してモニタリングを行う

作業療法における活動記録表を作成させ，さらに達成度や満足感を評価させる．

作業療法を行ったときの活動を活動記録表に記録してもらい，それらの活動がどの程度実行できたかやおもしろかったかについて，個々の活動を0から10点，もしくは0から5点で評価してもらう．この評価は，達成感や興味の変化をセルフモニタリングしてもらうものであり，課題を実行して楽しむことができることを患者に示すのに用いられる．

うつ病の患者は，課題に興味をもてず，何もできないと訴えることが多い．しかし，活動記録表を完成させてみると，**ある程度は楽しむことができており，生産的であることが発見できる**．できていることを患者に伝え，共感することも回復の手助けとなる．

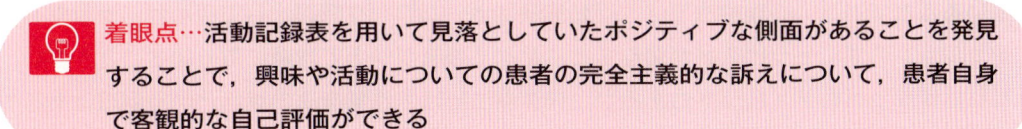

> **着眼点**…活動記録表を用いて見落としていたポジティブな側面があることを発見することで，興味や活動についての患者の完全主義的な訴えについて，患者自身で客観的な自己評価ができる

(3) 到達可能で小さな行動課題を共同で選ぶ

以前には楽しみとしていた活動のなかから到達可能で小さな行動を一つ共同で選ぶ．

作業療法の活動では，容易に実行して確実に成功できるように，段階的に細分化されたなかの一単位のささいな行動が選ばれる．小さなことから始めると変化は容易になる．また問題解決アプローチでは，うつ状態の影響が及ぶ前には楽しみとしていた日常生活の活動や患者にとって優先的な活動のなかから，セラピストと患者が共同でアイデアを出し合い問題解決のための対処行動を見出していく．

Ⅳ 精神障害

> **ここでCHECK!**
>
> 　選ばれる行動は，患者の「強み」であるものや，「強み」に関連したものであるような行動の必要がある．「強み」＝ストレングスを「回復力」＝レジリエンスの要素として用いるわけである．アプローチによって，患者の「強み」を拠点として適応的な行動を拡大させ，活動の低下や興味の喪失を減少させていく．
>
> 　行動の報酬は，恣意的な（arbitrary）強化ではなく自然な（natural）強化のほうが，行動の後に自動的に随伴してくる．そのため，自然な強化によって選ばれた行動は患者の生活のなかで持続することになる．

(4) 成功を最大限にするようにセラピーを実施する

　動機づけ，課題の遂行を保障し，トラブルシューティングを行って成功を最大限にする．

　課題に取り組む際には，うつ状態を脱するための課題であることについて「どんなに小さな一歩だとしても，再び前進するために何かをすることは役に立ちます」と伝える．このとき，セラピストはコーチとして患者が課題を実行するのを促す．

　患者はうつ状態のとき，何もしたくないと感じているが，ある程度作業療法が進んできたときには，何もしないでいることが徐々にストレスに変化してしまうことを強調し，**気分ではなく計画に沿って，段階的に細かく決めた達成可能な小さな課題を一つだけ遂行するよう促す．**
　また，プログラムの途中ではトラブルが必ず生じるものである．そのため実際に生じた障害に対するトラブルシューティングが不可欠となる．プログラムの途中で生じる障害に対してトラブルシューティングを行い，行動の活性化を促進してセラピーの進行を保障する．

　作業療法の強みは，セラピーの最も重要な部分である行動実験の場面にセラピストが関与していることである． 心理療法では，行動実験はホームワーク課題として扱われ，セッションとセッションの間にセラピストが関与することなく患者が一人で課題に取り組むことが多い．これにはメリットもデメリットもあるが，作業療法では，作業療法の場面という制限はあるものの，実際の行動の場面においてセラピストが即時的に動機づけ，課題の遂行の保障，トラブルシューティングを行えるために，セラピーの成功を最大限にすることが容易になる．

> **ここでCHECK!**
>
> 　統合失調症に伴う活力の低下と快感消失へのアプローチの場合との違いとして，統合失調症の場合には，思考障害の程度が軽度から中等度であることが適応となり，さらにゆっくりとしたペースで実施する点が異なる．

(5) 症状の再燃予防に努める

ABCモデルを利用し，うつ状態を招く因子を把握する．

患者がもっている完全主義的思考，破局化や拡大視といった認知のゆがみのために自己否定的な自動思考が浮かび，うつ状態が再燃することはときにみられる．このような行動パターンを，ABCモデルに基づいて評価し，生物心理社会モデルにおいて悪循環をもたらしている因子を患者とともに見出していくことが再燃予防につながっていく．

【参考文献】
1) クリストファー・R・マーテル，他著，坂井　誠，他監訳：第4章　抗うつ効果のある行動の同定．セラピストのための行動活性化ガイドブック　うつ病を治療する10の中核原則．創元社，2013；65-92.

（小野　弘）

医療解説：うつ病

(1) 概要

気分と欲動の低下を主症状とする精神障害であり，自殺との関連が認められることから，わが国の医療・保健で注目されている．原因は不明であるが，病前性格として執着性格やメランコリー親和型性格との関連が示唆されている．臨床的には，脳内の神経伝達機能の低下が想定される（セロトニン仮説）．内因性うつ病と心理的要因の関与が大きいとされる神経症性うつ病に大別されるが，症候からの鑑別はむずかしく生物学的指標も確立していない．

(2) 疫学

うつ病の12か月有病率（過去12か月に経験した者の割合）は1～2％，また生涯有病率は6.7％である．性差があり，女性は男性より2倍なりやすい．

(3) 臨床症状

気分の障害は抑うつ気分であり，憂うつ，億劫，悲哀感，快楽消失がみられ，加えて患者の多くで身体症状として不眠，食欲低下，便秘，性欲低下，頭重感，頭痛，倦怠などがみられる．これらの症状は朝に悪化する日内変動を示すことが多い．病状が悪化すると，精神運動制止，自殺念慮，妄想（罪業，心気，貧困）がみられることがある．予後は数か月の経過で抑うつ症状が寛解するとされるが，長期化や再燃する場合も多い．生命予後では自殺が死因の25％を占め，うつ病相のみならず回復過程においても十分な注意が必要である．

(4) 治療

うつ病治療の基本は休息と薬物療法である．現在あるストレス状況を逃れ休息することで抑うつ症状の改善が得られる．症状が重いうつ病では薬物療法が必要である．主としてセロトニン神経系に作用するSSRI（選択的セロトニン再取り込み阻害薬），SNRI（セロトニン・ノルアドレナリン再取り込み阻害薬）が用いられるが，自殺念慮や妄想を伴う重症例では入院治療を導入し，抗精神病薬や修正型電気けいれん療法を併用する．

精神療法ではうつ病者のもつ認知の歪みの矯正に焦点を当てた認知行動療法が有効である．また一般的な指導として患者を励まさないことが患者を自殺に追い込まないために重要である．

（河合正好）

索 引

和文

あ
アキレス腱反射 104
悪循環 221, 223
悪性症候群 217
遊び 205
アテトーゼ 151, 155
——型，脳性麻痺 144
アドヒアランス 221
アライメント異常 75, 139
アルツハイマー病 183, 185
安静時 15
——振戦 19

い
意志 200
維持因子 221
意思伝達装置 153
異常，姿勢 87
異常歩行 73, 74, 102, 114
椅子 51, 119
痛み，腰から足 135, 137
痛み，肩関節 125
一過性神経伝導障害 103
移動 205
意味のある作業 202
陰性症状 216
インピジメント症候群 129

う
ウェルニッケ失語 181
ウェルニッケ・マン肢位 30
迂言 177
運動
——維持困難 173
——技能 199
——器の変形 87
——失調 61, 63
——習慣 6
——障害 84
——制限，肩関節 125, 126
——性言語中枢 181

え・お
——性失語 180
——発達障害 142
——麻痺 142
——連鎖 79, 80

遠城寺式乳幼児分析的発達検査表 205
炎症症状 96

か
開運動鎖（OKC）訓練 76, 117
介護負担 11
外側ストラップ 24
外側動揺 117
階段昇降動作 117
外的キュー（合図）戦略 12
外反・内反ストレステスト 115
解剖学的整復 100
外乱刺激入力 10
踵膝試験 58, 64
学習環境 191
拡大視 223
過誤支配 103
下肢伸展挙上（SLR）テスト 74
下肢長 35
荷重時痛 98
下垂足 82, 104, 107
下腿周径 89
肩関節 125, 126
——周囲炎 129
——の痛み 125
——の運動制限 125, 126
傾き，麻痺側 47
価値 200
学校場面 191
——面接法（SSI） 191
学校保健 195
カットアウトテーブル 146
活動意欲 183
活動記録表 218, 221

活動性低下 11
過負荷 140
過用性筋力低下 84
体の傾き，麻痺側 48
感覚過敏 198
感覚障害 42
感覚性言語中枢 181
感覚性失語 180
感覚の伝導路 44
環境 200
——調整 174
関係性の障害 198
間欠性跛行 139
観血的整復固定術 95
観察 205
関節可動域（ROM） 15
——テスト 27
——の制限 87
関節拘縮 55, 65
完全主義的思考 223
観念運動失行 172
観念失行 172, 174, 175

き
拮抗失行 173
企図振戦 19
機能，股関節 108, 109
機能障害，筋 87
機能障害，神経系 87
脚長差 36, 74, 79, 80
臼蓋形成不全 113
急性灰白髄炎 84
急性弛緩性麻痺 84
球麻痺 66
共感 209
協調運動 57, 60
共同運動 34, 35, 42
共同収縮筋活動 63
協同的経験主義 213
興味 198
棘果長（SMD） 81

棘上筋腱炎テスト 127
局所的徴候 .... 8，11
距離化 214
ギラン-バレー症候群 65
筋緊張 .... 15，34，35，47，146
　　——亢進 .... 5，48
　　——による体幹筋短縮 47
　　——の状態 15
　　——の評価 .... 20，21
筋拘縮 84
筋固縮 16
　　——，中程度 16
筋力低下 121

■ く
屈筋痙性 47
くも膜下出血 38
クライアント中心 190
車椅子 .... 68，69

■ け
脛骨内旋運動 117
痙縮 .... 21，55
痙性 28
　　——麻痺 55
形態測定，棘果長 74
形態測定，転子果長 74
痙直型四肢麻痺 .... 146，148
痙直型麻痺 143
頚椎 131
　　——症 134
　　——症性神経根症 134
　　——症性脊髄症 134
系列行為 173
ゲルストマン症候群 166
肩甲上腕リズム 127
検査成績 46
原始反射 146
幻聴 .... 212，213
腱反射 .... 21，28
ケンプテスト .... 137，138
肩峰下滑液包炎 129

■ こ
高位脛骨骨切り術 118
高血圧 25
交差支配 103

高次脳機能障害 .... 49，164，174
抗重力筋 48
　　——の弱化 48
拘縮 .... 47，55，65，84，96
巧緻運動 144
巧緻動作 191
　　——，手指 206
行動活性化 216
行動実験 .... 212，215，222
行動療法 220
口頭指示 174
後方引き出しテスト 115
後面支柱式プラスチック AFO 37
股関節伸展可動域 3
股関節伸展制限 .... 10，12
股関節の機能 .... 108，109
股関節のシーソーモデル 109
小刻み歩行 9
呼吸筋麻痺 66
国際生活機能分類（ICF）......... 208
五十肩 129
固縮 .... 5，16
語性錯語 .... 177，179
コーチ 222
骨切り術 113
骨折癒合過程 96
骨粗鬆症 .... 78，93
骨盤骨折 102
骨盤前傾運動 77
骨盤の墜下現象 110
固定・免荷期間 99
コミュニケーション ...... 180，205
　　——エイド 154
　　——と交流技能 199
　　——と交流技能評価（ACIS）...178
コンプライアンス 221

■ さ
坐位膝窩高 69
坐位肘頭高 69
坐位殿・膝窩距離 69
坐位殿幅 69
坐位評価 68
再燃予防 223
錯語 176
左右差 15
サルコペニア .... 78，89

■ し
恣意的な（arbitrary）強化 222
視覚的アナログスケール（VAS）
　.. 137
直達牽引 102
軸索 65
　　——断裂 103
自己肯定の同一性 189
自己効力 201
自殺 223
四肢麻痺 144
自助具 .... 17，147
自信 209
姿勢 .... 15，46，136
　　——アライメント ..... 16，86，87
　　——時振戦 19
　　——制御 63
　　——の異常 87
　　——反射 146
字性錯語 .... 177，179
肢節運動失行 173
自然な（natural）強化 222
持続的伸張法 31
シーソーモデル，股関節 109
膝蓋腱反射 104
膝窩動脈損傷 100
膝関節伸展制限 .... 3，10
失語 50
　　——症 .... 177，180，181
失行 .... 50，172，173，174，175
失調型，脳性麻痺 144
失調症 60
失認 .... 50，170
自動思考 223
しびれ .... 135，137
自閉症スペクトラム障害 202
脂肪塞栓 124
社会生活技能訓練（SST）......... 216
社会性の発達 207
社会的環境 .... 191，198
社会的行動障害 164
弱化，抗重力筋 48
ジャクソンテスト 132
視野障害 .... 159，160，162
習慣 169
重心線 22
修正型電気けいれん療法

.... 217, 223	**■ せ**	**■ た**
手指失認 166	生化学データ 97	体幹筋短縮，筋緊張による 47
手指の巧緻動作 206	整形外科的テスト 137	体幹前傾前屈 9
手指のふるえ，静止時 17	制限，関節可動域 87	退行性変化 139
手掌把握反射 143	静止時 15	代償動作 109
シューホン 37	──振戦 15	代償方法 169
上肢のふるえ .... 14，15	──振戦の確認 15	対人関係 191
──，静止時 17	──に上肢のふるえ 17	大腿骨
衝動性 .... 189，193	正常歩行 .... 20，34，35	──遠位部骨折 100
小児版・作業に関する自己評価	精神的緊張 16	──顆上・顆部骨折 100
（COSA） 190	静的バランス機能 57	──近位部骨折 124
情報収集 205	生物心理社会モデル 220	──頚部骨折 .... 75，124
静脈血栓塞栓症 124	生理的知的障害 210	──転子部骨折 124
上腕周径 89	脊髄硬膜外圧 136	大脳皮質連合野 170
食事場面 205	脊髄小脳変性症 61	対麻痺 144
処理技能 199	脊髄神経 131	多脚杖 31
侵害受容器 136	脊柱管狭窄症 139	多系統萎縮症 61
神経	脊柱のマルアライメント 87	立ち上がり動作
──根 141	脊椎圧迫骨折 78	.... 51，52，119，120
──根症状 133	石灰沈着性腱板炎 129	脱髄変性 103
──障害レベル 136	背伸び 40	多動 .... 189，193，198
──性間欠跛行 141	セルフモニタリング 221	ダブルクレンザック足継手 24
──断裂 103	全荷重 .... 95，102	短下肢装具（AFO） ... 24，32，37
──発達障害仮説 216	先行刺激 214	短縮版小児作業プロフィール
──病理 13	──-行動-結果 220	（SCOPE） 190
人工膝関節置換術 118	仙骨座り 69	蛋白細胞解離 66
振戦 19	全人工股関節置換術 113	
身体失認 .... 166，170	全身の徴候 11	**■ ち**
新版K式発達検査 205	全般性の注意 159	知覚障害 44
深部感覚 35	線分二等分試験 .... 160，161	知的障害 .... 142，207，208，210
深部知覚 168	線分抹消試験 .... 160，161	着衣失行 173
信頼関係 .... 212，213	前方引き出しテスト 115	注意 158
心理社会的障害 .... 212，215		──，全般性 159
	■ そ	──，方向性 159
■ す	装具 31	──欠如・多動性障害（ADHD）
随意運動 33	創傷治癒過程 96	 193
髄鞘 65	（総）腓骨神経麻痺 107	──障害 .... 46，48
スイスロック 83	足関節戦略 63	──障害の有無 46
錐体路 33	測定障害 145	中心型脊髄損傷 134
──徴候 33	ソクラテス式質問法 213	中脳黒質 7
スキーマ 215	阻血性骨壊死 100	長下肢装具（KAFO） 83
すくみ減少 5	粗大運動 144	調節機能付き後方平板支柱型
ストレス 222	──能力尺度（GMFM） 151	（APS） 37
──脆弱性モデル 216	──能力分類システム	
ストレッチ（ング） .... 31，76	（GMFCS） 151	**■ つ・て**
ストレングス 222		通級 196
スパーリングテスト 132		つまみ動作 143

強み，患者 222
テストバッテリー 162
手の使い方 15
デュシェンヌ現象 109
デルマトーム 131
転子果長（TMD）................. 81
転倒 .... 16，119
　──日誌 12
　──リスク 11

■ と
動機づけ .... 198，222
トウクリアランス 37
統合失調症 216
動作時振戦 19
疼痛回避行動 140
疼痛検査（NRS）................... 64
疼痛誘発テスト .... 127，132，137
動的バランス機能 57
逃避的反応 99
透明文字盤 152
トーキングエイド 147
特別支援学級 196
特別支援学校 196
特別支援教育 196
徒手筋力テスト（MMT）............. 27
徒手的誘導 174
ドパミン仮説 216
トーマステスト 138
トラブルシューティング 222
トレッドミル後進歩行 12
トレンデレンブルグ徴候 109

■ に
二次（性）障害 .... 6，140，188
　──の予防 148
二重膝作用 74
日常生活活動（ADL）....... 144，149
日常生活に関する動作 16
日内変動 223
人間作業モデル 197
認知
　──運動戦略 12
　──機能 32
　──機能訓練 217
　──行動パターン .... 218，220
　──行動療法 223
　──症 .... 180，185
　──障害 164
　──のゆがみ 223

■ の
脳血管障害 .... 25，38，49，72
　──後の廃用症候群 72
　──の病理 38
脳血管性パーキンソニズム 11
脳梗塞 .... 25，38，165，176
脳室周囲白質軟化症 148
脳出血 .... 25，38
脳性麻痺 .... 146，148，155
脳塞栓症 38
ノーマライズ .... 212，213

■ は
廃用 99
　──症候群 .... 72，77
破局化 223
パーキンソニズム ..... 7，10，217
パーキンソン病 .. 5，7，11，13，19
歯車様現象 16
跛行 139
長谷川式簡易知能評価スケール改訂
　版（HDS-R）................... 183
発達
　──，社会性 207
　──検査 204
　──指数 208
　──障害 188
　──段階 .... 204，205
　──領域による凹凸 207
パニック行動 198
馬尾神経 141
バランス反応 48
半側空間無視 .... 47，160，162，
　　　　　　　　　　 164，167，169
反張膝 31

■ ひ
腓骨神経麻痺 .... 105，107
膝折れ 115
皮質性小脳萎縮症 61
非対称姿勢 46
非対称性緊張性頸反射（ATNR）
　............................. 146

左側の無視 47
左半球 .... 171，176
左半側空間無視 .... 48，159
非定型抗精神病薬 217
皮膚分節 131
描画試験 .... 160，161
標準失語症検査（SLTA）......... 178
病前性格 223
病態失認 .... 166，170
病的反射 28
病理，脳血管障害 38

■ ふ
複合的自動運動 6
復唱 176
不随意運動 145
不注意 .... 189，193
物理的環境 198
部分荷重 102
プリズム順応 .... 162，163
ふるえ .... 14，15
　──，手指 17
　──，上肢 .... 14，15，17
フレイル 93
ブローカ失語 181
分回し 35
　──歩行 30
分離運動 146

■ へ
閉運動鎖（CKC）訓練 ...... 76，117
片脚立位観察 116
変形，運動器 87
変形性関節症 93
変形性股関節症 113
変形性膝関節症 ...... 75，116，118
片麻痺 .... 52，144

■ ほ
防御的反応 99
方向性注意障害説 159
方向性の注意 159
報酬，行動 222
保健管理 195
保健教育 195
歩行 40
　──観察 .... 73，114

──時間 4
　　──周期 74
　　──補助具 31
ポジショニング 147
補助具 147
歩数 4
歩幅 2, 3
　　──減少 4
歩容観察 28
ポリオ 84

■ ま・み

末梢神経障害 105, 107
麻痺 42, 165
　　──側 47
　　──側への体の傾き 47, 48
　　──側への体の傾きの増強 48
マルアライメント，脊柱 87
右大腿骨骨折 95
右半球損傷 159
　　──例 46
右半側無視 159

■ む・め・も

無関心 165
無視，左側 47
メタ認知 215
免疫介在性多発神経炎 65
免疫グロブリン大量静注 66
模写試験 160, 161
モニタリング 218, 221
モビライゼーション 117
模倣 174
問題解決能力 191

■ や・ゆ・よ

薬物療法，統合失調症 217
役割 169, 209
友人関係 191
指鼻試験 58, 64
陽性症状 216
腰部脊柱管狭窄症 141
予測的姿勢制御 6
予防，二次性障害 148

■ ら・り

ラクナ梗塞 38

ラポール 212, 213
流暢性失語 177
領域のバランス，発達検査
 .... 204, 207
良肢位 65
両側金属支柱付 24
両麻痺 144

■ れ・ろ

レジリエンス 222
レビー小体 13
ロコトレ 94
ロコモティブシンドローム
 .... 90, 93
ロコモ度 94
　　──テスト 93
ロッキング 22
ロンベルグ徴候 58, 60

■ わ

ワーキングメモリ 189

欧文

■ A

ABCモデル 214, 218, 220
ACIS（Assessment of Communication & Interaction Skills） 178, 179
ADHD（attention deficit hyperactivity disorder） 193
ADL（activities of daily living） 144
ADOC（Aid for Decision-making in Occupation Choice） 178
AFO（ankle-foot orthosis） 24, 37
Alzheimer病 183
Antecedent-Behavior-Consequence
 220
APS（adjustable posterior strut） 37
arbitrary 222
ATNR（asymmetrical tonic neck reflex） 146
A型ボツリヌス毒素
 .... 25, 146, 149

■ B

BDI-II 219
Beck, A 219
biopsychosocial model 220
BIT（Behavioral inattention test）
 160
　　──行動性無視検査日本版 160
Brunnstrom stage 21, 35

■ C・D・F

CE（center edge）角 111
CKC（closed kinetic chain）
 .... 76, 117
　　──訓練 77
COSA（The Child Occupational Self Assessment） 190
CPM（continuous passive motion）
 95
double knee action 80, 97
DYJOC（dynamic joint control） 99

functional reach 57, 58

■ G・H

Gerstmann症候群 166
GLFS-25 90
GMFCS（gross motor function classification system） 151
GMFM（gross motor function measure） 151
Guillain-Barré症候群 65
HDS-R（Hasegawa Dementia Scale-Revised） 183
Hoehn-Yahr 7
　　──の分類 7
Hoffer坐位能力分類（JSSC版）... 68
Hughesの機能グレード尺度 66

■ I・K・L・M・N

ICF（International Classification of Functioning, Disability and Health）

.... 208
KAFO（knee-ankle-foot orthosis）
　　　................................... 83
knee brace 95
lateral thrust 117
MAS（modified Ashworth scale）.... 21
MMSE（mini mental state examination）................... 167, 183
MMT（manual muscle test）............ 27
modified Ashworth scale 28
natural 222
NRS（numerical rating scale）......... 64
N字型進行 7

▍O・P・R

OAK（Observation and Access with
　　Kinect）......................... 153
OKC（open kinetic chain）..... 76, 117
　──訓練 77
Parkinson 病 5
pusher 症状 47, 48, 49
ROM（range of motion）テスト 27

▍S・T

SCOPE（The Short Child Occupational
　　Profile）........................ 190
Seddon 分類 105
SLTA（standard language test of aphasia）........................... 178
SMD（spinomalleolus distance）..... 81
SLR（straight leg raise）テスト
　　........................... 74, 137

SSI（The School Setting Interview）
　　................................ 191
SST（social skill training）............ 216
thrust 115
Timed Up & Go（TUG）test
　　................. 10, 41, 57, 58, 91
TMD（trochantomalleolus distance）
　　................................... 81
T字杖 31

▍V・W

VAS（visual analogue scale）......... 137
Waller 変性 103
Wernicke-Mann 肢位 30

▍数字・ギリシャ文字

α-シヌクレイン 13
Ib 抑制 24
10 m 歩行速度 10

- JCOPY 〈(社)出版者著作権管理機構 委託出版物〉
  本書の無断複写は著作権法上での例外を除き禁じられています．
  複写される場合は，そのつど事前に，(社)出版者著作権管理機構
  （電話 03-3513-6969，FAX03-3513-6979，e-mail：info@jcopy.or.jp）
  の許諾を得てください．
- 本書を無断で複製（複写・スキャン・デジタルデータ化を含みます）する行為は，著作権法上での限られた例外（「私的使用のための複製」など）を除き禁じられています．大学・病院・企業などにおいて内部的に業務上使用する目的で上記行為を行うことも，私的使用には該当せず違法です．また，私的使用のためであっても，代行業者等の第三者に依頼して上記行為を行うことは違法です．

評価プロセス×リハプログラム
PT/OT リハ演習メソッド

ISBN978-4-7878-2248-2

2016 年 6 月 1 日　初版第 1 刷発行

総編集者	杉江秀夫
発 行 者	藤実彰一
発 行 所	株式会社　診断と治療社
	〒 100-0014　東京都千代田区永田町 2-14-2　山王グランドビル 4 階
	TEL：03-3580-2750（編集）　03-3580-2770（営業）
	FAX：03-3580-2776
	E-mail：hen@shindan.co.jp（編集）
	eigyobu@shindan.co.jp（営業）
	URL：http://www.shindan.co.jp/
本文イラスト	小牧良次（イオジン），松永えりか
印刷・製本	三報社印刷株式会社

©Hideo SUGIE, 2016. Printed in Japan.
乱丁・落丁の場合はお取り替えいたします．

[検印省略]